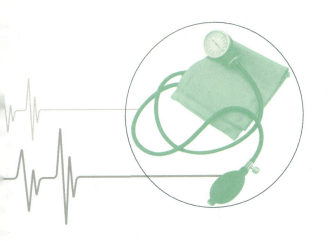

ANGNIAOBING

ZHONGXIYI FANGZHI

糖尿病

中西医防治

熊晓玲　陈　秋◎主编

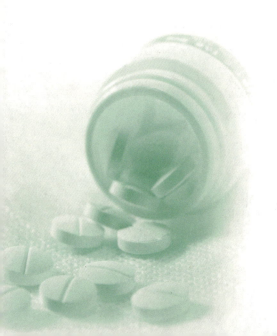

 四川科学技术出版社

图书在版编目（CIP）数据

糖尿病中西医防治 / 熊晓玲, 陈秋主编. —— 成都：
四川科学技术出版社, 2025. 5. —— ISBN 978-7-5727
-1687-4

Ⅰ. R587.1

中国国家版本馆CIP数据核字第202546SY49号

糖尿病中西医防治

主　　编　熊晓玲　陈　秋

出 品 人　程佳月
策划组稿　戴　玲
责任编辑　吴　文
营销编辑　刘　成
助理编辑　刘珏伶
封面设计　墨创文化
责任出版　欧晓春
出版发行　四川科学技术出版社
　　　　　成都市锦江区三色路238号　邮政编码 610023
　　　　　官方微博 http://weibo.com/sckjcbs
　　　　　官方微信公众号 sckjcbs
　　　　　传真 028-86361756
成品尺寸　170 mm × 240 mm
印　　张　26　字数 400 千
印　　刷　成都蜀通印务有限责任公司
版　　次　2025年5月第1版
印　　次　2025年5月第1次印刷
定　　价　89.00元

ISBN 978-7-5727-1687-4

邮　　购：成都市锦江区三色路238号新华之星A座25层　邮政编码：610023
电　　话：028-86361770

本书编委会

主　编　熊晓玲　陈　秋

副主编　孟繁烨

编　委　邹忠江　陈胜男　谢　敏　黄春艳　赵大毅　王志强

　　　　　韩诗雨　宋鸿燕　顾庆花　钟　文　李晓禹　雷星星

　　　　　董守金　高文君　洪　勇　何　东　谢小姣

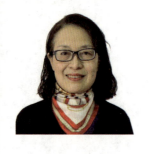

熊晓玲

熊晓玲，主任医师，四川省中西医结合医院老年科主任。中国医药教育协会高血压专委会委员，中华中医药信息学会糖尿病专委会常委，中华中医药学会老年病分会委员，四川省名中医，四川省中医药管理局高级职称评审专家，四川省中医药健康服务学会学术技术委员会专家库专家，四川省中医药学会糖尿病专委会、脑病专委会、骨质疏松专委会、老年病专委会、心脑血管病专委会、脑心同治专委会副主任委员，四川省老年医学学会常务理事。

长期从事中医、中西医结合内科的临床、教学和科研工作，尤其擅长于糖尿病、高血压病、心脑血管病、甲状腺疾病、内分泌失调等内分泌疾病及老年病的治疗，具有丰富的临床经验。

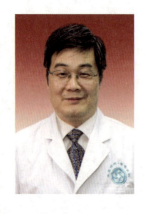

陈 秋

陈秋，主任医师，二级教授，博士生导师，成都中医药大学附属医院副院长。科技创新 2030 国家重大专项首席科学家，国家临床重点专科负责人，国家卫生健康突出贡献中青年专家，享受国务院政府特殊津贴，国家中医临床研究糖尿病基地重点病种负责人，教育部新世纪优秀人才，四川省名中医。中国中西医结合学会内分泌专委会主任委员，中国中医药研究促进会代谢病分会副会长，中国代谢病创新联盟副主任，中国中医药信息学会内分泌分会副会长，中华中医药学会糖尿病分会常务委员。发表学术论文 400 余篇，其中 SCI 100 余篇。获科技进步奖 10 余项，其中省部级一等奖 3 项；获专利或软件著作权 12 项。主编、参编教材、专著 10 余部。牵头或参与制定国家标准、指南、共识或诊疗方案共 13 项。

前　言

　　糖尿病（diabetes mellitus，DM）是我国常见的慢性病之一。它是因胰岛素分泌不足或胰岛素抵抗，或者两者同时存在，而引起的以慢性高血糖为特征伴碳水化合物、蛋白质、脂肪、水和电解质等代谢紊乱的一种代谢性疾病。糖尿病随着病程延长出现多系统损害，可导致眼、肾脏、心脏以及神经系统、血管等组织的慢性进行性损害，引起功能缺陷及衰竭，重症或应激时可发生酮症酸中毒、高渗性昏迷等急性代谢紊乱。2015—2022年，中华医学会内分泌病学分会在全国31个省（直辖市、自治区）进行的糖尿病的流行病学调查显示，我国18岁及以上人群糖尿病患病率为11.2%。随着经济的发展、生活条件的改善、人口老龄化进程的加剧，糖尿病患病率仍将上升，并呈现出低龄化的趋势，这不仅与先天的基因及遗传因素有关，更是由不健康的生活习惯所致。目前，糖尿病已成为继心脑血管疾病和恶性肿瘤之后导致人类残疾、死亡的第三位杀手，严重影响患者的生活质量，给家庭及社会带来沉重的经济负担。目前，糖尿病的知晓率、治疗率、控制率仍偏低。我国高度重视糖尿病防治工作，先后制定了多部糖尿病防治指南，指导和帮助临床医生对糖尿病患者进行规范化综合管理，改善我国糖尿病患者的临床结局。

　　糖尿病属于中医"消渴病"范畴。《灵枢·五变》说："五脏皆柔弱者，善病消瘅。"《素问·奇病论》云："此肥美之所发也，此人必数食甘美而多肥也，肥者令人内热，甘者令人中满，故其气上溢，转为消渴。"《临证指南医案》指出："心境愁郁，内火自燃，乃消症大病。"历代医家认为消渴病多由先天不足、素体阴虚、饮食化火、情志化火等而来，以阴虚为本，燥热为标，消渴病变的脏腑主要在肺、胃、肾，尤以肾为关键。三脏之中，虽可有所偏重，但往往又互相影响。肺主气，为水之上源，敷布津液。肺受燥热所伤，则津液不能敷布而直趋下行，随小便排出体外，故小便频数量多；肺不布津则口渴多饮。在消渴病的防治上，古人"不治已病治未病，不治已乱治未乱"的思想，就是强调未病先防，既病防变。早发现、早干预能够有效降低糖尿病的发生和发展。对于消渴病的治疗，中医强调整体观和辨证施治，即根据患者的具体病情和体质，采用养阴清热、益气生津、活血化瘀等治疗方法，通过调节自身内分泌和代谢水平，改善临床症状，控制患者病情。

糖尿病作为一种慢性终身性疾病，对其防治只靠医生努力肯定不行，很多情况都需要患者自己重视并努力去应对。"你的健康你做主""你自己就是你自己的保护神"，当然这个你必须是用科学知识武装起来的你。

中西医结合是我国治疗疾病的指导方向和优势。我们的团队也在中西医防治糖尿病上积累了丰富的临床经验，并形成一定的优势和特色。按照糖尿病防治"五架马车"的基本要求，在广泛搜集糖尿病中西医防治资料的基础上，我们加上多年积累的临床经验和实践心得编写了此书。在此书中，我们精心选择了近百个临床常见的、实用的糖尿病问题，以深入浅出的方式，解答了糖尿病的成因、症状及危害，更从早期筛查、诊断、治疗用药到饮食营养、运动康养等全方位、多角度地提供了科学、实用的方法和指导，它不仅汇聚了中医千年的养生智慧，更融合了西医先进的医学理论。相信本书会对糖尿病患者及其家属，以及医学生和基层医务工作者给予较大的帮助。在这里，你可以领略到中医药防病、治病的博大精深，也能感受到西医药物治疗的精准高效。愿这本凝聚了中西医智慧结晶的书籍，能成为你健康路上的良师益友。

本书在编写过程中参考了大量国内外资料，在此谨向相关论文论著的作者表示真诚的感谢。由于时间仓促，水平有限，本书在编写过程中难免会有疏忽和遗漏之处，在此恳请广大读者批评指正。

熊晓玲

2024 年 5 月 1 日于成都

编者按

　　为了深入了解糖尿病，我在美国布朗大学哈雷特（Hallett）糖尿病与内分泌中心进行这一领域博士后的科研工作。该中心为糖尿病患者开展从诊治到教育的全方位多角度的干预，由专科医生、营养师、糖尿病专职教育护士组成的糖尿病教育小组，从日常生活的指导，到治疗方式的探讨，再到疾病知识教育的传授，组成了"医生与患者"互动循环与"家庭—医院—社会"的人文医疗闭环，给我留下了深刻印象。良好的指导与科学的教育提升了患者对疾病的认知，使糖尿病患者的血糖得到了良好的控制。回国后，我组建了由专业的内分泌医生、营养师、糖尿病健康宣教专职护士等组成的系统化团队，在诊疗过程中开始对患者加强糖尿病知识教育与日常生活方式干预的普及。在对糖尿病的持续专研中，我发现我国传统医学对于糖尿病的治疗理念与人文医疗深度切合，从传统的组方到饮食生活的管理，再到身心疾病的干预，处处透露出我国传统医学的智慧结晶。现今，我逐渐运用传统医学知识结合现代医疗手段来改善糖尿病患者血糖及相关并发症，其效果较为理想。

　　随着我国人民生活水平提高，糖尿病发病率逐年上升，迄今全国糖尿病患者超过 1.4 亿人。怎样对糖尿病进行合理管控，成为大家关注的热点问题。工作中，众多患者时常向我确认其从不同渠道获取的糖尿病相关知识的真伪，这使我看到糖尿病患者对知识的渴望，他们并不满足于简单的大众化宣教，而更需要能解决实际问题的医学科普读物。我曾多次问自己，如果我是一位糖尿病患者，我希望有一本什么样的书？我希望有一本内容新颖、丰富，道理讲得明白、透彻，一看就懂，一学就会，不懂的问题一查就能找到答案的实用性参考书。33 年的临床实践，使我接触过大量糖尿病患者，我深知他们对知识的需求远远超过目前科普读物上的内容；我也曾多次出国访学，读过国外糖尿病专家为患者编写的书，发现有太多的知识需要患者去学习，有太多的概念需要患者去了解。然而，这些都需要有人去告诉广大的糖尿病患者，用通俗易懂的语言让糖尿病患者掌握正确的知识。因此，当熊晓玲教授邀请我联合编写一本关于糖尿病答疑解惑类参考书，我觉得很有意义，欣然接受。

本书从实用性及普及性出发，不但糖尿病患者可以阅读，广大临床医生、有兴趣了解糖尿病治疗的人士均可阅读。其内容涵盖了糖尿病前期、糖尿病、糖尿病相关并发症、糖尿病合并症以及特殊类型糖尿病。书中以答疑解惑的方式来讲解糖尿病及其并发症、如何延缓并发症、改善合并症等，浅显易懂。

敬爱的读者，当您阅读此书时，可能会为有这么多的新知识需要学习而感到吃惊，也可能会因此感到畏惧。不用担心，您可以把本书作为一本枕边书，需要时反复翻阅，愿您从书中能有所收获。

陈秋

2024 年 5 月 2 日于成都

目 录

下篇　中医篇

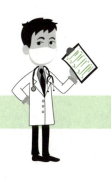

上篇

西 医 篇

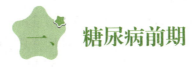 一、糖尿病前期

1. 什么是糖尿病前期?

糖尿病前期是指患者的血糖已经高于正常水平,但是还没有达到糖尿病的水平。也就是说当患者处于糖尿病前期,其实已经接近糖尿病了。如果不及时控制,不及早干预,任由高血糖肆意发展,可能在数月之后,就会发展成糖尿病。

中国是世界糖尿病患者最多的国家,也是糖尿病前期患者最多的国家。据统计,目前有 38.1% 的成年人正处于糖尿病前期,这些人随时有可能会发展成新的糖尿病患者。换言之,每三个人可能就有一个是糖尿病前期患者,说不定在我们身边,就有一个还不知道自己已经属于糖尿病前期的朋友或家人。

2. 如何诊断糖尿病前期?

一般诊断是否处于糖尿病前期,我们需要测两个血糖的值: ①空腹血糖,是指早餐前,空腹状态测的血糖。监测空腹血糖时要求前一天晚上要吃晚饭,晚餐后夜间不要再进食,否则会影响空腹血糖的测定。②餐后 2 小时血糖,是指从进餐开始算,餐后 2 小时监测血糖。 如果空腹血糖＞ 6.1 mmol/L 或者餐后 2 小时血糖＞ 7.8 mmol/L,但是没有达到糖尿病的诊断标准,这种情况即称为糖尿病前期。

糖尿病前期可以分为三种情况,即空腹血糖受损、糖耐量减低和两者混合的状态。其中空腹血糖受损是指空腹血糖≥ 6.1 mmol/L 但＜ 7.0 mmol/L。糖耐量减低是指餐后 2 小时血糖≥ 7.8 mmol/L 但＜ 11.1 mmol/L。在美国,糖化血红蛋白被纳入糖尿病前期的诊断标准,如果糖化血红蛋白介于 5.7% ～ 6.4%,也称为糖尿病前期。

3. 糖尿病前期的病因有哪些?

糖尿病前期的发病因素尚未明确,不同类型的糖尿病前期的病因也不相同。

但总的来说糖尿病前期的病因与 2 型糖尿病相似，即和遗传因素及环境因素有关。遗传因素包括引起胰岛素抵抗及胰岛素分泌缺陷的有关基因的存在；环境因素包括摄入热量过多、体力活动过少等导致的超重和肥胖等。

进入糖尿病前期，其中一个非常重要的原因就是不良的生活习惯。如果发现自己处于糖尿病前期了，需要审视自己的生活方式并加以改变，减轻胰岛负担，严格地控制血糖，做到进食和消耗的平衡，这样可以在很大程度上降低糖尿病的发生风险，甚至可能逆转成正常水平。

4. 糖尿病前期与糖尿病之间的关系是什么？

大量的研究表明，即便已处于糖尿病前期，通过调整饮食、加强运动的方式积极干预，可降低 2 型糖尿病发病率，至少可以延缓糖尿病的发生。但是一旦确认处于糖尿病前期，如果继续不良的生活方式，几乎最后都会发展成为糖尿病。

总的来说，在糖尿病前期这个阶段，患者是能够通过调整饮食、加强运动甚至通过药物辅助来改善血糖的。糖尿病前期是否会发展成为糖尿病，以及发展成为糖尿病需要多少年的时间，和患者对糖尿病前期的认识和警惕性、自律性也有着密切的关系。

5. 糖尿病前期有什么症状？

在糖尿病前期，有人会出现糖尿病的相应症状（如多饮、多食、多尿、体重下降等），临床上还多见以餐前低血糖反复发作为首发症状就诊，不过大多数糖尿病前期患者可能没有任何明显的症状。

总的来说，糖尿病前期患者有的很难及时察觉到自身身体的变化，而且可能绝大多数的人对此事毫不知情，并不知道自己已经属于糖尿病前期人群，等到发现的时候，已经出现了明显的糖尿病症状，或许已发展成糖尿病了。

6. 糖尿病前期的治疗方式有什么？

糖尿病前期的治疗主要包括健康教育和生活方式干预，必要时可进行药物干预。糖尿病前期的健康教育非常重要，它能使糖尿病前期患者及其家属充分认识到这种疾病，形成良好的饮食习惯，提升自我管理和监督能力，提高患者健康素养及依从性，最终影响患者行为，以达到控制糖尿病前期向糖尿病发展的目的。

7. 糖尿病前期的生活方式干预是什么？

糖尿病前期的生活方式干预主要包括：①改变不良的饮食习惯，减少高热量的饮料和食物的摄入，将主食及蛋白质、脂肪等营养物质较均匀地分布在一日三餐中，并定时、定量进食。②适量的运动，可以从轻度运动开始，根据个体的耐受程度逐步增加运动量，最好每周保持中等强度的体力运动150分钟以上。③超重或肥胖的糖尿病前期患者须让体重指数（BMI）达到或接近24 kg/m^2，或体重至少下降7%，并使体重长期维持在健康水平。④积极控制其他疾病如高血压、高脂血症等。当患者糖尿病前期合并有其他疾病时，需要积极治疗其合并疾病，并给予适当的干预措施，从而达到更加有效地控制糖尿病前期向糖尿病发展的目的。

8. 糖尿病前期的生活方式干预失败，又该怎么办？

若饮食、运动干预无效，必要时可以加用降糖药物控制，如二甲双胍或阿卡波糖等控制餐后血糖的药物。但降糖药物需要在专业的医生指导下，结合个人的情况选择最合适的药物。

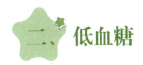

二、低血糖

1. 什么是低血糖？

低血糖是因为静脉血浆中葡萄糖浓度过低，从而引起交感神经兴奋或者是脑细胞缺少糖分致使脑缺氧而导致的一系列症状的综合征。低血糖的症状通常表现为心慌、心悸、头晕、眼花、出汗、手抖、饥饿感、全身乏力等。常见的病因有功能性低血糖与肝源性低血糖，其次为胰岛素瘤及其他内分泌性疾病所致的低血糖症。

2. 低血糖有什么危害？

低血糖经过恰当治疗后，症状可迅速好转。早期识别低血糖甚为重要，可达治愈目的，延误诊断与治疗会造成永久性的神经病变而不可逆转，甚至出现生命危险。

3. 如何诊断低血糖症?

（1）出现低血糖的临床表现：出现交感神经兴奋和中枢神经症状。

（2）对非糖尿病患者来说，低血糖症的诊断标准为测得指尖血糖 < 2.8 mmol/L，而糖尿病患者只要血糖 < 3.9 mmol/L 就是低血糖。

（3）口服或静脉注射葡萄糖后，症状可立即消失。

简单来说就是发作时血糖低于正常值，出现低血糖症状，供糖后与低血糖相关的症状迅速缓解，临床上便可诊断为低血糖症。

4. 糖尿病患者低血糖症分哪些级别?

（1）1 级低血糖：血糖 ≥ 3.0 mmol/L 且 < 3.9 mmol/L。

（2）2 级低血糖：血糖 < 3.0 mmol/L。

（3）3 级低血糖：没有特定血糖界限，只要出现需要他人帮助治疗的严重事件，伴有意识和（或）躯体改变，便为 3 级低血糖。

3 级低血糖强调了症状的严重性，因此某些患者在发生 3 级低血糖时血糖是可以高于 2 级或 1 级低血糖的。

5. 低血糖症会有什么临床症状?

通常，低血糖可表现为交感神经兴奋（如心悸、焦虑、出汗、头晕、手抖、饥饿感等）和中枢神经症状（如神志改变、认知障碍、抽搐、昏迷）。对于成人来说，早期多表现为焦虑、乏力、震颤、出汗等症状；对于新生儿来说会有苍白、气促、发呆、容易哭闹、间歇性抽动、喂养困难等症状。而儿童出现低血糖的症状与成人类似，但是也有一部分儿童表现为癫痫发作。孕妇低血糖症状与成人类似，但有时孕妇以头晕、心悸、乏力、出汗为主。老年人出现低血糖，需要注意有的时候可出现性格改变、失眠甚至有可能诱发心肌梗死。

应注意有些低血糖的表现容易被忽视，如舌根发麻、说话不清、答非所问、烦躁、不理人、意识模糊；平时举止端庄，忽然衣冠不整；无缘无故打架；行为与习惯发生改变。而有些人发生低血糖时可无明显的临床症状，称为无症状性低血糖，也称为无感知性低血糖或无意识性低血糖。所以监测血糖就显得尤为重要。

6. 进食与低血糖有什么关系?

人体内各组织细胞活动所需的能量大部分来自葡萄糖，所以血糖必须保持在一定的水平才能维持体内各器官和组织的需要。进食能提供大量的能量，如葡萄糖、蛋白质、脂肪等。

相反，如果未按时进食或进食过少就有可能会出现低血糖。

所以应当定时、定量进餐，特别是糖尿病患者每顿进食的时间和每次进食的总量（可通过计算卡路里来定量）都需维持相应的稳定。糖尿病患者如果进餐量减少则相应减少降糖药物剂量，有可能误餐时也应提前做好准备。低血糖患者应常规随身备用碳水化合物类食品或糖，一旦发生低血糖，立即食用。

7. 饮酒会诱发低血糖吗?

很多时候在饭局刚开始时是先饮酒吃菜，最后才吃饭，甚至不吃饭。而对于糖尿病患者如果先打胰岛素，空腹未进食碳水化合物就饮酒，就有可能会出现低血糖，有时候甚至会发生低血糖昏迷。此时会误以为是醉酒，可能延误最佳的治疗时机。

饮酒是发生低血糖的危险因素之一，虽然目前机制尚不清楚。有研究显示，酒精有可能会对胰岛素的敏感性产生影响，导致血糖控制差，甚至出现低血糖症。也有研究显示，长期大量喝酒会拮抗胰岛素转运葡萄糖的作用、会抑制肝糖原的产生，从而增加胰岛素抵抗，加剧2型糖尿病的发生。

所以人们（特别是糖尿病患者）应避免酗酒和空腹饮酒。

8. 运动时怎么避免低血糖?

运动会消耗掉储存在肝脏的肝糖原，所以运动过后数小时内低血糖的风险就增高很多。同时运动也会增加胰岛素敏感度，维持数个小时，有时候甚至能维持一整天，所以在激烈运动后可能在晚上出现低血糖。所以人们（特别是糖尿病患者）可根据病情和身体素质选择适合自己的运动方式，运动前应增加额外的碳水化合物摄入，预防低血糖发生。

9. 呕吐、腹泻与低血糖有什么关系

呕吐、腹泻可影响人的食欲、胃肠的消化功能等，使得人的机体能量（尤其是碳水化合物）摄入减少，此时人体就需要分解体内贮藏的肝糖原以维持血糖稳定。当患者没有足够的肝糖原贮藏转化为血糖时，体内血糖就会降低从而诱发低血糖。

如果因为各种原因出现呕吐、腹泻等表现，需及时治疗引发呕吐、腹泻的疾病并及时补充机体能量（如输营养液支持等）。需要注意的是，糖尿病患者须及时调整降糖药的剂量，同时加强血糖的监测，避免出现低血糖。

10. 什么是功能性低血糖？

平时说的低血糖症指的是血糖低于 2.8 mmol/L，功能性低血糖指的是实际上血糖并没有低于 2.8 mmol/L，但是却出现了低血糖的症状。所以功能性低血糖并不是真正意义上的低血糖症，只是有低血糖的症状，比如出冷汗、心慌。

功能性低血糖需要首先排除器质性的疾病，比如胰岛素瘤等。功能性低血糖其实多与精神因素有关。经常发生功能性低血糖的患者，往往有一些神经症的症状，比如平时比较敏感、焦虑，总是觉得自己身体存在问题，其实身体是健康的。这种情况更年期的妇女可能会更多一点，可以通过适当地进行一些运动或者培养兴趣爱好改善焦虑情况。如果严重焦虑或者不能自己调整影响生活时，还是需去专门的医院咨询心理医生。

11. 什么是胰岛素瘤？

胰岛素瘤是胰岛细胞肿瘤的一种。胰岛细胞肿瘤也称为胰腺的神经内分泌肿瘤，是起源于胰腺内分泌组织的一大类罕见肿瘤，占胰腺肿瘤的 1% ~ 2%。该肿瘤可以出现在任何年龄，女性较为常见。

胰岛素瘤会分泌过量胰岛素，从而导致低血糖，症状主要表现为惠普尔（Whipple）三联征，其中自发性的低血糖症状发作时血糖低于 2.8 mmol/L，口服糖块或者是静脉注射葡萄糖以后症状立即消失。低血糖导致的交感神经兴奋的症状主要包括饥饿感、出汗、心悸、手抖，还可以导致脑功能障碍，出现意识模糊、行为异常、昏迷等。症状多见于清晨空腹时。

12. Whipple 三联征的表现是什么？

Whipple 三联征的表现是：

（1）患者会出现周期性的昏迷和精神症状，多在空腹或劳动后发作。

（2）发作时血糖低于 2.8 mmol/L。

（3）口服或静脉注射葡萄糖后，症状可立即消失。

Whipple 三联征的表现是典型的胰岛素瘤的表现。由于患者经常出现昏迷及精神症状，部分患者首先就诊于神经内科。本综合征经确诊后，需要进行手术切除胰岛素瘤。

13. 其他常见的低血糖的原因有哪些？

糖尿病患者常伴有自主神经功能障碍，自主神经功能障碍影响机体对低血糖的调节能力，增加发生严重低血糖的风险。同时，低血糖也可能诱发或加重患者自主神经功能障碍，形成恶性循环。所以对于糖尿病患者来说血糖的监测极为重要。

糖尿病患者合并有肝、肾功能不全的时候，也容易发生低血糖，有研究表明可能与肝、肾功能不全引起纳差及糖异生能力降低等因素有关。所以定期检查有无肝肾功能异常，并及时治疗相关疾病也是糖尿病患者需要注意的。

在使用胰岛素及胰岛素促泌剂时也可以诱发低血糖，故医生在使用这些胰岛素及胰岛素促泌剂类的药物时，应从小剂量开始，逐渐增加剂量，并做好血糖监测。这样可以有效地降低低血糖的发生风险，也可以减少药物的不良反应。如果患者出现低血糖，应积极寻找原因，及时调整治疗方案和降糖药物的剂量。

另外，有时过于严格地控制血糖也会增加低血糖的风险，因此，对有低血糖尤其是严重低血糖或反复发生低血糖的糖尿病患者除调整治疗方案外，还需要适当放宽血糖控制目标。

14. 哪些降糖药物可引发低血糖？

胰岛素、磺脲类（格列美脲、格列齐特、格列喹酮等）和非磺脲类胰岛素促泌剂（瑞格列奈、那格列奈等）均可引起低血糖。二甲双胍、α-糖苷酶抑制剂、噻唑烷二酮、二肽基肽酶Ⅳ抑制剂、胰高血糖素样肽-1受体激动剂和钠－葡萄糖共转运蛋白 2 抑制剂等药物单用一般不诱发低血糖，但和胰岛素或胰岛素促泌剂联合治疗时则可引起低血糖，须警惕无症状低血糖的发生。

15. 低血糖是不是只发生在糖尿病患者中？

答案是否定的，低血糖不是糖尿病患者的专属"福利"。低血糖症非糖尿病患者可以发生，糖尿病患者也可以发生。非糖尿病患者发生低血糖往往见于减重或严重节食时，或从事高强度体力活动时间过长、消耗过大，因绝对进食量少于生理需求量从而出现低血糖。胰岛素瘤及其他疾病导致胰岛素异常分泌的患者也可发生低血糖。

16. 低血糖的治疗

糖尿病患者血糖 < 3.9 mmol/L，非糖尿病患者血糖 < 2.8 mmol/L，即需要补充葡萄糖或含糖食物。临床上有患者出现低血糖反应时应及时监测血糖，若测得血糖低于正常值时，应采取以下方法：

（1）首先嘱患者进食 15 ～ 20 g 葡萄糖或其他无脂碳水化合物。

（2）等 15 分钟再次监测血糖。

（3）如血糖值还没达到正常值，再进食 15 ～ 20 g 碳水化合物，等 15 分钟监测血糖。

17. 严重低血糖的治疗

严重的低血糖需要根据患者的意识和血糖情况给予相应的治疗（如静脉输液等）和监护患者的病情变化，建议患者及时进食水果糖等，必要时可呼叫 120 及时就诊。

18. 阿尔茨海默病的患者发生低血糖时需要注意什么？

对于合并有阿尔茨海默病的患者，尤其需要加强防范低血糖。患者如果有未察觉的低血糖，或出现过至少 1 次严重 3 级低血糖或不明原因的 2 级低血糖，需前往内分泌科重新评估患者的血糖控制目标并调整治疗方案，降低未来发生低血糖的风险。

同时低血糖的健康教育是预防低血糖的重要措施之一，应该对患者进行充分的低血糖健康教育，特别是接受胰岛素或胰岛素促泌剂治疗的患者。

19. 肾功能不全患者低血糖时怎么处理？

当患者肾功能不全时，可选用非磺脲类促泌剂、双胍类、α-糖苷酶抑制剂、钠-葡萄糖共转运蛋白2抑制剂、胰高血糖素样肽-1受体激动剂等药物，在轻度肾功能损害时使用。在中重度肾功能损害时，只能在医生指导下使用胰岛素控制血糖。一旦出现低血糖，立即停用一切降糖药物，并到内分泌科就诊。

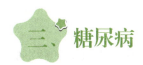

三、糖尿病

（一）糖尿病的认知

1. 糖尿病是什么？

糖尿病是一组由多病因引起以慢性高血糖为特征的代谢性疾病，是由胰岛素分泌和（或）利用缺陷所引起。

长期碳水化合物以及脂肪、蛋白质代谢紊乱，可引起多系统损害，导致眼、肾、神经、心脏、血管等组织器官出现慢性进行性病变、功能减退及衰竭。

病情严重或应激时可发生急性严重代谢紊乱，如糖尿病酮症酸中毒（DKA）、高渗高血糖综合征。

2. 什么是血糖？

血糖值反映的是瞬间血糖状态，常用葡萄糖氧化酶法测定。抽静脉血或取毛细血管血获得，可用血浆、血清或全血。如血细胞比容正常，血浆、血清血糖数值比全血血糖高15%。

血糖升高是诊断糖尿病的主要依据，也是判断糖尿病病情和控制情况的主要指标。正常血糖（NGR）范围主要是检测空腹血糖及餐后2小时血糖。空腹血糖（FPG）是指静脉血浆葡萄糖，正常值为3.9～6.0 mmol/L，糖负荷后2小时血糖（2 hPPG）＜7.8 mmol/L。

诊断糖尿病时必须用静脉血浆测定血糖，治疗过程中随访血糖控制情况可用便携式血糖计测定末梢血糖。

3. 继发性糖尿病的病因有哪些？

继发性糖尿病的病因有很多，临床上主要包括：应激性血糖升高，药物性血糖升高，妊娠相关的血糖升高，垂体疾病的血糖升高，甲状腺功能亢进症（甲亢）导致的血糖升高，肝源性血糖升高，胰腺疾病相关的血糖升高，内分泌肿瘤可引起血糖升高，血色病亦可导致血糖升高。

4. 什么是应激性糖尿病？

应激性糖尿病是指强烈的应激因素，如严重烧伤、大手术、脑血管意外、急性心肌梗死、感染性休克等所致应激状态，使体内升糖激素分泌增加，拮抗胰岛素，而出现血糖升高。一般应激后 7 ～ 10 天空腹血糖恢复正常。

5. 哪些药物可引起血糖升高？

能引起血糖升高的药物很多，包括利尿剂、抗癌药、降压药、女性避孕药、三环类抗抑郁药、糖皮质激素、苯妥英钠、吲哚美辛、氨茶碱、西咪替丁、甲状腺素等。

6. 为什么妊娠容易出现血糖异常？

当妇女妊娠时胎盘分泌泌乳素可使血糖增高，分娩后血糖逐渐恢复正常，但仍有 30% 左右的产妇发展为真性糖尿病。这类患者多有糖尿病家族史，后期多进展成 2 型糖尿病。

7. 什么是垂体性糖尿病？

垂体性糖尿病是指由于生长激素分泌过多，拮抗胰岛素的作用而引起糖代谢异常，发生糖尿病，主要表现为身材高大、肢端肥大。

8. 为什么甲状腺功能亢进患者易出现血糖升高？

甲状腺功能亢进的患者由于甲状腺激素过多，胃肠吸收葡萄糖增加，交感神经兴奋性增强导致胰岛素分泌减少，肝糖原产生增加，组织吸收葡萄糖减少，糖原分解增加等而致血糖升高。

9. 什么是肝源性糖尿病？

肝源性糖尿病是由于急慢性肝炎、肝硬化，肝脏广泛性损害，使肝脏合成糖原功能障碍，肝糖原储备能力下降，易发生餐后高血糖。

10. 什么是胰源性糖尿病？

胰源性糖尿病是由于胰腺切除、胰癌、胰腺急性炎症反应等，直接使胰岛受损，抗体应激反应大，胰高血糖素过度释放，而导致一过性高血糖。

11. 哪些内分泌肿瘤可引起血糖升高？

可引起血糖异常升高的内分泌肿瘤主要包括胰高血糖素瘤、胰岛 α 细胞瘤、胰岛 D 细胞瘤、嗜铬细胞瘤等，也包括肾上腺皮质癌，肾上腺皮质腺瘤、胸腺瘤疾病表现为库欣综合征都可引起血糖升高，主要与各种升糖激素使体内糖代谢异常有关。

12. 为什么血色病会导致血糖升高？

如患者临床表现出古铜色面容、肝硬化、心血管病变、性功能减退同时有血糖增高，应怀疑血色病。血色病系铁沉着于胰腺，胰岛 β 细胞受破坏所致的继发性高血糖。

13. 糖尿病的临床表现"三多一少"指什么？

糖尿病的临床表现常被描述为"三多一少"，即多尿、多饮、多食和体重减轻。可有皮肤瘙痒，尤其外阴瘙痒。血糖升高较快时可使眼房水、晶状体渗透压改变而引起屈光改变致视物模糊。

糖尿病患者葡萄糖利用障碍，患者机体能量来源不足，故见多食易饥；血糖升高后因渗透性利尿引起多尿，继而口渴多饮；外周组织对葡萄糖利用障碍，脂肪分解增多，蛋白质代谢负平衡，渐见乏力、消瘦，儿童生长发育受阻。

14. 糖尿病如何诊断?

诊断标准:我国目前采用 2024 年中华医学会糖尿病学分会发布的《中国糖尿病防治指南》(简称《指南》)。

典型的糖尿病临床症状,加上以下任意一条:①随机血糖,静脉血浆葡萄糖水平 ≥ 11.1 mmol/L;②空腹血糖,静脉血浆葡萄糖水平 ≥ 7.0 mmol/L;③葡萄糖耐量试验 2 小时血糖,静脉血浆葡萄糖水平 ≥ 11.1 mmol/L;④糖化血红蛋白 ≥ 6.5%,其中糖化血红蛋白要求检验方法为:国际标准化金标准——高效液相离子层析法。

无典型"三多一少"的症状,需非同日测两次以上静脉血糖达标,诊断才能成立。

糖尿病诊断是基于空腹血糖、随机血糖(任意时间点)或葡萄糖耐量试验中 2 小时血糖值。空腹指至少 8 小时内无任何热量摄入;任意时间指一日内任何时间,无论上一次进餐时间及食物摄入量。糖尿病症状指多尿、烦渴多饮和不明原因的体重减轻。

15. 如何做口服葡萄糖耐量试验?

口服葡萄糖耐量试验应在不摄入任何热量 8 小时后,清晨空腹进行。成人将 75 g 无水葡萄糖溶于 250 ～ 300 ml 水中,5 ～ 10 分钟饮完,如用一分子水葡萄糖则为 82.5 g,测定空腹及开始饮葡萄糖水后 2 小时静脉血浆葡萄糖。儿童服糖量按 1.75 g/kg 计算,总量不超过 75 g。

如下因素可影响葡萄糖耐量试验结果的准确性:试验前连续 3 日膳食中糖类摄入受限、长期卧床或极少活动、应激情况、应用药物(如噻嗪类利尿剂、β 受体阻滞剂、糖皮质激素等)、吸烟等。因此急性疾病或应激情况时不宜行葡萄糖耐量试验;试验过程中,受试者不喝茶及咖啡、不吸烟、不做剧烈运动;试验前 3 天内摄入足量碳水化合物;试验前 3 ～ 7 天停用可能影响结果的药物。

16. 什么是糖化血红蛋白?

糖化血红蛋白是血红蛋白的氨基与葡萄糖或其他糖类分子发生的非酶促反应形成的产物。这种产物的形成与血葡萄糖浓度以及该浓度葡萄糖持续的时间成正比例关系,糖化血红蛋白含量越高,在总的血红蛋白中的占比也越多。

红细胞的寿命是 2～3 个月，因此其反映的是过去 2～3 个月的血糖水平。

糖化血红蛋白是目前评估糖尿病患者长期血糖控制状况的公认标准，也是调整降糖治疗方案的重要依据。近年来，我国的糖化血红蛋白检测标准化程度逐步提高，《指南》推荐可将糖化血红蛋白 ≥ 6.5% 作为糖尿病的补充诊断标准。

17. 哪些情况下糖化血红蛋白不能真实反映血糖?

糖化血红蛋白测值受检测方法影响，我国的糖化血红蛋白检测标准化程度逐步提高。国内一些横断面研究结果显示，在我国成人中糖化血红蛋白诊断糖尿病的最佳切点为 6.2%～6.5%。为了与世界卫生组织诊断标准接轨，推荐在采用标准化检测方法（美国国家糖化血红蛋白标准化计划、中国糖化血红蛋白一致性研究计划）且有严格质量控制的医疗机构，可以将糖化血红蛋白 ≥ 6.5% 作为糖尿病的补充诊断标准。

另外，糖化血红蛋白同时也受到贫血和血红蛋白异常疾病、红细胞转换速度、年龄等诸多因素的影响。在以下情况下只能根据静脉血浆葡萄糖水平诊断糖尿病：镰状细胞病、妊娠（中、晚期）、葡萄糖 -6- 磷酸脱氢酶缺乏症、艾滋病、血液透析、近期失血或输血、促红细胞生成素治疗等。此外，不推荐采用糖化血红蛋白筛查囊性纤维化相关糖尿病。

另外，糖化血红蛋白不能反映瞬时血糖水平及血糖波动情况，也不能确定是否发生过低血糖。

18. 糖尿病的分型有哪些?

不同指南对糖尿病分型均不相同，世界卫生组织历经了五次更改分型标准。糖尿病的精准病因分型诊断决定着精准治疗的方向，对糖尿病管理的意义重大。

1999 年，世界卫生组织对糖尿病采取了病因分型，将糖尿病分为 1 型糖尿病、2 型糖尿病、妊娠糖尿病、其他特殊类型糖尿病四大类。

2019 年，又更新提出了 1 型糖尿病、2 型糖尿病、混合型糖尿病、其他特殊类型糖尿病、未分类糖尿病、妊娠期间高血糖的六分类。

需要强调的是，2018 年瑞典隆德大学 Leif Groop 教授团队提出糖尿病分型五分类法。其主要根据六项临床指标（发病年龄、体重指数、糖化血红蛋白、β

细胞功能、胰岛素抵抗、谷氨酸脱羧酶抗体）进行聚类分析，分为：自身免疫型糖尿病、胰岛素缺乏型糖尿病、胰岛素抵抗型糖尿病、肥胖相关的糖尿病、年龄相关性糖尿病。由此，可更好地实现糖尿病精准治疗，实现各项指标及并发症、预后的管控。

目前，我国仍沿用了世界卫生组织（1999）分型，将糖尿病分为 1 型糖尿病（T1DM）、2 型糖尿病（T2DM）、其他特殊类型糖尿病、妊娠糖尿病（GDM）。

19. 糖尿病的病因是什么？

糖尿病目前的发病原因和机理尚不明确，主要认为免疫因素、遗传因素、代谢因素及环境因素共同参与其发病。胰岛素由胰岛 β 细胞合成和分泌，经血液循环到达体内各组织器官的靶细胞，与特异受体结合并引发细胞内物质代谢效应，在这过程中任何一个环节发生异常均可导致糖尿病。

（1）免疫因素：研究发现，1 型糖尿病的发病率在不同国家及不同种族人群间存在显著差异，亚洲人群的 1 型糖尿病患病率显著低于欧美人群，不过相关研究有可能低估了 1 型糖尿病的实际发病率。此外 1 型糖尿病可发生于任何年龄，随着年龄的增高，1 型糖尿病的确诊难度会增加，故容易漏诊成人 1 型糖尿病，因此临床实践中成人 1 型糖尿病的筛查及诊断非常重要。诊断还需要借助免疫指标（胰岛自身抗体）、功能学指标、遗传学指标。需强调的是，单凭自身免疫抗体诊断或排除 1 型糖尿病，存在较大的漏诊及误诊风险。一项研究发现，我国的 1 型糖尿病患者中高达 27.4% 胰岛自身抗体为阴性。此外，在临床实践中，还需动态检测胰岛功能变化。糖尿病不能仅凭一个时间点的情况来诊断。

（2）代谢因素：从 2 型糖尿病的自然病程来看，胰岛功能经历从失代偿、障碍到衰竭的过程。因此评估胰岛功能和胰岛素抵抗状况非常关键。当然，评估之后若无法确诊糖尿病类型，则还需要专注高糖、高脂负荷对代谢的影响。研究发现，高脂负荷可导致胰岛功能障碍/胰岛素抵抗的动态代谢变化。这提示，在糖尿病不同阶段，发生发展机制可能不一样。

（3）遗传因素：我国 1 型糖尿病全基因组关联研究（GWAS）纳入儿童青少年起病及成人起病、抗体阳性的临床诊断 1 型糖尿病患者，首次报道了 3 个新的 1 型糖尿病易感位点，鉴定出 4 个达到 GWAS 显著性易感位点，更是发现我国人群和高加索人群的易感位点存在异质性。对抗体阴性的 1 型糖尿病患者进行亚组分析发现，22% 为单基因糖尿病。这提示，对于抗体阴性的 1 型糖尿病，有必要警惕单基因糖尿病的可能性。

20. 什么是 1 型糖尿病?

1 型糖尿病是一种慢性自身免疫性疾病，患者胰岛 β 细胞受损，机体无法产生胰岛素导致胰岛素绝对缺乏。1 型糖尿病患者经典症状是尿频、口渴、饥饿感以及体重减轻，还会出现视物模糊、泡沫尿以及伤口愈合不良等症状。长期存在并发症会导致生活质量下降、寿命缩短。

21. 什么是暴发性 1 型糖尿病?

暴发性 1 型糖尿病这一分类是由日本学者提出，该病胰岛 β 细胞在一周左右完全性破坏，高血糖和酮症酸中毒发生迅速，起病急骤，病情危重，预后凶险。据相关报道，绝大多数的暴发性 1 型糖尿病见于亚洲国家，在白种人中鲜有发生。综合东亚人群的资料，暴发性 1 型糖尿病发病的流行强度为散发，男女患病率无明显差异，男性患病率随着年龄的增加而增加，而女性发病年龄往往较男性小，多数与妊娠相关；从发病年龄来看，20 岁以上的成年人占绝大多数。

22. 暴发性 1 型糖尿病的临床特点有哪些?

目前，其病因和发病机制尚不明确，研究认为可能与人类白细胞抗原基因、病毒感染和自身免疫等因素有关。临床特征：①出现多尿、多饮、多食、体重下降等高血糖症状到酮症酸中毒的时间很短，通常 1 周以内，平均 4.4 天，明显短于经典 1 型糖尿病患者的 36.4 天。②起病时有严重高血糖，近乎正常的糖化血红蛋白。③ 90% 以上的患者合并胰酶的升高，70% 患者发病前有发热、咽喉痛、头痛、关节痛等"流感样"症状，或腹痛、腹泻等腹部不适症状，50% 左右的患者起病时有意识障碍。有些患者甚至发生了严重的横纹肌溶解、类白血病反应、心电图 T 波改变、心房颤动、多脏器衰竭。④起病时有严重的酮症酸中毒和电解质紊乱，患者 90% 以上以酮症酸中毒起病，常伴有明显的电解质紊乱，表现为高钾、低钠、低氯血症，同时伴有血淀粉酶、尿淀粉酶的升高。暴发性 1 型糖尿病患者起病时血电解质紊乱程度明显比经典的和特发 1 型糖尿病更为严重。⑤起病时胰岛功能几乎完全丧失且不可逆，经典 1 型糖尿病患者起病时尚有少量胰岛 β 细胞残留，往往需要经历数年胰岛功能才完全丧失。

23. 暴发性 1 型糖尿病的诊断标准有什么？

根据日本糖尿病学会提出的标准，暴发性 1 型糖尿病必须满足以下 3 点才可确诊：

（1）高血糖症状 1 周内出现酮症或酮症酸中毒。

（2）初诊首次血糖 > 16 mmol/L 和糖化血红蛋白 < 8.5%。

（3）起病时空腹血浆 C 肽 < 0.3 ng/ml 和餐后 2 小时 C 肽 < 0.5 ng/ml。

诊断的补充说明：①支持诊断暴发性 1 型糖尿病的其他临床表现，还包括起病前常有前驱症状，如发热、上呼吸道感染或胃肠道症状；胰岛自身抗体如谷氨酸脱羧酶抗体、蛋白酪氨酸磷酸酶抗体、锌转运体 8 自身抗体等可出现阴性；多数患者有胰酶、肌酶、转氨酶等异常升高。②有研究发现，暴发性 1 型糖尿病患者糖化血清蛋白和糖化血红蛋白的比值明显升高。

24. 什么是 2 型糖尿病？

2 型糖尿病是从以胰岛素抵抗为主伴胰岛素进行性分泌不足，到以胰岛素进行性分泌不足为主伴胰岛素抵抗为特征的疾病。

25. 胰岛素抵抗是什么？

胰岛素降低血糖的主要机制包括抑制肝脏产生葡萄糖、刺激内脏组织（如肝脏）对葡萄糖的摄取以及促进外周组织（骨骼肌、脂肪）对葡萄糖的利用。

胰岛素抵抗指胰岛素作用的靶器官（主要是肝脏、肌肉和脂肪组织）对胰岛素作用的敏感性降低。胰岛素抵抗是 2 型糖尿病的特性，现认为可能是多数 2 型糖尿病发病的始发因素，且产生胰岛素抵抗的遗传背景也会影响胰岛 β 细胞对胰岛素抵抗的代偿能力。

26. 2 型糖尿病的临床特点有哪些？

2 型糖尿病可发生在任何年龄，但多见于成人，常在 40 岁以后起病，常有家族史。

多数起病隐匿，症状相对较轻，半数以上无任何症状。

不少患者因慢性并发症被发现，或仅于健康检查时发现。

很少有患者自发性发生糖尿病酮症酸中毒，但在应激、严重感染、中断治疗等诱因下也可发生。

临床上与肥胖症、高脂血症、高血压病等疾病常同时或先后发生。由于诊断时患者所处的疾病病程不同，其胰岛 β 细胞功能表现差异较大，有些早期患者进食后胰岛素分泌高峰延迟，餐后 3 ～ 5 小时血浆胰岛素水平不适当地升高，引起反应性低血糖，可成为这些患者的首发临床表现。

27. 2 型糖尿病可否逆转？

传统观念认为，2 型糖尿病是一种终身疾病，一旦患病就无法治愈。然而随着医学技术的不断进步，这一观念受到挑战，逆转糖尿病初见曙光。2 型糖尿病自然逆转比例非常低，研究表明：在专家团队管理下，强化生活方式管理结合科学的药物治疗，才能缓解 2 型糖尿病。

28. 什么是 2 型糖尿病逆转？

2009 年，美国糖尿病学会发表的专家声明指出 2 型糖尿病逆转的定义，具体有：

部分逆转——停用降糖药物至少 1 年，糖化血红蛋白＜ 6.5%，空腹血糖＜ 7.0 mmol/L；

完全逆转——停用降糖药物至少 1 年，糖化血红蛋白＜ 5.7%，空腹血糖＜ 5.6 mmol/L；

长期逆转——达到完全逆转标准并停药 5 年以上。

需要注意的是，即便实现逆转，仍需要定期检查并对体重保持警惕，以避免复发。

29. 2 型糖尿病逆转的机制有哪些？

既往研究发现，空腹血糖越高，胰岛素分泌越少，这反映了高糖毒性作用对胰岛 β 细胞功能的抑制，同时胰岛 β 细胞葡萄糖敏感性随病程逐渐下降。在众多因素中，葡萄糖敏感性是预测血糖恶化的最强指标，还可预测仅存在胰岛素抵抗的正常糖耐量患者的胰岛 β 细胞功能。

后续的研究进一步表明，影响胰岛 β 细胞功能最主要的因素是病程和高糖毒性，其次是胰岛素抵抗和脂毒性。

糖尿病前期大多是可逆的，随着病程进展，病情向着不可逆发展，因此尽早积极干预纠正饮食、生活习惯以改善胰岛 β 细胞功能，可以实现病情缓解和逆转。

30. 2 型糖尿病逆转的必要条件有哪些？

2 型糖尿病逆转的必要条件如下：

（1）A（抗体）及谷氨酸脱羧酶及其他 1 型糖尿病相关抗体阴性；

（2）B（体重指数），长期维持体重指数 < 25 kg/m^2，或男性腰围 < 90 cm、女性腰围 < 85 cm；

（3）C（C 肽），空腹 C 肽 > 1.1 ng/ml，餐后 2 小时 C 肽大于 2.5 ng/ml；

（4）D（病程），病程 ≤ 5 年。

符合以上条件，实现糖尿病逆转的概率较高。

31. 如何实现 2 型糖尿病的逆转？

这一领域最具代表性的当数 DiRECT 研究，该研究证实积极的生活方式干预可逆转 2 型糖尿病。

究其根本，DiRECT 等研究中实现糖尿病缓解的核心在于减重。由于 2 型糖尿病患者普遍存在能量代谢失衡，当体重减轻以后，肝脏脂肪输出减少，改善了胰腺脂肪沉积，2 型糖尿病随之缓解。

通过积极的生活方式管理，改善能量代谢失衡，是逆转 2 型糖尿病的根本策略。其中饮食策略多样，效果也显著。实践过程中，饮食营养的核心原则在于短期严格限制热量摄入（如 1 ～ 4 个月减少 25% 的热量摄入），其后期长期维持等热量摄入。具体到饮食的细则，应做到限制加工食品摄入，保证时令蔬菜和水果摄入（600 g/d），限制钠盐摄入，适量摄入鱼类，多摄入富含纤维的食物，不限制水和茶的摄入，禁止含糖饮料，限制咖啡摄入量，限制饮酒。

药物治疗强化：①药物减重，奥利司他为脂肪酶抑制剂，通过抑制胃肠道的脂肪酶，减少肠黏膜对膳食中脂肪的吸收，促进脂肪排出体外。②二联 / 三联疗法强化降糖。丹麦相关研究表明，不同的二联 / 三联降糖治疗改善重大不良的心血管事件，严重低血糖和全因死亡发生风险存在差异，二甲双胍 + 钠 - 葡萄糖共转运蛋白 2 抑制剂 + 胰高血糖素样肽 -1 受体激动剂方案，低血糖风险最低。③胰岛素强化治疗。持续皮下注射胰岛素可改善胰岛 β 细胞功能，但是不能全面逆转糖尿病进展。④代谢手术。研究证实，与强化生活方式干预和降糖药物治疗相比，手术能更有效地减轻体重和改善血糖，但代谢手术指征严格。目前建议：体重指数 ≥ 32.5 kg/m^2 的 2 型糖尿病患者，如患者非手术治疗措施不能改善体重指数和代谢紊乱，可考虑采用手术。

32. 什么是妊娠糖尿病？

妊娠糖尿病是指妊娠期间发生的不同程度的糖代谢异常。不包括孕前已诊断或已患糖尿病的患者，后者称为糖尿病合并妊娠。

33. 什么是其他特殊类型糖尿病？

其他特殊类型糖尿病是指在不同水平上（从环境因素到遗传因素或两者间的相互作用）病因学相对明确的一类高血糖状态。包括：

（1）胰岛 β 细胞功能的基因缺陷：①青年人中的成年发病型糖尿病；②线粒体基因突变糖尿病；③其他。

（2）胰岛素作用的基因缺陷：A 型胰岛素抵抗、矮妖精貌综合征（Rabson-Mendenhall 综合征）、脂肪萎缩型糖尿病等。

（3）胰腺外分泌疾病：胰腺炎、创伤/胰腺切除术、胰腺肿瘤、胰腺囊性纤维化病、血色病、纤维钙化性胰腺病等。

（4）内分泌疾病：肢端肥大症、库欣综合征、胰高血糖素瘤、嗜铬细胞瘤、甲状腺功能亢进症、生长抑素瘤、醛固酮瘤及其他。

（5）药物或化学品所致的糖尿病：Vacor（N-3 吡啶甲基 N-P 硝基苯尿素）、喷他脒、烟酸、糖皮质激素、甲状腺激素、二氮嗪、β 肾上腺素能激动剂、噻嗪类利尿剂、苯妥英钠、α-干扰素及其他。

（6）感染：先天性风疹、巨细胞病毒感染及其他。

（7）不常见的免疫介导性糖尿病：僵人（siff-man）综合征、抗胰岛素受体抗体及其他。

（8）其他与糖尿病相关的遗传综合征：唐氏综合征（Down 综合征）、先天性睾丸发育不全（Klinefelter 综合征）、先天性卵巢发育不全（Turner 综合征）、沃尔夫拉姆综合征（Wolfram 综合征）、弗里德赖希共济失调（Friedreich 共济失调）、亨廷顿病（Huntington 舞蹈症）、劳蒙毕综合征（Laurence-Moon-Beidel 综合征）、强直性肌营养不良、卟啉病、普拉德-威利综合征（Prader-Willi 综合征）及其他。

34. 什么是糖化血清蛋白？

糖化血清蛋白是血液中的葡萄糖与白蛋白和其他蛋白分子 N 末端发生非酶促糖化反应的产物，不受饮食和当时血糖浓度的影响。糖化血清蛋白反映患者过去 1～3 周内平均血糖水平，作为糖尿病近期控制的灵敏指标，能在短期内得到治疗效果的回馈。

其正常值参考范围建议：11%～17%。

35. 影响糖化血清蛋白测值的因素有哪些？

（1）乳糜、低分子物质对检测结果有影响；温度对检测结果有影响。

（2）升高糖化血清蛋白的药物如肝素类药物等对检测结果有影响。

（3）降低糖化血清蛋白的药物高浓度维生素 C 等对检测结果有影响。

（4）采集过程中，避免溶血，使用肝素抗凝会影响检测结果。

（5）患者应空腹 10～12 小时，避免情绪紧张，否则会对检测结果有影响。

36. 尿糖阳性就是糖尿病吗？

尿糖测定阳性是诊断糖尿病的重要线索，但尿糖阳性只是提示血糖值超过肾糖阈（约 10 mmol/L），因而尿糖阴性不能排除糖尿病可能。糖尿病并发肾脏病变时，肾糖阈升高，虽然血糖升高，但尿糖阴性。反之，肾糖阈降低时，虽然血糖正常，尿糖亦可阳性。

37. 糖尿病患者发生低血糖如何识别？

糖尿病患者在治疗过程中，低血糖是常见和危险的，要及时识别。

患者常以交感神经兴奋和（或）神经精神及行为异常为主要特点，血糖浓度更低时可以出现癫痫样发作、昏迷和死亡。一般引起糖尿病患者低血糖症状的血浆葡萄糖阈值为 2.8～3.9 mmol/L。然而，对于反复发作的低血糖患者，这一阈值则会向更低的血糖浓度偏移，从而导致无症状低血糖，甚至因此诱发死亡。

对于糖尿病患者发生的低血糖症往往是伴随降低血糖的治疗而发生，其首要任务是调整治疗方案以尽量减少或消除低血糖的发生。

外源性胰岛素和刺激内源性胰岛素分泌的药物（如促胰岛素分泌剂格列本

脲、格列齐特、格列吡嗪、格列美脲、瑞格列奈、那格列奈）会刺激葡萄糖的利用增加，如果使用不当可引起低血糖，甚至是严重或致死性低血糖的发生。在用于 2 型糖尿病的药物中，胰岛素增敏剂（二甲双胍、噻唑烷二酮类）、葡萄糖苷酶抑制剂、胰高血糖素样肽 –1 受体激动剂、钠 – 葡萄糖共转运蛋白 2 抑制剂和二肽基肽酶 – Ⅳ 抑制剂引起低血糖的风险很小。值得注意的是，当与促胰岛素分泌剂或胰岛素联合应用时，以上所有药物均可增加低血糖的风险。

典型的低血糖症具有 Whipple 三联征特点，包括：①与低血糖相一致的症状；②症状存在时通过精确方法（而不是家庭血糖监测仪）测得血糖浓度偏低；③血糖水平升高后上述症状缓解。

血糖水平与症状的相关性凸显了低血糖浓度的生物学意义，但是健康人在长时间空腹后也可能出现无症状的低血糖。

面色苍白和出汗是低血糖的常见体征。心率和收缩压上升，但上升幅度不会很大。常可观察到自主神经低血糖症的表现，偶尔会发生短暂性神经功能缺陷。永久性神经功能损害可见于长期、反复发作的严重低血糖患者和一次严重低血糖未能及时纠正的患者。

38. 我国糖尿病的患病率现状如何？

40 多年以来，我国糖尿病患病率显著增加。

1980 年，全国 14 省市 30 万人的流行病学资料显示，糖尿病的患病率为 0.67%。

1994 至 1995 年，全国 19 省市 21 万人的流行病学调查显示，25 ～ 64 岁人群糖尿病患病率为 2.51%，糖耐量减低（IGT）患病率为 3.20%。

2002 年，我国居民营养与健康状况调查结果显示在 18 岁以上的人群中，城市人口的糖尿病患病率为 4.5%，农村人口为 1.8% 。

2007—2008 年，中华医学会糖尿病学分会组织的全国 14 个省市糖尿病流行病学调查结果显示，我国 20 岁及以上成年人的糖尿病患病率为 9.7%。

2010 年，中国疾病预防控制中心和中华医学会内分泌学分会调查了我国 18 岁及以上人群糖尿病的患病情况，显示糖尿病患病率为 9.7%。

2013 年，我国慢性病及其危险因素监测结果显示，18 岁及以上人群糖尿病患病率为 10.4%。

2015—2017 年，中华医学会内分泌学分会在全国 31 个省（市、自治区）进行的甲状腺、碘营养状态和糖尿病的流行病学调查显示，我国 18 岁及以上人群糖尿病患病率为 11.2%。

39. 我国哪型糖尿病居多？

以 2 型糖尿病为主，1 型糖尿病和其他类型糖尿病少见。其中男性患病率高于女性（2015—2017 年全国调查结果为 12.1% 和 10.3%）。

2010—2013 年，全国 13 个地区进行了 1 型糖尿病流行病学研究，覆盖了全年龄段 1 型糖尿病和 10% 的全国总人口，结果显示全年龄段 1 型糖尿病发病率为 1.01/（10 万人·年）。在新发 1 型糖尿病患者中，20 岁以上患者占 65.3%。

在 2015—2017 年全国 46 家三级医院招募的 30 岁及以上的 17 349 例新诊断糖尿病患者中，1 型糖尿病（经典 1 型糖尿病和成人隐匿型自身免疫性糖尿病）占 5.8%，非 1 型糖尿病（2 型糖尿病和其他特殊类型糖尿病）占 94.2%。糖尿病患者群中 2 型糖尿病占 90% 以上。

40. 糖尿病患者是城市多还是农村多？

我国经济发达地区的糖尿病患病率高于中等发达地区和不发达地区。城市高于农村，在不发达地区和中等发达地区这一差别尤为明显。2015—2017 年的调查结果显示，城乡差别有减小的趋势。

41. 我们身边的糖尿病都被诊断和治疗了吗？

事实是未诊断的糖尿病比例较高。2013 年全国调查结果显示，新诊断的糖尿病患者占总糖尿病患者数的 62%，2015—2017 年调查结果显示，这一比例为 54%，较前有所下降。从 2010 年、2013 年两次大规模流行病学调查结果看，按照美国糖尿病学会标准诊断的糖尿病患者中，糖尿病的知晓率分别为 30.1% 和 36.5%，治疗率分别为 25.8% 和 32.2%，控制率分别为 39.7% 和 49.2%，各方面都有所改善，但仍处于较低水平，尤其在农村更明显。

42. 我国糖尿病流行的影响因素有哪些？

（1）城市化：随着经济的发展，我国的城市化进程明显加快。城镇人口占全国人口比例在 2000 年为 36.09%，2008 年为 45.7%，2017 年达到 58.5%。

（2）老龄化：我国 60 岁以上老年人的占比逐年增加，2000 年为 10%，2008 年为 12%，2017 年增加到 17.3%。在相关的调查中，60 岁以上的老年人群糖尿病患病率均接近或超过 20%。

（3）超重和肥胖患者患病率增加：中国居民营养与慢性病状况报告（2015 年）显示，超重和肥胖患者患病率呈上升趋势，全国 18 岁及以上成人超重率为 30.1%，肥胖率为 11.9%，比 2002 年分别上升了 7.3% 和 4.8%；6～17 岁儿童、青少年超重率为 9.6%，肥胖率为 6.4%，比 2002 年分别上升了 5.1% 和 4.3%。

（4）中国人 2 型糖尿病的遗传易感性：2 型糖尿病的遗传易感性存在种族差异。与高加索人相比，在性别、年龄和体重指数无统计学差异后，亚裔人群糖尿病的患病风险增加 60%。在发达国家及地区居住的华人糖尿病的患病率显著高于高加索人。

43. 糖尿病筛查的重要性

有半数以上的 2 型糖尿病患者在疾病的早期无明显临床表现，糖尿病筛查可使这些患者得以早期发现、早期治疗，有助于提高糖尿病及其并发症的防治效果。

44. 糖尿病的筛查对象有哪些？

筛查对象为糖尿病高危人群。

成年高危人群包括：① 有糖尿病前期病史；② 年龄 ≥ 40 岁；③ 体重指数 ≥ 24 kg/m² 和（或）中心型肥胖（男性腰围 ≥ 90 cm，女性腰围 ≥ 85 cm）；④ 一级亲属有糖尿病史；⑤ 缺乏体力活动者；⑥ 有巨大儿分娩史或有妊娠期糖尿病病史的女性；⑦ 有多囊卵巢综合征病史的女性；⑧ 有黑棘皮病者；⑨ 有高血压病史，或正在接受降压治疗者；⑩ 低密度脂蛋白胆固醇 ≥ 2.2 mmol/L，或正在接受调脂药治疗者；⑪ 有动脉粥样硬化性心血管疾病史；⑫ 有类固醇类药物使用史；⑬ 长期接受抗精神病药物或抗抑郁症药物治疗的患者；⑭ 中国糖尿病风险评分总分 ≥ 25 分。

儿童和青少年高危人群包括：体重指数 ≥ 相应年龄、性别的第 85 百分位数，且合并以下 3 项危险因素中至少 1 项，即母亲妊娠时有糖尿病（包括妊娠期糖尿病），一级亲属或二级亲属有糖尿病史，存在与胰岛素抵抗相关的临床疾病（如黑棘皮病、多囊卵巢综合征、高血压病、高脂血症）。

45. 糖尿病的筛查方法有哪些?

糖尿病的筛查方法为两点法,即葡萄糖耐量试验:测定空腹及开始饮葡萄糖水后 2 小时静脉血浆葡萄糖。筛查结果正常者建议每 3 年筛查一次;筛查结果为糖尿病前期者,建议每年复查一次。糖尿病视网膜病变、糖尿病肾病和糖尿病神经病变是常见的糖尿病慢性并发症,建议 2 型糖尿病患者每年筛查一次并发症,1 型糖尿病患者在诊断后 5 年内每年至少筛查一次。

46. 预防糖尿病并发症需要注意哪些方面?

预防糖尿病并发症应做到以下几点:控制血压、血脂,不盲目轻信偏方,做好筛查,严格遵从医生嘱咐,改善不健康生活方式,按时监测血糖,严格控制体重。

47. 如何管控血压血脂?

血压、血脂的指标不容忽视,日常生活中大家要多注意管控血压和血脂。建议糖尿病患者要把血压控制在 130/80 mmHg* 以下,老年患者可适当放宽至 140/90 mmHg 以下。血脂方面,要积极将总胆固醇、低密度脂蛋白胆固醇、甘油三酯和高密度脂蛋白胆固醇这四项指标管控在正常范围内。最重要的是控制低密度脂蛋白胆固醇,无冠心病的患者应控制在 2.6 mmol/L 以内,冠心病患者应控制在 1.8 mmol/L 以内。总胆固醇应控制在 4.5 mmol/L 以内,甘油三酯应控制在 1.7 mmol/L 以内,高密度脂蛋白胆固醇男性应在 1.0 mmol/L 以上,女性应在 1.3 mmol/L 以上。

48. 偏方是否可以治愈糖尿病?

目前没有任何药物和治疗方式可以治愈糖尿病,糖尿病患者还是要靠长期的生活方式干预甚至药物来控制血糖,因此市面上的一些声称能治愈糖尿病的偏方,大家要理性看待。如果因为吃了偏方贸然停用西药,反而容易加速糖尿病并发症的进程,得不偿失。

49. 如何定期做好筛查?

定期做好糖尿病并发症如肾脏、眼底、心血管、神经等的筛查及积极管控,大

---

* 1 mmHg ≈ 0.133 kPa。

部分疾病在早期筛查中就可被发现，因此可以早诊断、早发现、早治疗，一旦发现并发症先兆，尽早地干预可以防止进一步恶化。目前大部分城市的医院对糖尿病患者办理特殊门诊，进行集中管理，但其仅针对已经诊断的糖尿病患者；大部分糖尿病前期的患者或者糖尿病高危人群，需重视体检。建议对 40 岁以上人群，加强对血糖、糖化血红蛋白的筛查，特别是餐后血糖的监测。

50. 严格遵从医生嘱咐的必要性是什么？

现市面有口服降糖药物对肝肾功能有损害的说法，因此"糖友们"往往因为身体没有特别不舒服就自行停药，等到症状严重时再服药。这很容易增加发生并发症的风险，其对身体的损害多不可逆，故此"糖友们"要注意按时吃药。另外，一些用药知识，胰岛素的保存和注射知识，一定要与主管医生沟通清楚，咨询专业人士，这样治疗又安心又安全。

在患上糖尿病的一开始就要制订适合自己的控糖计划，做好用药、饮食、运动管理，综合地管控好血糖。

要相信医生，不要存有侥幸心理，严格遵从医生的安排进行治疗。

51. 如何改变不健康的生活方式？

大部分慢性疾病的发生都与不良的生活习惯有关系，一些不健康的生活方式比如熬夜、酗酒、吸烟、暴饮暴食等，都影响着糖尿病并发症的进程。

因此，及早戒除这些坏习惯，有助于糖尿病患者更好地控稳血糖，维持健康。

52. 监测血糖的必要性是什么？

监测血糖很重要，大家要把监测结果记录下来。勤监测可以让我们发现近期血糖的发展趋势，是下降还是上升，或者平稳。如果从不监测血糖，任其发展，可能发生了严重的血糖波动而不知，这也加速了糖尿病并发症的进程。

如果在一段时间内，发现血糖波动趋势异常，可以及早与医生沟通，做好控糖方案的调整，也有利于长期病情的管控。

53. 如何规律监测血糖？

毛细血管血糖监测的频率应根据患者病情的实际需要来决定，兼顾有效性和便利性。不管是普通 2 型糖尿病患者群还是特殊人群（围手术期患者、低血糖高危人群、危重症患者、老年患者、1 型糖尿病患者）的监测，都应遵循以下血糖监测的基本原则，实行个体化的监测方案。

（1）采用生活方式干预控制糖尿病的患者，可根据需要有目的地通过血糖监测了解饮食控制和运动对血糖的影响，从而调整饮食和运动方案。

（2）使用胰岛素治疗者可根据胰岛素治疗方案进行相应的血糖监测。

（3）使用口服降糖药者可每周监测 2～4 次空腹或餐后 2 小时血糖。

54. 使用不同胰岛素人群如何监测血糖？

使用基础胰岛素的患者应监测空腹血糖，根据空腹血糖调整睡前胰岛素的剂量；使用预混胰岛素者应监测空腹和晚餐前血糖，根据空腹血糖调整晚餐前胰岛素剂量，根据晚餐前血糖调整早餐前胰岛素剂量。空腹血糖达标后，注意监测餐后血糖以优化治疗方案。

55. 糖尿病慢性并发症有哪些？

（1）微血管病变。

（2）动脉粥样硬化性心血管疾病。

（3）神经系统并发症。

（4）糖尿病足。

（5）其他：如视网膜黄斑病、白内障、青光眼、屈光改变、虹膜睫状体病变等。不少口腔疾病患者存在糖代谢异常，皮肤病变、抑郁、焦虑和认知功能损害等也较常见。

56. 糖尿病急性并发症有哪些？

糖尿病患者急性并发症，多病情紧急，病势危重，预后相对较差。目前 2 型糖尿病诱发的急性并发症发病率已经逐年下降，在农村及经济、医疗条件较差的地区发病率仍然较高。

糖尿病急性并发症主要包括：急性严重代谢紊乱，包括糖尿病酮症酸中毒和高渗高血糖综合征。多表现为：全身乏力、口干、多饮、多食、多尿、体重减轻等症状；严重则伴见腹痛、发热、深大呼吸、呼气中有烂苹果味，甚至出现神志不清、嗜睡、昏迷等意识障碍，甚至死亡。

（二）糖尿病的治疗

1. 糖尿病治疗目标是什么？

由于糖尿病的病因和发病机制尚未完全明确，目前仍缺乏针对病因治疗的方法。

糖尿病治疗的近期目标是控制高血糖和相关代谢紊乱以消除糖尿病症状和防止出现急性并发症。糖尿病的远期目标是通过良好的代谢控制达到预防和（或）延缓糖尿病慢性并发症的发生和发展，维持身体健康和学习、劳动能力，保障儿童的正常生长发育，提高患者的生活质量，降低病死率和延长寿命。

2. 2 型糖尿病的综合控制目标是什么？

2 型糖尿病的治疗策略应该是综合性的。2 型糖尿病患者常合并一个或多个代谢综合征，如高血压病、高脂血症、肥胖症等基础疾病，将导致糖尿病并发症发生风险、进展速度及危害显著增加。因此，科学、合理的糖尿病治疗策略应该是综合性的，不仅限于控制血糖，血压、血脂和体重的控制同样重要，对部分糖尿病患者在有适应证时应给予抗血小板治疗。血糖、血压、血脂和体重的控制应以改善生活方式为基础，根据患者具体情况给予合理药物治疗。血压、血脂和体重管理应遵循个体化原则，根据患者的年龄、病程、预期寿命、并发症或合并症严重程度等进行综合考虑。

2 型糖尿病综合控制目标如下。

毛细血管血糖（mmol/L）

空腹　　　　　　　　4.4 ～ 7.0

非空腹　　　　　　　< 10

糖化血红蛋白（%）　　< 7.0

血压（mmHg）　　　< 130/80

总胆固醇（mmol/L）　< 4.5

高密度脂蛋白胆固醇（mmol/L）

男性　　　　　　　　> 1.0

女性　　　　　　　　> 1.3

甘油三酯（mmol/L）　< 1.7

低密度脂蛋白胆固醇（mmol/L）

未合并动脉粥样硬化性心血管疾病　　< 2.6

合并动脉粥样硬化性心血管疾病	< 1.8
体重指数（kg/m^2）	< 24.0

3. 什么是糖尿病综合管理？

糖尿病综合管理强调以患者为中心的协同管理模式，管理团队应包括临床医生、护士、营养师、运动医学专家、药剂师、口腔医生、足病医生及精神科医生等，患者从中得到专业治疗，并积极参与整个治疗过程。在糖尿病诊疗过程中要充分考虑患者的临床特征（如年龄、体重指数、性别、种族、遗传差异、并发症、低血糖风险等）及患者的偏好、需求、价值取向。

所有临床决策均需患者与临床医生共同制定。

重视对糖尿病患者的综合医学评估、并发症评估。在患者首次就诊时即应进行完整的医学评估，后续随访也应定期评估，包括并发症情况和管理、社会心理状态、患者自我管理情况、营养状态、社会支持情况等，使新诊断的糖尿病患者达到良好血糖控制，可延缓糖尿病微血管病变的发生、发展；早期良好控制血糖可能对动脉粥样硬化性心血管疾病有长期的保护作用（代谢记忆效应），亦可保护胰岛 β 细胞功能以及改善胰岛素敏感性；全面控制 2 型糖尿病的危险因素可明显降低动脉粥样硬化性心血管疾病和微血管病变的发生风险和死亡风险。故糖尿病管理须遵循早期和长期治疗、积极而理性、综合治疗和全面达标、治疗措施个体化等原则。国际糖尿病联盟提出糖尿病综合管理五个要点（有"五驾马车"之称）：糖尿病教育、医学营养治疗、运动治疗、血糖监测和药物治疗。

4. 糖尿病的自我管理目标是什么？

糖尿病自我管理的总体目标是提升自我管理行为，和医疗团队积极合作解决问题。糖尿病患者的自我管理可提高病情控制水平，改善临床结局、健康状况和生活质量。

5. 糖尿病自我管理有哪些获益？

糖尿病是一种慢性疾病，患者的日常行为和自我管理是影响血糖控制情况的关键因素之一。糖尿病自我管理是患者的必修课，接受了糖尿病自我管理教育的患者，拥有更积极的态度、更丰富的糖尿病知识和较好的糖尿病自我管理行为，更有战胜疾病的信心，其血糖控制往往也优于未接受教育的患者。因此，建议所有糖尿病患者在确定诊断后均应接受糖尿病自我管理教育，以掌握自我管理所需的知识和相关技能。糖尿病自我管理教育应以患者为中心，尊重患者个人爱好、需求和价值观，并以此来指导临床。

6. 2 型糖尿病高血糖控制策略是什么？

2 型糖尿病的治疗策略是综合性的，包括了生活方式管理、血糖监测、糖尿病教育和应用降糖药物等措施。医学营养治疗和运动治疗是生活方式管理的核心，是控制高血糖的基础治疗措施，应贯穿于糖尿病整个治疗过程中。

7. 2 型糖尿病高血糖控制的一线治疗方案是什么？

目前我国糖尿病诊疗指南推荐：若无禁忌证，二甲双胍应一直保留在糖尿病的治疗方案中。许多研究结果显示，二甲双胍具有心血管获益，因此推荐生活方式管理和二甲双胍作为 2 型糖尿病患者高血糖的一线治疗方案。二甲双胍是目前最常用的降糖药，具有良好的降糖作用、多种降糖作用之外的潜在益处、优越的费效比、良好的药物可及性、临床用药经验丰富等优点，且不增加低血糖风险。如存在二甲双胍禁忌证或不耐受二甲双胍的患者可根据情况选择胰岛素促泌剂、α-糖苷酶抑制剂、噻唑烷二酮类、二肽基肽酶Ⅳ抑制剂、钠-葡萄糖共转运蛋白 2 抑制剂或胰高血糖素样肽 -1 受体激动剂。

8. 2 型糖尿病高血糖控制：二甲双胍治疗失败怎么办？

如单独使用二甲双胍治疗而血糖未达标，则应进行二联治疗。二联治疗的药物可根据患者病情特点选择。如果患者低血糖风险较高或发生低血糖的危害大（如独居老人、驾驶者等），则尽量选择不增加低血糖风险的药物，如 α-糖苷酶抑制剂、噻唑烷二酮类、二肽基肽酶Ⅳ抑制剂、钠-葡萄糖共转运蛋白 2 抑制剂或胰高血糖素样肽 -1 受体激动剂。如患者需要降低体重则选择有体重降低作用的药物，如钠-葡萄糖共转运蛋白 2 抑制剂或胰高血糖素样肽 -1 受体激动剂。如患者糖化血红蛋白距离目标值较大则选择降糖作用较强的药物，如胰岛素促泌剂或胰岛素。部分患者在诊断时糖化血红蛋白较高，可起始即进行二联治疗。在新诊断 2 型糖尿病患者中进行的维格列汀联合二甲双胍用于 2 型糖尿病早期治疗的有效性研究结果显示，二肽基肽酶Ⅳ抑制剂与二甲双胍的早期联合治疗相比二甲双胍单药起始的阶梯治疗，血糖控制更持久，并显著降低了治疗失败的风险，提示早期联合治疗的优势。

9. 2型糖尿病高血糖控制：二联治疗失败怎么办？

二联治疗3个月不达标的患者，应启动三联治疗，即在二联治疗的基础上加用一种不同机制的降糖药物。如三联治疗血糖仍不达标，则应将治疗方案调整为多次胰岛素治疗（基础胰岛素加餐时胰岛素或每日多次预混胰岛素）。采用多次胰岛素治疗时应停用促胰岛素分泌剂。一些患者在单药或二联治疗时甚至在诊断时即存在显著的高血糖症状乃至酮症，可直接给予短期强化胰岛素治疗，包括基础胰岛素加餐时胰岛素、每日多次预混胰岛素或胰岛素泵治疗。

10. 2型糖尿病高血糖控制：并发症及合并症怎么选药？

并发症及合并症是2型糖尿病患者选择降糖药的重要依据。基于胰高血糖素样肽-1受体激动剂和钠-葡萄糖共转运蛋白2抑制剂的心血管终点事件研究证据，推荐合并动脉粥样硬化性心血管疾病或心血管风险高危的2型糖尿病患者，不论其糖化血红蛋白是否达标，只要没有禁忌证都应在二甲双胍的基础上加用具有动脉粥样硬化性心血管疾病获益证据的胰高血糖素样肽-1受体激动剂或钠-葡萄糖共转运蛋白2抑制剂。合并慢性肾脏病的2型糖尿病患者，不论其糖化血红蛋白是否达标，只要没有禁忌证，都应在二甲双胍的基础上加用钠-葡萄糖共转运蛋白2抑制剂。合并慢性肾脏病的2型糖尿病患者，如不能使用钠-葡萄糖共转运蛋白2抑制剂，可考虑选用胰高血糖素样肽-1受体激动剂。如果患者在联合胰高血糖素样肽-1受体激动剂或钠-葡萄糖共转运蛋白2抑制剂治疗后3个月仍然不能达标，可启动包括胰岛素在内的三联治疗。合并慢性肾脏病的糖尿病患者易出现低血糖，合并动脉粥样硬化性心血管疾病或心力衰竭的患者低血糖危害性大，应加强血糖监测，如有低血糖，应立即处理。

11. 什么是医学营养治疗？

糖尿病医学营养治疗是临床对糖尿病或糖尿病前期患者的营养问题采取特殊干预措施，参与患者的全程管理，是糖尿病的基础管理措施，是糖尿病综合管理的重要组成部分。

医学营养治疗包括进行个体化营养评估、营养诊断、制订相应营养干预计划，并在一定时期内实施及监测。通过改变膳食模式与习惯、调整营养素结构、由专科营养师给予个体化营养治疗，可以降低 2 型糖尿病患者的糖化血红蛋白 0.3% ～ 2.0%，并有助于维持理想体重及预防营养不良。

近年的研究证实，对肥胖的 2 型糖尿病患者采用强化营养治疗可使部分患者的糖尿病症状得到缓解。营养治疗已经成为防治糖尿病及其并发症的重要手段。因此，推荐所有糖尿病患者接受由营养师制订的个体化的医学营养治疗方案。

对医学营养治疗的依从性是决定患者能否达到理想代谢控制的关键影响因素。医学营养治疗总的原则是：确定合理的总能量摄入，合理、均衡地分配各种营养物质，恢复并维持理想体重。

12. 医学营养治疗的目标是什么？

（1）促进并维持健康的饮食习惯，强调选择合适的食物，改善整体身体素质。

（2）达到并维持合理体重，获得良好的血糖、血压、血脂的控制以及延缓糖尿病并发症的发生。

（3）提供营养均衡的膳食，为满足个人实际需求，可选择更多类型的营养丰富的食物，并能够进行行为改变。

13. 糖尿病患者如何控制每日热量摄入？

（1）糖尿病前期或糖尿病患者应当接受个体化能量平衡计划，目标是既要达到或维持理想体重，又要满足不同情况下的营养需求。

（2）对于所有超重或肥胖的糖尿病患者，或者有糖尿病风险的超重及肥胖个体，应调整生活方式，控制总能量摄入，至少减轻原体重的 5%，减轻胰岛素抵抗。

（3）就减重而言，限制每日总能量摄入较单纯调节营养素比例更关键。

（4）糖尿病患者合理控制总热量摄入是血糖控制达标必不可缺的一步，可根据患者年龄、身高、体重、劳动强度而定。建议糖尿病患者能量摄入参考通用系数方法，按照 25 ～ 30 kcal*/（kg·d）计算能量摄入。再根据患者身高、体重、性别、年龄、活动量、应激状况等进行系数调整。

（5）不推荐糖尿病患者长期接受极低能量（＜ 800 kcal/d）的营养治疗。

---

*1 kcal ≈ 4.2kJ。

成人正常体重者完全卧床时理想体重给予能量 15 ～ 20 kcal/（kg·d），休息状态下 25 ～ 30 kcal/（kg·d），轻体力劳动 30 ～ 35 kcal/（kg·d），中度体力劳动 35 ～ 40 kcal/（kg·d），重体力劳动 40 kcal/（kg·d）以上。体重低于理想体重者、儿童、孕妇、哺乳期妇女、有消耗性疾病者，能量摄入可适当增加 10% ～ 20%。

（6）对糖尿病患者而言，碳水化合物及脂肪、蛋白质等宏量营养素并不存在广泛使用的最佳供给比例，需在总能量控制前提下根据患者的代谢状态（如血脂、肾功能）进行个体化设定。

14. 糖尿病患者如何进食碳水化合物？

糖尿病患者并非不能进食米、面、馒头之类主食。相反，糖尿病患者需要保证碳水化合物的摄入以供给每日日常生活所需热量。

考虑到我国糖尿病患者的膳食习惯，建议大多数糖尿病患者膳食中碳水化合物所提供的能量占总能量的 45% ～ 60%。餐后血糖控制不佳的糖尿病患者，可适当降低碳水化合物的供能比。

有研究显示，糖尿病患者每日的膳食中碳水化合物供能比不应低于 45%，可避免高脂肪的摄入，对降低慢性并发病风险有积极意义。如糖尿病患者碳水化合物的来源为低食物血糖生成指数、高膳食纤维含量的食物，其供能可达 60%，对成年 2 型糖尿病患者血脂及血糖的控制有改善作用。

不建议长期食用极低碳水化合物膳食。成年患者每日主食摄入量为 50 ～ 400 g，肥胖者酌情可控制在 200 ～ 250 g。

15. 食物血糖生成指数是什么？

食物血糖生成指数指某种食物引起血糖升高的速度与幅度，可反映一个食物能够引起人体血糖升高多少的能力。不同种类碳水化合物引起血糖增高的速度和程度有很大不同。食物血糖生成指数 ≤ 55% 的食物为低食物血糖生成指数食物，食物血糖生成指数在 55% ～ 70% 的食物为中食物血糖生成指数食物，食物血糖生成指数 ≥ 70% 的食物为高食物血糖生成指数食物。

糖尿病患者在控制碳水化合物总量的同时应选择低血糖生成指数碳水化合物，有利于血糖和体重的控制，可适当增加非淀粉类蔬菜、水果、全谷类食物，减少精加工谷类的摄入。全谷类应占总谷类的一半以上。

进餐应定时定量。注射胰岛素的患者应保持碳水化合物摄入量与胰岛素剂量和起效时间相匹配。

严格控制蔗糖、果糖制品（如玉米糖浆）的摄入。

喜好甜食的糖尿病患者应限制单、双糖的摄入，可适量摄入糖醇和非营养性甜味剂。

16. 糖尿病患者如何进食蛋白质？

2 型糖尿病医学营养指南推荐：

（1）针对肾功能正常的糖尿病患者蛋白质摄入量应占总热量的 15% ～ 20%，成年患者每日每千克理想体重 0.8 ～ 1.2 g。并保证优质蛋白占总蛋白的一半以上。有显性蛋白尿或肾小球滤过率下降的糖尿病患者蛋白质摄入应控制在每日每千克理想体重 0.8 g。

（2）植物来源的蛋白质，尤其是大豆蛋白，相对动物蛋白更有助于降低血脂水平。

（3）高蛋白膳食在短期内（3 个月内）有助于减轻体重。

（4）不建议超重或肥胖人群使用高蛋白质饮食。

（5）乳清蛋白有助促进胰岛素分泌，改善糖代谢，并在短期内减轻体重。

（6）孕妇、哺乳期妇女、营养不良或伴消耗性疾病者每日每千克理想体重蛋白摄入量增至 1.5 ～ 2.0 g。

17. 糖尿病患者如何管控脂肪摄入？

（1）不同类型的脂肪对血糖及心血管疾病的影响有较大差异，故难以精确推荐膳食中脂肪的供能，且脂肪总摄入量对心血管事件发生率的影响并不明确。一般认为，膳食中脂肪提供的能量应占总能量的 25% ～ 35%。如果是优质脂肪（如单不饱和脂肪酸和 ω–3 多不饱和脂肪酸组成的脂肪），脂肪供能比可达到 35%。对超重或肥胖患者，脂肪供能比应控制在 30% 以内。

（2）应尽量限制饱和脂肪酸、反式脂肪酸的摄入量（< 10%）。单不饱和脂肪酸和 ω–3 多不饱和脂肪酸（如鱼油、部分坚果及种子、植物脂肪）有助于改善血糖和血脂，可适当增加。其中单不饱和脂肪是较好的膳食脂肪来源，可取代部分饱和脂肪酸供能，宜大于总热量的 12%。

（3）每天摄入 3.5 g 的 ω–3 多不饱和脂肪酸可显著降低甘油三酯水平；

ω–3 多不饱和脂肪酸与 ω–6 多不饱和脂肪酸比例宜 1 ∶（4 ～ 10 ）。

（4）应控制膳食中胆固醇的摄入量小于 300 mg。

18. 糖尿病患者进食膳食纤维有哪些益处？

富含膳食纤维的食品可延缓食物吸收，降低餐后血糖高峰，有利于改善糖、脂代谢紊乱，并增加饱腹感。建议我国成人膳食纤维的摄入量为 20 ～ 30 g/d。

19. 糖尿病患者微量元素摄入能否获益？

糖尿病患者容易缺乏维生素 B、维生素 C、维生素 D 以及铬、锌、硒、镁、铁、锰等多种微量营养素，可根据营养评估结果适量补充。长期服用二甲双胍者应防止维生素 B_{12} 缺乏。无微量营养素缺乏的糖尿病患者，无须长期大量补充维生素、微量元素以及植物提取物等制剂，其长期安全性和改善临床结局的作用有待验证。

（1）维生素 D 缺乏与糖尿病发生有关，但无证据表明给糖耐量受损的患者补充维生素 D 能预防糖尿病发生。

（2）烟酸不能减少糖尿病发生，但给已确诊糖尿病的患者补充烟酸，具有调节血脂、降低血磷等作用。

（3）补充 α–硫辛酸，可改善神经传导速度及周围神经症状。

20. 什么是糖尿病患者饮食综合管理？

合理的餐次分配有助于控制血糖。确定每日饮食总热量和糖类、蛋白质、脂肪的组成比例后，按每克糖类、蛋白质产热 4 kcal，每克脂肪产热 9 kcal，将热量换算为食品后制订食谱，并根据个人生活习惯、病情和配合药物治疗需要进行安排。可按每日三餐分配为 1/5、2/5、2/5 或 1/3、1/3、1/3 等模式，规律饮食、定时定量，注意进餐顺序。以上仅是原则估算，在治疗过程中随访调整十分重要。

对糖尿病患者来说，并不推荐特定的膳食模式。地中海膳食、素食、低碳水化合物膳食、低脂肪低能量膳食均在短期有助于体重控制，但要求在专业人员的指导下完成，并结合患者的代谢目标和个人喜好（如风俗、文化、宗教、健康理念、经济状况等），同时监测血脂、肾功能以及内脏脂肪的变化。

21. 糖尿病患者能否饮酒?

不推荐糖尿病患者饮酒。若饮酒应计算酒精中所含的总能量。女性一天饮酒的酒精量不超过 15 g，男性不超过 25 g（15 g 酒精相当于 350 ml 啤酒、150 ml 葡萄酒或 45 ml 蒸馏酒）。每周饮酒不超过 2 次。应警惕酒精可能诱发的低血糖，尤其是服用磺脲类药物或注射胰岛素及胰岛素类似物的患者应避免空腹饮酒并严格监测血糖。

22. 糖尿病患者能否吸烟?

建议所有的糖尿病患者不要吸烟及使用其他烟草类产品及电子烟，并尽量减少二手烟暴露。对于吸烟和使用电子烟的糖尿病患者，应将戒烟咨询及其他形式的治疗纳入常规的糖尿病诊疗和护理之中。

23. 糖尿病患者运动治疗有哪些好处?

运动锻炼在 2 型糖尿病患者的综合管理中占重要地位，尤其对肥胖的 2 型糖尿病患者，规律运动可增加胰岛素敏感性、降低体脂率，有助于控制血糖和体重、减少心血管危险因素，而且对糖尿病高危人群一级预防效果显著。规律运动 8 周以上可将 2 型糖尿病患者糖化血红蛋白降低 0.66%，坚持规律运动的糖尿病患者死亡风险显著降低。

根据年龄、性别、体力、病情、有无并发症以及既往运动情况等，在医生指导下开展有规律的合适运动，循序渐进，并长期坚持。运动前、后要监测血糖。运动量大或激烈运动时应建议患者调整食物及药物，以免发生低血糖。1 型糖尿病患者为避免血糖波动过大，体育锻炼宜在餐后进行。

24. 糖尿病患者如何进行运动治疗?

（1）定期有氧运动可以改善成人 2 型糖尿病患者的血糖管理，减少每日高血糖时间，降低糖化水平 0.5% ～ 0.7%。

（2）就整体血糖管理和胰岛素水平衰减而言，高强度抗阻训练比低 – 中强度抗阻训练更加有益。

（3）餐后更大的能量消耗（无论运动强度或类型），均有利于降低血糖水平，持续时间 ≥ 45 分钟的运动益处最大。

（4）每天进行"少量多次"的身体活动来打破久坐行为，可以适度降低餐后血糖，尤其对于有胰岛素抵抗和体重指数较高的患者更加有用。

（5）从血糖、血脂和血压的获益角度，通过饮食和身体活动使体重减轻超过 5% 是有必要的。

（6）为了减少 2 型糖尿病患者的内脏脂肪，需要每周进行 4 ～ 5 天的中等强度运动。

（7）在患有 2 型糖尿病的青年中，强化生活方式干预加二甲双胍在控制血糖方面并不优于单独使用二甲双胍。

（8）由于证据有限，对于患有 2 型糖尿病的年轻人和青少年患者，推荐的身体活动目标与同年龄段的一般人群相同。

（9）对于患有或未患糖尿病的孕妇，每周应进行中等强度运动 5 次，每次至少 20 分钟。

（10）使用胰岛素或胰岛素促泌剂的 2 型糖尿病患者，为了防止运动期间和运动后出现低血糖，应根据需要补充碳水化合物（或减少胰岛素量）。

（11）在减重手术前参与运动项目可能会改善术后结局，在手术后进行运动也会带来额外的益处。

25. 运动治疗应遵循哪些原则？

（1）运动治疗宜在相关专业人员指导下进行。运动前进行必要的健康测评和运动能力评估，有助于保证运动治疗的安全性和科学性。

（2）成年 2 型糖尿病患者每周至少进行 150 分钟（如每周运动 5 天、每次 30 分钟）中等强度（50% ～ 70% 最大心率，运动时有点费力，心跳和呼吸加快但不急促）的有氧运动。即使进行短时的体育运动（如 10 分钟），每天累计 30 分钟，也是有益的。中等强度的体育运动包括健步走、打太极拳、骑车、打乒乓球、打羽毛球和高尔夫球等。剧烈运动包括快节奏舞蹈、有氧健身操、游泳、骑车上坡、踢足球、打篮球等。

（3）如无禁忌证，每周最好进行 2 ～ 3 次抗阻运动（两次锻炼间隔 ≥ 48 小时），锻炼肌肉力量和耐力。锻炼部位应包括上肢、下肢、躯干等主要肌肉群，训练强度宜中等。联合进行抗阻运动和有氧运动可获得更大程度的代谢改善。

（4）运动处方的制订需遵循个体化原则。运动项目要与患者的年龄、病情、喜好及身体承受能力相适应，并定期评估，适时调整运动计划。运动可穿戴设备（如计步器），有助于提升运动依从性。运动前后要加强血糖监测，运动量大或激烈运动时应建议患者临时调整饮食及药物治疗方案，以免发生低血糖。运动中要注意及时补充水分。

（5）养成健康的生活习惯。如增加日常身体活动、打破久坐行为、减少静坐时间，将有益的体育运动融入日常生活中。

（6）2型糖尿病患者只要感觉良好，一般不必因高血糖而推迟运动。如果在进行剧烈的体力活动时血糖低于14 mmol/L，近期频发低血糖或血糖波动较大，有糖尿病急性并发症和严重慢性并发症者不宜运动。

26. 什么是有氧运动？

有氧运动主要包含：步行、慢跑、骑自行车、游泳、水上活动、跳舞等。

频率：每周3～7次，两次活动间隔不超过2天。

运动量：每周150～300分钟中等强度活动或75～150分钟高强度活动。

建议根据个体健康状况、年龄、体重和个人目标，逐渐增加运动的强度和时长。

27. 什么是抗阻运动？

抗阻运动主要包括：以器械、弹力带或自身体重作为阻力，进行对抗阻力运动的训练方式。

频率：每周2～3次，不建议每天连续进行。

运动量：对主要肌肉群进行8～10次锻炼。

建议先增加阻力，然后增加组数，最后增加训练频率。

28. 什么是柔韧性训练？

柔韧性训练主要包括：拉伸、平衡练习、瑜伽和太极等，拉伸到紧绷或轻微不适的程度。

频率：每周3次以上。

运动量：每组拉伸维持10～30秒，每组重复2～4次，伸展到肢体不痛、可容忍的最大范围。

建议在肌肉和关节热身完成后进行。

29. 什么是平衡运动？

平衡运动主要包括：平衡练习（下半身和核心肌群的抗阻练习）、瑜伽和太极拳。

频率：每周 3 次以上，没有设定持续时间。

建议进行平衡训练时应小心，尽量减少跌倒的风险。

30. 哪类糖尿病患者禁止运动治疗？

严重低血糖、糖尿病酮症酸中毒等急性代谢并发症、合并急性感染、增殖性视网膜病变、严重心脑血管疾病（不稳定型心绞痛、严重心律失常、一过性脑缺血发作）等情况下禁止运动，病情控制稳定后方可逐步恢复运动。

31. 糖尿病患者运动时的注意事项有哪些？

（1）盲目运动。很多糖尿病患者认为只要做运动就可以降血糖，其实这种看法是非常片面的。对于有严重并发症的人来说，盲目运动很有可能会加重病情。

建议：在运动前要咨询医生，其病情是否适合运动，即使可以运动也应在运动前后加强血糖监测，了解自身对不同运动的反应，有计划地合理运动，切忌在血糖不稳定时运动。

（2）空腹运动。很多糖尿病患者习惯早起空腹运动，也就是"晨练"。可是，在空腹运动时，体内能量主要来自脂肪分解，同时肌肉还会分解肌糖原以供能量支出，由此会给肝脏带来负担。

建议：糖尿病患者不宜空腹运动，最好选择在进食 1 小时后进行，以免发生低血糖。

（3）早起运动。每个人的体内都有一个"生物钟"，这个"钟"不能随便被调拨，否则会影响人体正常的生理功能，也会使体内节律性的激素分泌产生紊乱，容易引起血糖波动。

建议：每天的起床时间不宜早于清晨 6 点，而且每天起床的时间要基本保持一致。

（4）运动不规律。不规律的运动仅有助于运动前一餐餐后血糖的控制，而对其他时间的血糖控制毫无帮助，也就达不到满意的控糖效果。

建议：有规律运动可以增加机体对胰岛素的敏感性，有助于降低血糖，同时可以逐步改善心肺功能，提高运动系统能力，预防疾病发生。

（5）做家务代替运动。有些糖尿病患者认为平时做家务就等于是在运动。实际上，做家务运动强度较低，往往达不到治疗的效果，是不能代替运动的，更不能满足糖尿病治疗意义上所需要的运动量。

建议：糖尿病患者千万不要认为自己做了家务劳动就有了不运动的借口。一定要在医生的指导下进行有效的运动，从而达到临床控制血糖的目的。

32. 糖尿病病情需要定期监测哪些内容？

糖尿病病情监测包括血糖监测、其他心脑血管病危险因素和并发症的监测。

血糖监测指标包括空腹血糖、餐后 2 小时血糖和糖化血红蛋白。糖化血红蛋白联合自我血糖监测和持续葡萄糖监测是优化血糖管理的基础。建议患者应用便携式血糖仪进行自我血糖监测，以便医务人员指导调整治疗方案。持续血糖监测可作为无症状低血糖和（或）频发低血糖患者自我血糖监测的补充。糖化血红蛋白用于评价过去 8～12 周血糖控制情况，是临床指导调整治疗方案的重要依据之一。如果糖化血红蛋白已达标，但自我血糖监测和持续血糖监测的结果显示低血糖或血糖波动很大，亦需调整治疗方案。在调整降糖治疗方案时应加强自我血糖监测、持续血糖监测及低血糖知识的宣教，尤其是低血糖风险大及低血糖危害大的患者。

其他心脑血管疾病危险因素监测包括：患者每次就诊时均应测量血压，每年至少1 次全面了解血脂以及心、肾、神经、眼底等情况，发现问题尽早给予相应处理。

33. 何时检测糖化血红蛋白？

患者初诊时都应常规检测糖化血红蛋白，在治疗之初建议每 3 个月检测 1 次，一旦达到治疗目标可每 6 个月检测 1 次。对于患有贫血和血红蛋白异常疾病的患者，糖化血红蛋白的检测结果缺乏可靠性。

34. 糖化血红蛋白控制目标多少合适？

糖化血红蛋白控制目标应遵循个体化原则，即根据患者的年龄、病程、健康状况、药物不良反应风险等因素实施分层管理，并对血糖控制的风险/获益比、成本/效益比等方面进行科学评估，以期达到最合理的平衡。

年龄较轻、病程较短、预期寿命较长、无并发症、未合并心脑血管疾病的2型糖尿病患者在无低血糖或其他不良反应的情况下可采取更严格的糖化血红蛋白控制目标（如< 6.5%，甚至尽量接近正常）。

年龄较大、病程较长、有严重低血糖史、预期寿命较短、有显著的微血管或大血管并发症或严重合并症的患者可采取相对宽松的糖化血红蛋白控制目标。

经单纯生活方式干预或使用不增加低血糖风险的降糖药物治疗后达到糖化血红蛋白 ≤ 6.5% 且未出现药物不良反应的非老年患者无须减弱降糖治疗强度。

随着病程进展，患者可能会出现各种慢性并发症，预期寿命降低，血糖更难以控制，治疗的风险和负担也会增加。因此，应随患者的病程进展和病情变化情况及时调整糖化血红蛋白控制目标，以维持风险与获益的平衡。

35. 自我血糖监测的血糖控制目标是什么？

并非所有糖尿病患者血糖控制目标均一致，血糖控制目标应个体化，根据患者年龄、低血糖风险、预期寿命长短、有无严重合并症或并发症等基本情况，酌情制订个体化血糖控制目标。

推荐一般成人2型糖尿病患者自我血糖监测的空腹血糖控制目标为4.4 ~ 7.0 mmol/L，非空腹血糖控制目标< 10.0 mmol/L。空腹血糖和非空腹血糖目标也应个体化，老年患者、低血糖高风险患者、预期寿命较短、有严重并发症或合并症的患者可适当放宽。

36. 持续葡萄糖监测是什么？

持续葡萄糖监测是指通过葡萄糖传感器连续监测皮下组织间液的葡萄糖浓度变化的技术，可以提供更全面的血糖信息，了解血糖变化的特点。

持续葡萄糖监测包括回顾性持续葡萄糖监测系统、实时持续葡萄糖监测系统以及扫描式持续葡萄糖监测系统等。持续葡萄糖监测可提供丰富的血糖信息，据此可计算出葡萄糖目标范围时间、葡萄糖高于目标范围时间、葡萄糖低于目标范围时间及很多反映血糖波动的参数，对优化血糖管理具有重要意义。

37. 哪些患者推荐持续葡萄糖监测？

（1）1 型糖尿病患者。

（2）需要胰岛素强化治疗的 2 型糖尿病患者。

（3）在自我血糖监测指导下使用降糖药物进行治疗的患者，仍出现下列情况之一者须进行持续葡萄糖监测，具体包括：①无法解释的严重低血糖或反复低血糖，无症状性低血糖、夜间低血糖；②无法解释的高血糖，特别是空腹高血糖；③血糖波动大；④出于对低血糖的恐惧，刻意保持高血糖状态的患者。

（4）妊娠期糖尿病或糖尿病合并妊娠者。

38. 血清 1, 5- 脱水葡萄糖醇的临床意义是什么？

有研究表明，血清 1, 5- 脱水葡萄糖醇（1, 5-AG）可反映既往 1 ～ 2 周的平均血糖水平，可作为辅助的血糖监测指标用于糖尿病筛查及指导治疗方案的调整。此外，唾液 1, 5-AG 作为无创监测方法，开始探索性地应用于糖尿病筛查。

39. 血糖监测新指标——葡萄糖目标范围内时间是什么？

葡萄糖目标范围内时间或称葡萄糖达标时间百分比，是指 24 小时内葡萄糖在目标范围内（通常为 3.9 ～ 10.0 mmol/L）的时间（用分钟表示）或其所占的百分比，可由持续葡萄糖监测数据或自我血糖监测数据（至少每日 7 次血糖监测）计算。

多项观察性研究显示，葡萄糖目标范围内时间与糖尿病微血管并发症、心脑血管疾病及妊娠结局显著相关。此外，一项大型队列研究显示，葡萄糖目标范围内时间与 2 型糖尿病患者心脑血管死亡及全因死亡显著相关。上述结果提示，葡萄糖目标范围内时间成为评价血糖控制的有效指标。2019 年发布的葡萄糖目标范围内时间国际共识推荐 1 型糖尿病及 2 型糖尿病患者的葡萄糖目标范围内时间控制目标＞ 70%，但应高度个体化，同时关注低血糖以及血糖波动。

40. 糖化白蛋白的临床意义是什么?

糖化白蛋白能反映糖尿病患者检测前 2～3 周的平均血糖水平,其正常参考值为 11%～17%。糖化白蛋白对短期内血糖变化比糖化血红蛋白敏感,是评价患者短期糖代谢控制情况的良好指标。合并肾病综合征、肝硬化等影响白蛋白更新速度的疾病时,糖化白蛋白检测数据欠可靠。

41. 2 型糖尿病高血糖治疗原则是什么?

糖尿病的医学营养治疗和运动治疗是控制 2 型糖尿病高血糖的基本措施,在饮食和运动不能使血糖控制达标时应及时应用药物治疗。

42. 2 型糖尿病口服降糖药物有哪些类别?

2 型糖尿病是进展性的疾病,为使血糖控制达标,临床上多数患者需药物治疗,且常常需要多种口服降糖药物的联合治疗。

高血糖的药物治疗多基于纠正导致人类血糖升高的两个主要病理生理改变,即胰岛素抵抗和胰岛素分泌受损。根据作用效果的不同,口服降糖药可分为以促进胰岛素分泌为主要作用的药物和通过其他机制降低血糖的药物,前者主要包括磺脲类、格列奈类、二肽基肽酶Ⅳ抑制剂;通过其他机制降低血糖的药物主要包括双胍类、噻唑烷二酮类、α-糖苷酶抑制剂和钠-葡萄糖共转运蛋白 2 抑制剂。

43. 磺脲类药物的作用机制是什么?

磺脲类药物属于胰岛素促泌剂,主要药理作用为刺激胰岛 β 细胞分泌胰岛素,增加体内胰岛素水平,从而降低血糖。其促胰岛素分泌作用不依赖于血糖浓度。磺脲类药物可使糖化血红蛋白降低 1%～1.5%。

44. 磺脲类药物适应证是什么?

单药用于新诊断的 2 型糖尿病非肥胖患者、当饮食和运动治疗血糖控制不理想时。

磺脲类药物降血糖作用的前提是机体尚保存一定数量有功能的胰岛 β 细胞。因 2 型糖尿病是一种进展性疾病,胰岛 β 细胞功能随着病程的延长而逐渐下降。因此，随着 2 型糖尿病病程的进展，对外源性的血糖控制手段的依赖逐渐增大，磺脲类药物需与其他作用机制不同的口服降糖药或胰岛素联合应用。当 2 型糖尿病晚期胰岛 β 细胞功能衰竭时，磺脲类药物不再有效，而须采用外源性胰岛素替代治疗。

45. 哪些患者不能用磺脲类降糖药物？

1 型糖尿病患者，有严重并发症或胰岛 β 细胞功能很差的 2 型糖尿病患者，儿童患者，孕妇、哺乳期妇女，大手术围手术期，全胰腺切除术后，对磺脲类药物过敏或有严重不良反应，严重肝肾功能损害者等。

46. 磺脲类药物最常见的不良反应是什么？

磺脲类药物最常见的不良反应为低血糖反应，常发生于 60 岁以上老年患者、肝肾功能不全或营养不良者。常见诱因为药物剂量过大、体力活动过度、进食不规律或减少、饮含酒精饮料等。

47. 磺脲类药物其他不良反应有哪些？

（1）体重增加。
（2）皮肤过敏反应：皮疹、皮肤瘙痒等。
（3）消化系统：上腹不适、食欲减退等，偶见肝功能损害、胆汁淤滞性黄疸。
（4）心血管系统：某些磺脲类药物可减弱对心肌缺血的预处理能力，可能会对心血管系统带来不利影响，但目前尚无资料证实会增加 2 型糖尿病患者心血管疾病的发病率和病死率。

48. 各种磺脲类降糖药物之间有何区别？

各种磺脲类药物降糖作用强度存在一定差别，但相同片数的各种磺脲类药物临床疗效大致相似，各种磺脲类药物最大剂量时降糖作用也大致一样。我国上市的磺脲类药物主要为格列本脲、格列美脲、格列齐特、格列吡嗪和格列喹酮。

49. 磺脲类药物如何服用?

建议从小剂量开始,早餐前半小时服用,根据血糖逐渐增加剂量,剂量较大时改为早、晚餐前两次服药,直到血糖达到良好控制。其中格列吡嗪控释药片和格列齐特的缓释药片,每天服药一次。

50. 老年患者适合哪些磺脲类降糖药物?

格列吡嗪、格列齐特和格列喹酮作用较温和,较适用于老年患者。格列本脲为代表的二代磺脲类药物低血糖风险极大,老年患者应谨慎使用。

51. 肾功能减退时如何选择磺脲类药物?

轻度肾功能减退时格列吡嗪、格列齐特和格列喹酮这几种药物均可使用,中度肾功能减退时宜使用格列喹酮,重度肾功能减退时磺脲类药物均需停用。

52. 磺脲类药物可以联用吗?

不推荐同时使用两种磺脲类药物,磺脲类药物也不宜与其他促胰岛素分泌剂(如格列奈类)及胰岛素联合应用,若联和应用会明显增加低血糖风险。有小数据的研究显示,格列美脲联合超长效胰岛素如甘精,未见明显低血糖风险升高。

53. 磺脲类药物有几代?

磺脲类药物分一代、二代、三代。一代药物包括:氯磺丙脲、甲苯丁脲,该类药物服用剂量较大,作用时间过长,存在严重而持久的低血糖反应等,因副作用较大,目前临床已少用。二代药物包括:格列本脲、格列喹酮、格列齐特、格列吡嗪,低血糖发生率仍较高。三代药物包括:格列美脲。新一代磺脲类降糖药物优点突出,给药剂量更小,副作用小。

54. 如何选择磺脲类药物?

(1)餐后血糖升高为主者宜选用作用时间较短的磺脲类药物,如格列吡嗪、格列喹酮,老年患者亦宜选用此类药物,而避免应用降糖作用强大而且持久的格列本脲,以免引起严重低血糖。

（2）有轻度肾功能不全的糖尿病患者，宜选用主要经胆道排泄的药物格列喹酮。

（3）病程较长、空腹血糖较高者或空腹高血糖加餐后高血糖的2型糖尿病患者可选用中长效类药物：格列本脲、格列美脲、格列齐特、格列齐特缓释片及格列吡嗪控释片。

（4）合并血管并发症的糖尿病患者，最好选用格列齐特，因为该药除降糖外，还具有减少血小板聚集、降低血脂及血黏度、改善血液循环的作用。

（5）年纪较轻、血糖较高、经济不宽裕的2型糖尿病患者，可以选用降糖效果好、价格便宜的格列本脲。

（6）对第一、二代磺脲类药物失效的糖尿病患者，可换用第三代磺脲类的格列美脲，它具有独特的胰外降糖作用。

55. 如何正确服用磺脲类药物？

磺脲类药物是促进胰岛素分泌的，服用1～2小时（平均1.5小时）后药效才能达到高峰，因此这类药物最好在饭前半小时服用，这样才能使药物刺激的胰岛素分泌高峰与餐后血糖高峰达到同步，从而取得最佳降糖效果。

磺脲类药物有短效（如格列吡嗪、格列喹酮）、中效（格列齐特）和长效（格列本脲、格列美脲、格列吡嗪控释片、格列齐特缓释片）之分，短效药物需要1天3次给药，而中效和长效药物1天服药1～2次即可。

56. 几种磺脲类药物服用方法是什么？

几种磺脲类药物服用方法见表1。

表1　几种磺脲类药物服用方法

名称	规格	服用方法
格列本脲（长效制剂）	2.5 mg	口服，起始剂量为2.5 mg（1片），早餐前或早餐及午餐前各1次，轻症者1.25 mg（半片），1日3次，三餐前服，7日后递增每日2.5 mg（1片）。一般用量为每日5～10 mg（2～4片），最大用量每日不超过15 mg（6片）
格列美脲（长效制剂）	1 mg，2 mg	起始剂量为1～2 mg，每天1次，维持剂量是1～4 mg，每天1次，推荐的最大维持剂量是6 mg，每天1次。剂量达到2 mg后，剂量的增加应根据患者的血糖变化，每1～2周剂量上调不超过2 mg

续表

名称	规格	服用方法
格列齐特（长效制剂）	40 mg，80 mg	格列齐特片：口服，起始剂量 40～80 mg，1 日 1～2 次，以后根据血糖水平调整至一日 80～240 mg，分 2～3 次服用；待血糖控制后，每日改服维持量，老年患者酌减。格列齐特缓释片：每日 1 次，剂量为 30～120 mg；建议早餐时服用
格列吡嗪	5 mg	剂量因人而异，一般推荐剂量每天 2.5～20 mg，每天早餐前 30 分钟服用。日剂量超过 15 mg 时，宜在早、中、晚分 3 次餐前服用
格列喹酮	30 mg	餐前服用，一般日剂量为 15～180 mg。日剂量 30 mg 以内者可于早餐前一次服用。大于此剂量者可酌情早、晚或早、中、晚分次服用。起始剂量应从 15～30 mg 开始，根据血糖情况逐步加量，每次加量 15～30 mg

57. 几种磺脲类药物有何区别?

格列本脲：口服吸收快，蛋白结合率很高，约为 95%，口服后 2～5 小时血药浓度达峰值，持续作用能达 24 小时。半衰期为 10 小时。在肝内代谢，由肝和肾排出各约 50%，吸收不受食物影响，低血糖发生率较高。格列本脲降糖作用较强，价格低，但容易引起低血糖，老年人及肝、肾、心、脑功能不好者慎用。磺脲类药物过敏、1 型糖尿病患者、肝肾功能不全、白细胞减少、2 型糖尿病伴酮症酸中毒者禁用。

格列美脲：口服给药后 100% 在胃肠道吸收，2～3 小时血药浓度达到峰值，就餐时给予格列美脲，平均达峰时间略升高，而平均血药浓度峰值轻度降低，蛋白结合率大于 99.5%，平均血清半衰期为 5～8 小时。

格列齐特：口服后在胃肠道迅速吸收，3～4 小时血药浓度可达峰值，蛋白结合率为 94.2%，半衰期为 10～12 小时，主要在肝脏代谢，有 60%～70% 以尿液形式排泄，10%～20% 随粪便排出，48 小时内排泄达 98%，仅有 5% 以原形药物经尿排出。

格列吡嗪：口服后通过小肠吸收，30 分钟见效。半衰期为 2～4 小时，血药浓度达峰时间为 1～2 小时，维持降血糖作用超过 10 小时，药物在体内代谢成无活性物质，3 天内全部排出体外。

格列喹酮：口服给药后 1 小时降糖作用开始，2～2.5 小时血药浓度达最高水平，血浆半衰期 1.5 小时，作用持续 2～3 小时。药物在体内被代谢，代谢产物无降糖作用，大部分代谢产物经消化系统排泄。格列喹酮比较适于肾功能不全、肝功能障碍的糖尿病患者。

58. 漏服磺脲类药物如何处理？

（1）短效磺脲类药物（如格列吡嗪、格列喹酮）餐时漏服立即补服，并将下次进餐时间往后推半小时；两餐之间发现漏服需立即测血糖，若血糖轻微升高（＜10 mmol/L），可以增加活动量而不再补服；若血糖明显升高（＞13.9 mmol/L），可以减量补服，但不能把漏服的药物加到下一次一起服；下一餐前发现漏服则不用补服。

（2）中效、长效磺脲类药物（如格列齐特缓释片、格列美脲）在午餐前发现漏服，根据血糖情况（若餐后血糖＞13.9 mmol/L），按原剂量补服；午餐后发现漏服，视情况半量补服；晚餐前或晚餐后发现漏服，可通过运动和减少晚餐量控制血糖，不必补服，以免造成夜间低血糖。

59. 格列奈类——非磺脲类促胰岛素分泌剂是什么？

格列奈类药物是一类快速作用的促胰岛素分泌剂，主要通过刺激胰岛素的早时相分泌而降低餐后血糖，具有吸收快、起效快和作用时间短的特点，主要用于控制餐后高血糖，也有一定降低空腹血糖作用。

60. 格列奈类与磺脲类降糖药物有何差异？

两者均为促胰岛素分泌剂，作用于胰岛 β 细胞的位点不同。格列奈类是非磺脲类促胰岛素分泌剂，半衰期较短，为短效促泌剂，其促胰岛素分泌作用起效快、作用持续时间较短，降糖作用具有一定血糖依赖性，以降低餐后血糖为主，有一定降低空腹血糖的作用，不增加胰岛素分泌总量，不加重胰岛 β 细胞负荷，低血糖发生率低。磺脲类药物刺激胰岛 β 细胞分泌胰岛素，还有胰腺外作用，减少胰岛素清除及减少胰高血糖素的生成，使血糖下降，其促胰岛素分泌作用不依赖于血糖浓度，作用持续时间更长，以降低空腹血糖为主。不建议两者联用。

61. 何时服用格列奈类药物？

此类药物因为吸收快、起效快、作用时间短，主要以降低餐后血糖为主，故建议患者于餐前或进餐时口服。临床数据显示，格列奈类降糖药物降糖效果表现良好，平均可降低糖化血红蛋白 0.5% ～ 1.5%。

62. 格列奈类药物的适应证及禁忌证有哪些?

格列奈类的适应证和禁忌证同磺脲类类似。

适应证：格列奈类药物较适合于 2 型糖尿病早期餐后高血糖阶段或以餐后高血糖为主的老年患者。但临床中老年患者使用该类药物低血糖风险的发生率明显高于中青年患者。

禁忌证：1 型糖尿病患者，有严重并发症或胰岛 β 细胞功能很差的 2 型糖尿病患者，儿童患者，孕妇、哺乳期妇女，大手术围手术期，全胰腺切除术后，对磺脲类药物过敏或有严重不良反应者，重度肝肾功能损害者等。

63. 格列奈类有哪些不良反应?

（1）常见不良反应为低血糖，但低血糖的风险和程度较磺脲类低，不建议与胰岛素联合使用，因其增加低血糖风险。

（2）胃肠道不适：腹痛、腹泻比较常见，与磺脲类比较胃肠道反应出现的频率以及严重程度无明显差别。

（3）体重的增加：故不推荐超重及肥胖人群使用。

64. 哪些药物与格列奈类的相互作用需要关注?

与格列奈类发生相互作用的药物有很多，临床上常见的主要有：阿司匹林、贝那普利、硫酸氢氯吡格雷会增加格列奈类的作用，需谨慎联合使用；布地奈德等为代表的激素会降低瑞格列奈疗效。使用以上药物均需动态监测血糖，必要时调整降糖方案。

65. 双胍类降糖药的使用历史及降糖机制是什么?

目前临床上广泛应用的双胍类降糖药物主要是盐酸二甲双胍。许多国家和国际组织制定的糖尿病诊疗指南中推荐二甲双胍作为 2 型糖尿病控制血糖一线用药和联合降糖方案中基本用药。

二甲双胍应用于临床已有 60 余年，我国已有 30 余年临床运用经验。二甲双胍降糖机制：通过激活单磷酸腺苷活化的蛋白激酶信号系统而发挥多方面的代谢调节作用。主要药理作用是通过抑制肝糖原输出，改善外周组织对胰岛素抵抗而降低血糖；并可改善血脂谱、增加纤溶系统活性、降低血小板聚集性、使动脉壁平滑肌细胞和成纤维细胞生长受抑制等，可能有助于延缓或改善糖尿病血管并发症。二甲双胍可以使糖化血红蛋白下降 1% ～ 1.5%，降糖同时还可减轻体重。

66. 双胍类药物适合哪类患者？

二甲双胍具有可靠降糖疗效，如无禁忌证和不耐受，二甲双胍是治疗 2 型糖尿病的首选和全程药物，应一直保留于糖尿病治疗方案中。对于超重或肥胖的 2 型糖尿病患者，二甲双胍为首选药物；对于体重正常的患者，疗效和不良反应与体重指数无关。对于糖尿病前期的患者，二甲双胍可降低发生 2 型糖尿病风险。

67. 1 型糖尿病可以使用二甲双胍吗？

1 型糖尿病患者不推荐独立使用二甲双胍控制血糖。1 型糖尿病患者如血糖控制不佳，可在胰岛素治疗基础上加用二甲双胍，尤其适用于胰岛素剂量大、超重或肥胖的患者，或者合并明显胰岛素抵抗、黑棘皮病、多囊卵巢综合征等患者。

68. 双胍类药物不适于哪类患者？

双胍类药物不适于以下患者：

（1）中度和重度肾功能不全（肾小球滤过率 < 45 ml/ min）。

（2）可造成组织缺氧的疾病，尤其是急性或慢性疾病的恶化，如失代偿性心力衰竭、呼吸衰竭、近期发作的心肌梗死、休克等。

（3）严重感染、外伤、接受外科大手术、低血压患者禁用二甲双胍。

（4）急性或慢性代谢性酸中毒患者，如糖尿病酮症酸中毒、糖尿病乳酸中毒患者禁用二甲双胍。

（5）1 型糖尿病患者不宜单独使用二甲双胍。

（6）对药物过敏或有严重不良反应者。

（7）嗜酒者。

（8）维生素 B_{12}、叶酸缺乏未纠正患者。

（9）接受过放射性治疗包括胃肠外给予碘化造影剂的患者应暂停使用盐酸

二甲双胍片，因为使用这类产品可导致肾功能急性损害。

69. 双胍类药物有哪些不良反应？

（1）最主要的不良反应为消化道反应，如腹泻、恶心、呕吐、腹胀、乏力、消化不良、腹部不适等，多为一过性，常出现在治疗前 10 周，随着治疗时间延长，大多数患者可耐受或症状消失。

（2）皮肤过敏反应。

（3）乳酸性酸中毒：此为最严重的副作用，但罕见，目前尚无确切证据证明二甲双胍与乳酸性酸中毒有关。

（4）单独用药一般不增加低血糖风险，但与胰岛素及胰岛素促泌剂联合使用可导致低血糖风险增加。

（5）长期口服二甲双胍可引起维生素 B_{12} 缺乏，建议每年监测 1 次维生素 B_{12} 水平，如缺乏应适当补充维生素 B_{12}。

70. 服用二甲双胍的患者需要检查什么？

糖尿病患者建议如无禁忌证，需全程服用二甲双胍片控制血糖，同时也建议长期服用二甲双胍治疗的糖尿病可视情况补充维生素 B_{12}，且建议患者每年测定 1 次血清维生素 B_{12}。

71. 服用二甲双胍会导致低血糖吗？

二甲双胍有良好的安全性和耐受性，在患者正常进食情况下，单独服用不增加低血糖风险；如患者并发严重腹泻，可能出现低血糖。若和其他降糖药物或胰岛素联用，有低血糖发生的风险，需监测血糖。

72. 服用二甲双胍出现消化道反应怎么办？

二甲双胍最常见的不良反应主要是胃肠道不适，可通过改变服用时机，如进餐时服药、从小剂量开始、逐渐增加剂量等，减轻消化道不良反应；在已耐受低剂量二甲双胍的患者中继续增加二甲双胍的剂量不会增加胃肠道不良反应。

73. 老年患者能否使用二甲双胍?

二甲双胍应用于老年患者并无具体年龄限定,高龄也不是使用二甲双胍禁忌,对于肾功能正常的老年 2 型糖尿病患者,二甲双胍仍是一线首选药物。但因很多高龄患者可能已经出现肾功能不全,应在用药前及口服药物期间定期监测肾功能(3 ~ 6 月检查 1 次),根据肾小球滤过率调整用药剂量。

74. 二甲双胍损害肾功能吗?

答案肯定是不会损害肾功能的。二甲双胍主要经过尿液代谢,但本身不会对肾脏功能有影响,临床上出现蛋白尿就暂停二甲双胍并不严谨。建议根据患者肾小球滤过率水平调整二甲双胍剂量,肾小球滤过率 ≥ 60 ml/(min·1.73 m²)无须调整剂量;正在服用二甲双胍,肾小球滤过率在 45 ~ 59 ml/(min·1.73 m²)的患者,无须停药,可以适当减量继续使用;肾小球滤过率 < 45 ml/(min·1.73 m²)禁止使用。

75. 二甲双胍损害肝功能吗?

二甲双胍本身并无肝毒性,不经过肝脏代谢。肝功能严重受损会明显限制乳酸清除能力,导致乳酸蓄积,但乳酸性酸中毒发生率极低,同时发生在明显肾功能障碍的患者中,建议血清转氨酶超过 3 倍正常上限或严重肝功能不全的患者应避免使用二甲双胍。

76. 行造影检查患者如何调整二甲双胍?

行静脉注射碘造影剂检查术,肾小球滤过率 ≥ 60 ml/(min·1.73 m²)的患者造影前或检查时停用二甲双胍即可,检查完成至少 48 小时后复查肾功能无恶化后可继续用药。肾小球滤过率在 45 ~ 59 ml/(min·1.73 m²)的患者在注射碘化造影剂及全身麻醉术前 48 小时前应暂停服二甲双胍;之后还需停药 48 小时,复查肾功能无恶化后可继续用药。

77. 心衰患者可以选择二甲双胍吗?

二甲双胍禁用于急性和不稳定型心力衰竭患者。因在急性心衰时,组织缺血缺氧状态可伴发乳酸性酸中毒,也可以导致肾前性氮质血症,因此用二甲双胍治疗的患者应停用。若肾功能正常，二甲双胍可用于慢性充血性心力衰竭患者。

78. 儿童和青少年可以选择二甲双胍吗?

二甲双胍国内批准适应证:

（1）本品用于单纯饮食控制及体育治疗无效的 2 型糖尿病患者，特别是肥胖 2 型糖尿病。

（2）对于 1 型或 2 型糖尿病，本品与胰岛素合用，可增加胰岛素的降血糖作用，减少胰岛素的用量，防止低血糖发生。

（3）本品也可与磺酰脲类口服降糖药合用，具协同作用。糖尿病治疗应根据血糖测定情况按个体化原则进行，从小剂量开始使用，根据患者情况，逐渐增加剂量。儿童患者的起始剂量一般为 0.25 g，每天 2 次，餐前服用。根据血糖控制情况，可酌情增加剂量，最高剂量可为每天 1.8 g，分次服用。

2 型糖尿病用药:

（1）10 ～ 16 岁（速释片剂和口服溶液剂）初始剂量: 口服每次 500 mg，每天 2 次随餐服用; 每周可增加 500 mg 剂量; 最大剂量每天 2 000 mg。

（2）10 岁以上（缓释口服混悬液）初始剂量，每次 500 mg（5 ml），每天 1 次随晚餐服用; 在血糖控制需要和耐受性良好的情况下每周可增加 500 mg 剂量; 最大剂量每天 2 000 mg（20 ml）。

（3）不推荐用于 10 以下儿童。

79. 妊娠糖尿病可以使用二甲双胍吗?

虽然多个国际学术组织推荐二甲双胍可用于妊娠糖尿病患者，但我国尚无二甲双胍孕期应用适应证。人胰岛素仍然是治疗妊娠糖尿病的首选药物。在胰岛素不能使用的情况下可以考虑二甲双胍，由于二甲双胍可能通过胎盘，对胎儿的发育和出生后产生长期影响，哺乳期妇女应慎用，必须使用二甲双胍时，应停止哺乳。在国外也有研究认为，二甲双胍可通过乳汁排泄，故不推荐用于哺乳期妇女。

80. 二甲双胍的心血管保护作用机制是什么?

二甲双胍可能通过减少心血管疾病的风险因素而达到心血管保护作用。这些心血管疾病的风险因素主要包括以下几方面: 血脂异常、胰岛素抵抗、肥胖、高血压、非酒精性脂肪性肝病等。控制风险因素是减少心血管事件的重要措施。二甲双胍目前已被证实可降低血糖、改善非酒精性脂肪肝和胰岛素抵抗（尤其是肝脏和肌肉）、减轻体重、改善血脂（主要改善甘油三酯、低密度脂蛋白胆固醇及总胆固醇水平，对高密度脂蛋白胆固醇改变不明显）和抗凝等。此外，二甲双胍可直接改善血管内皮细胞功能，增加血流量，故二甲双胍有心血管保护作用。

81. 二甲双胍可以治疗多囊卵巢综合征吗？

国内外应用二甲双胍治疗多囊卵巢综合征已有十余年历史。美国内分泌学会推荐多囊卵巢综合征合并糖尿病，生活方式干预失败或月经失调且无法应用避孕药（二线治疗）的患者，可以选择二甲双胍。有关多囊卵巢综合征临床诊治指南中，也推荐二甲双胍可作为青少年女性多囊卵巢综合征单药或联合避孕药和抗雄激素药治疗的一线用药。

二甲双胍治疗多囊卵巢综合征剂量存在个体差异，在偏瘦的青少年女性中，最低日剂量控制在 850 mg 可有效改善多囊卵巢综合征症状；在超重和肥胖的青少年女性中，二甲双胍日治疗剂量常需要增至 1 500 ~ 2 500 mg。二甲双胍还可减轻绝经前多囊卵巢综合征妇女的代谢综合征相关症状。

82. 二甲双胍有抗肿瘤作用吗？

糖尿病可能是多种肿瘤发生的危险因素。多项研究显示，二甲双胍可激活单磷酸腺苷活化蛋白激酶通路，而单磷酸腺苷活化蛋白激酶通路的激活除影响代谢外，还可抑制肿瘤的发生发展。多项研究结果显示，二甲双胍治疗与肺癌、前列腺癌、直肠癌、乳腺癌等癌症风险降低相关。

83. 二甲双胍如何服用？

500 ~ 2 000 mg/d，分 2 ~ 3 次口服，可在进餐时或进餐后立即服用。最大剂量：成人普通平片可用最大剂量 2 550 mg/d，缓释剂型推荐最大剂量为 2 000 mg/d。

84. 二甲双胍剂量与疗效有什么关系？

二甲双胍最小剂量 500 mg/d，最佳有效剂量 2 000 mg/d，成人最大推荐剂量 2 550 mg/d。二甲双胍的疗效具有剂量依赖效应，推荐范围内剂量越大降糖效果越明显，在患者可耐受情况下，可逐渐加量至最佳有效剂量。

85. 二甲双胍如何调整剂量？

二甲双胍剂量调整遵循"小剂量起始、逐渐加量"原则，起始剂量 500 ～ 1 000 mg/d，1 ～ 2 周加量至最佳有效剂量 2 000 mg/d 或最大耐受剂量。从药物疗效及增加患者依从性方面考虑，采取尽量简化的剂量方案，建议起始 500 mg，每日 2 次；若无不良反应，逐渐加量至 1 000 mg，每日 2 次，可维持 24 小时血药浓度。也可根据患者个体情况，每日总剂量 1 500 ～ 2 000 mg，分 2 ～ 3 次服用。

二甲双胍缓释片与普通平片之间转换时，无须调整剂量，推荐相同剂量转换。

86. 二甲双胍有哪些剂型？

目前国内二甲双胍主要有以下剂型：二甲双胍片（250 mg/ 片、500 mg/ 片或 850 mg/ 片），二甲双胍缓释片或胶囊（500 mg/ 粒），二甲双胍肠溶片（250 mg/ 片或 500 mg/ 片）或胶囊（250 mg/ 粒或 500 mg/ 粒）、二甲双胍粉剂，以及与其他口服降糖药物组成的复方制剂，如：二甲双胍格列吡嗪片、二甲双胍格列本脲胶囊、二甲双胍吡格列酮片、二甲双胍维格列汀片等。

87. 不同剂型二甲双胍疗效有区别吗？

不同剂型二甲双胍主要区别在于服药后溶出释放方式不同。缓释剂片或缓释胶囊服用后在胃肠道内缓慢溶出、释放，普通平片在胃内崩解释放，肠溶片或肠溶胶囊在肠道崩解释放。相对而言，缓释制剂具有更好的胃肠道耐受性，患者依从性较高。

88. 噻唑烷二酮类降糖机制是什么？

噻唑烷二酮类降糖机制主要通过激活过氧化物酶体增殖物激活受体起作用，增加靶组织对胰岛素作用的敏感性而降低血糖。噻唑烷二酮类可促进脂肪重新分布，使脂肪组织从内脏组织转移至皮下组织，可能与其提高胰岛素敏感性的作用有关。噻唑烷二酮类可以使糖化血红蛋白下降 1.0% ～ 1.5%。

89. 噻唑烷二酮类适用于哪类患者?

噻唑烷二酮类药物可单独或与其他降糖药物合用治疗 2 型糖尿病,尤其适用于胰岛素抵抗明显者。

90. 哪些患者不宜用噻唑烷二酮类药物?

(1)1 型糖尿病、孕妇、哺乳期妇女和儿童。

(2)有心力衰竭(纽约心脏学会心功能分级 Ⅱ 级以上)、活动性肝病或转氨酶升高超过正常上限 2.5 倍,以及严重骨质疏松和非外伤骨折病史的患者应禁用。

(3)现有或既往有膀胱癌病史的患者或存在不明原因肉眼血尿的患者禁用吡格列酮。

(4)严重血脂紊乱的患者禁用。

91. 噻唑烷二酮类会导致低血糖发生吗?

单独使用时不导致低血糖,但与胰岛素或促胰岛素分泌剂联合使用时可增加低血糖发生的风险。

92. 噻唑烷二酮类不良反应有哪些?

(1)体重增加和水肿是噻唑烷酮类的常见不良反应,这些不良反应在与胰岛素合用时更加明显。

(2)与骨折和力衰竭风险增加相关。

(3)贫血,发生率为 1%。

(4)肝功能损害,可发现转氨酶升高,发生率 0.2%。

(5)血脂代谢异常。

93. 几种噻唑烷二酮类药物服用方法是怎么样的?

罗格列酮:4 ～ 8 mg/d,每日 1 次或分 2 次口服。

吡格列酮:15 ～ 30 mg/d,每日 1 次口服。

94. α－糖苷酶抑制剂是通过什么机制降糖的？

α－糖苷酶抑制剂通过抑制碳水化合物在小肠上部的吸收而降低餐后血糖，适用于以碳水化合物为主要食物成分的餐后血糖升高的患者。有临床研究显示：α－糖苷酶抑制剂可使糖化血红蛋白降低 0.5%，并能使体重下降。在初诊的糖尿病患者中每天服用 300 mg 阿卡波糖的降糖疗效与每天服用 1 500 mg 二甲双胍的疗效相当；在初诊的糖尿病患者中阿卡波糖的降糖疗效与维格列汀相当；在二甲双胍治疗的基础上阿卡波糖的降糖疗效与沙格列汀相当。

95. α－糖苷酶抑制剂适合哪类患者？

因 α－糖苷酶抑制剂主要抑制碳水化合物的吸收从而降低血糖，故此类药物适用于以碳水化合物为主要食物成分，或空腹血糖正常而餐后血糖明显升高者。

此类药物有着特殊的使用方法，需要在用餐前即刻整片吞服或与前几口食物一起咀嚼服用。

96. 哪些患者不宜使用 α－糖苷酶抑制剂？

α－糖苷酶抑制剂肠道吸收甚微，通常无全身毒性反应。但严重肝功能不全、肝硬化和肾功能不全（肌酐清除率 < 25 ml/min）的患者应禁用。有明显消化和吸收障碍的慢性胃肠功能紊乱患者禁用，尤其是炎症性肠病；患有因为肠胀气而可能恶化的疾病（如胃心综合征、严重的疝气、肠梗阻和肠溃疡）的患者也须禁用。孕妇、哺乳期妇女和儿童、1 型糖尿病患者不宜单独使用。糖尿病酮症酸中毒患者禁止使用。

97. α－糖苷酶抑制剂不良反应有哪些？

常见不良反应为胃肠道反应，如腹胀、排气增多或腹泻。从小剂量开始，逐渐加量是减少不良反应的有效方法。

98. α－糖苷酶抑制剂会引起低血糖吗？

单用本药通常不引起低血糖，但如与磺脲类或胰岛素合用，仍可发生低血糖，且一旦发生应直接给予葡萄糖口服或静脉注射，而食用蔗糖或淀粉类食物改变低血糖的效果差。

99. α–糖苷酶抑制剂如何运用？

可单独用于单纯餐后高血糖患者或与其他降糖药物合用。1 型糖尿病患者在胰岛素治疗基础上加用有助于降低餐后高血糖。

100. α–糖苷酶抑制剂何时服用？

推荐每日 2 ～ 3 次，餐前即刻吞服或与第一口食物一起嚼服。国内上市的α–糖苷酶抑制剂有阿卡波糖、伏格列波糖和米格列醇。

阿卡波糖：每次 50 ～ 100 mg，每日 3 次；

伏格列波糖：每次 0.2 mg，每日 3 次；

米格列醇：每次 50 ～ 100 mg，每日 3 次。

101. 二肽基肽酶Ⅳ抑制剂的降糖机制是什么？

现已开发出两类基于肠促胰素的降糖药物应用于临床，包括二肽基肽酶Ⅳ抑制剂和胰高血糖素样肽 –1 受体激动剂。

胰高血糖素样肽 –1 以葡萄糖浓度依赖方式促进胰岛 β 细胞分泌胰岛素，同时抑制胰岛 α 细胞分泌胰高血糖素，从而发挥降糖作用。

二肽基肽酶Ⅳ抑制剂降糖疗效确切，使用简便。在我国 2 型糖尿病患者中的临床研究结果显示，二肽基肽酶Ⅳ抑制剂可降低糖化血红蛋白 0.5% ～ 1.0%，其降糖效果与基线糖化血红蛋白有关，即基线糖化血红蛋白水平越高，降低血糖和糖化血红蛋白的绝对幅度越大。单独使用二肽基肽酶Ⅳ抑制剂不增加低血糖发生的风险，也不增加体重。

102. 二肽基肽酶Ⅳ抑制剂使用的时机是什么？

（1）存在二甲双胍禁忌证或不耐受以及老年 2 型糖尿病患者，可单药起始二肽基肽酶 4 抑制剂治疗。

（2）二甲双胍单药且经充分剂量调整治疗 3 个月后，血糖控制仍未达个体化目标患者，尤其是餐后血糖控制不佳患者，可联合二肽基肽酶Ⅳ抑制剂治疗。

（3）大剂量（≥ 2 000 mg/d）二甲双胍单药治疗因胃肠道反应不能耐受的患者，可考虑低剂量（≤ 1 000 mg/d）二甲双胍联合二肽基肽酶Ⅳ抑制剂治疗。

（4）在其他降糖药物联合治疗出现不良反应（如低血糖、体重明显增加）时，可考虑将导致低血糖或体重增加的药物改为二肽基肽酶Ⅳ抑制剂。

（5）短期胰岛素强化治疗的新诊断 2 型糖尿病患者，部分患者高血糖得到控制或缓解后可改为二肽基肽酶 4 抑制剂单药或联合二甲双胍治疗。

（6）基线糖化血红蛋白 ≥ 7.5% 的新诊断 2 型糖尿病患者，二肽基肽酶 4 抑制剂可作为起始联合治疗的降糖药物选择之一。糖化血红蛋白 < 7.5% 的新诊断 2 型糖尿病的患者采取维格列汀（一种二肽基肽酶Ⅳ抑制剂）与二甲双胍起始联合治疗，相较于以二甲双胍单药起始再追加维格列汀的阶梯治疗方案，患者维持血糖达标的时间显著延长。

103. 哪些患者不适合使用二肽基肽酶Ⅳ抑制剂？

不推荐二肽基肽酶Ⅳ抑制剂用于 1 型糖尿病、18 岁以下儿童和青少年 2 型糖尿病、糖尿病酮症酸中毒、妊娠期和哺乳期、有胰腺炎病史或高风险患者。对于有心力衰竭诱发因素的 2 型糖尿病患者，慎用沙格列汀或阿格列汀；对于纽约心脏协会心功能分级Ⅳ级患者，不推荐使用维格列汀。沙格列汀及维格列汀中含有乳糖，罕见的半乳糖不耐受遗传疾病、Lapp 乳糖酶缺乏症或葡萄糖 - 半乳糖吸收不良患者禁用。

104. 二肽基肽酶Ⅳ抑制剂有哪些不良反应？

二肽基肽酶Ⅳ抑制剂总体耐受性良好，主要不良反应为恶心、呕吐和腹泻等胃肠道反应，但较少见，一般症状轻微且持续时间较短，无须特殊处理。

如怀疑发生胰腺炎、严重过敏或超敏反应，应立即停用该药物。

其他不良反应包括鼻咽炎、头痛、上呼吸道感染等，少见不良反应为血管神经性水肿、超敏反应、肝酶升高、腹泻、咳嗽、淋巴细胞绝对计数降低等。鼻咽炎可表现为鼻塞、流涕、咽喉部疼痛不适、咳嗽、喘息和乏力等症状，多在停药 3 天后症状消退，但也有过敏性鼻炎的报道。

105. 肝肾功能不全患者如何服用二肽基肽酶Ⅳ抑制剂？

在开始二肽基肽酶Ⅳ抑制剂治疗前先评估患者肝、肾功能，并在开始治疗后定期进行评估。

利格列汀可全程用于肝、肾功能不全患者且无须调整剂量。

沙格列汀在肝功能不全患者中无须调整剂量。

在有肾功能不全的患者中使用西格列汀、沙格列汀、阿格列汀和维格列汀时，应注意按照药物说明书来减少药物剂量。

106. 国内上市的二肽基肽酶Ⅳ抑制剂怎么服用？

目前在国内上市的二肽基肽酶Ⅳ抑制剂有西格列汀、沙格列汀、维格列汀、利格列汀和阿格列汀。5 种二肽基肽酶Ⅳ抑制剂降低血糖的疗效相似。

沙格列汀 5 mg，每日 1 次；

西格列汀 100 mg，每日 1 次；

维格列汀 50 mg，早晚各一次；

利格列汀 5 mg，每日 1 次；

阿格列汀 25 mg，每日 1 次。

不推荐二肽基肽酶Ⅳ 抑制剂和胰高血糖素样肽 –1 受体激动剂联用。

107. 钠 – 葡萄糖共转运蛋白 2 抑制剂降糖的机制是什么？

钠 – 葡萄糖共转运蛋白 2 抑制剂是一种新型口服降糖药，近年来受到高度重视。其作用机制是抑制近端肾小管钠 – 葡萄糖重吸收，降低肾糖阈值，促进尿糖排泄，从而降低血糖浓度。钠 – 葡萄糖共转运蛋白 2 抑制剂单药治疗能降低 糖化血红蛋白 0.5% ～ 1.0%。

108. 钠 – 葡萄糖共转运蛋白 2 抑制剂适合哪些患者？

钠 – 葡萄糖共转运蛋白 2 抑制剂适用于当饮食和运动不能使血糖得到满意控制、单用口服降糖药或注射基础胰岛素血糖仍控制不佳的成人 2 型糖尿病患者，可单独使用，也可与其他口服降糖药物及胰岛素联合使用。

《指南》推荐：合并动脉粥样硬化性心血管疾病或心血管风险高危的 2 型糖尿病患者，不论其糖化血红蛋白是否达标，只要没有禁忌证都应在二甲双胍的基础上加用具有动脉粥样硬化性心血管疾病获益证据的钠 – 葡萄糖共转运蛋白 2 抑制剂。合并慢性肾脏病或心力衰竭的 2 型糖尿病患者，不论其糖化血红蛋白是否达标，只要没有禁忌证都应在二甲双胍的基础上加用钠 – 葡萄糖共转运蛋白 2 抑制剂。

2021 年美国心脏病学会新修订的新版心衰专家共识及 2021 欧洲心脏病学会）心衰指南均推荐钠 – 葡萄糖共转运蛋白 2 抑制剂为心衰治疗的一线药物。

109. 钠 – 葡萄糖共转运蛋白 2 抑制剂对心脏有保护作用吗？

2022 年美国心脏病学会、美国心脏协会（AHA）联合美国心力衰竭学会

（HFSA）共同颁布了《2022ACC/AHA/HFSA 心力衰竭管理指南》，推荐钠 – 葡萄糖共转运蛋白 2 抑制剂用于有症状的慢性射血分数降低，左室射血分数 ≤ 40% 的心力衰竭患者，无论是否合并 2 型糖尿病。对于左室射血分数 ≥ 50% 的心力衰竭患者，钠 – 葡萄糖共转运蛋白 2 抑制剂可能有助于降低心力衰竭住院率和心血管疾病死亡率。对于患有 2 型糖尿病且已确诊心血管疾病或心血管风险高的人群，建议考虑使用钠 – 葡萄糖共转运蛋白 2 抑制剂。

110. 钠 – 葡萄糖共转运蛋白 2 抑制剂对肾脏有保护作用吗？

钠 – 葡萄糖共转运蛋白 2 抑制剂具有一定程度的肾脏获益。过去，钠 – 葡萄糖共转运蛋白 2 抑制剂更多用于糖尿病肾病的患者，缺少对于非糖尿病肾病患者的研究，而最新发布的研究结果显示，无论有没有糖尿病，钠 – 葡萄糖共转运蛋白 2 抑制剂都可以延缓慢性肾脏病的进展，降低死亡风险，可以说这是慢性肾病治疗中里程碑式的进展。

111. 哪类患者不适合使用钠 – 葡萄糖共转运蛋白 2 抑制剂？

1 型糖尿病、妊娠、青少年及儿童中无适应证者。严重的肝肾功能不全患者也不推荐使用钠 – 葡萄糖共转运蛋白 2 抑制剂。酮症倾向的 2 型糖尿病患者禁用。

112. 钠 – 葡萄糖共转运蛋白 2 抑制剂有哪些不良反应？

总体安全性高，不良反应发生率低。目前观察到的钠 – 葡萄糖共转运蛋白 2 抑制剂常见的不良反应包括：生殖系统霉菌感染，泌尿系统感染，血容量不足，酮症酸中毒等。最主要的不良反应为泌尿生殖道感染，由于钠 – 葡萄糖共转运蛋白 2 抑制剂阻止葡萄糖在肾脏的重吸收，这就造成了泌尿系统的葡萄糖浓度过高，而葡萄糖是细菌良好的培养基，当机体的抵抗力下降时可能引起泌尿系统感染。但该风险是可控的，感染多数为轻到中度，抗感染治疗有效。无须因为感染相关不良反应暂停或中断服用钠 – 葡萄糖共转运蛋白 2 抑制剂。

钠 – 葡萄糖共转运蛋白 2 抑制剂可能会引起酮症酸中毒，但目前尚不明确，发生率也较低，在使用期间应密切监测，明确诊断为糖尿病酮症酸中毒者应立即停用，并按酮症酸中毒治疗原则处理。用药过程中还应警惕急性肾损伤。

钠 – 葡萄糖共转运蛋白 2 抑制剂可能会引起皮肤不良反应，皮肤症状（如瘙痒、皮疹和红斑）大多发生在用药后的 2 周内。在大多数患者中症状并不严重。

有关钠 – 葡萄糖共转运蛋白 2 抑制剂的骨折及下肢截肢风险、膀胱功能异常及膀胱癌风险均不是太明确，有待进一步检验。尽管如此，在骨折高风险人群中仍应谨慎使用，如绝经后妇女或骨质疏松患者。

113. 肝肾功能不全患者可以使用钠－葡萄糖共转运蛋白 2 抑制剂吗?

钠－葡萄糖共转运蛋白 2 抑制剂在轻、中度肝功能受损（Child - PhghA、B 级）患者中使用无须调整剂量，在重度肝功能受损（Child - Phgh C 级）的患者中不推荐使用。

钠－葡萄糖共转运蛋白 2 抑制剂不用于肾小球滤过率 < 30ml/（min·1.73m²）的患者。

114. 钠－葡萄糖共转运蛋白 2 抑制剂会引起低血糖反应吗?

钠－葡萄糖共转运蛋白 2 抑制剂作为新型的降血糖药物，与其他药物相比有明显的优势。传统的降糖药物将糖留在人体内，而该类药物直接通过肾脏将糖排出体外，只有当血糖超过肾糖阈时，才发挥降糖效果，并非刺激胰岛素分泌而降糖，因而单用该药物降糖一般不会引起低血糖，从而实现快速安全降糖的良好效果。

115. 钠－葡萄糖共转运蛋白 2 抑制剂能够保护肾脏、减少蛋白尿吗?

全球大型慢性肾脏病不良后果试验研究发现，达格列净能显著改善慢性肾脏病的预后。慢性肾脏病患者应用达格列净后，肾小球滤过率下降、进展至终末期肾病、因肾病或心血管疾病死亡的风险减少了 39%，而且时间越长效果越明显；因心血管疾病死亡或心力衰竭住院的发生率下降了 29%，而总体死亡率也下降了 31%。总体来说，慢性肾脏病患者应用达格列净后，能够减慢肾功能下降，更晚进展至终末期肾病，患者能得到更长的生存时间。因此，达格列净分别在欧盟委员会和美国获得批准，用于治疗慢性肾脏病成人患者，无论其是否患有 2 型糖尿病。

据研究，糖尿病合并肾病患者经过卡格列净治疗后，可以持续降低尿蛋白，延缓尿蛋白的进展，逆转尿蛋白的分级，并可显著降低肾脏复合终点事件（肾小球滤过率减少 40%、肾脏替代治疗或肾脏性死亡）风险 40%。

116. 钠－葡萄糖共转运蛋白 2 抑制剂是如何发挥保护肾脏作用的?

钠－葡萄糖共转运蛋白 2 抑制剂保护肾脏机制是通过抑制葡萄糖进入肾小管细胞，可使肾小管免受高血糖的影响，具有降低肾脏受到糖毒性损害的风险，同时肾小管的尿糖浓度增高产生的渗透性利尿作用，可促进钠离子向远曲小管的输送，使肾小球滤过率恢复正常，减少对肾小球的损伤，从而发挥肾脏保护作用。

117. 钠－葡萄糖共转运蛋白 2 抑制剂除降糖外还有哪些作用？

（1）钠－葡萄糖共转运蛋白 2 抑制剂还具有减轻体重和降血压作用。钠－葡萄糖共转运蛋白 2 抑制剂可使体重下降 0.6 ～ 3 kg。

（2）钠－葡萄糖共转运蛋白 2 抑制剂可降低尿酸水平，减少尿蛋白排泄，降低甘油三酯，升高高密度脂蛋白胆固醇和降低低密度脂蛋白胆固醇。临床研究发现，恩格列净可降低合并心血管疾病的 2 型糖尿病患者的全因死亡率和心血管疾病死亡率；卡格列净降低心血管疾病事件终点、心力衰竭住院风险和肾脏复合结局风险。

118. 钠－葡萄糖共转运蛋白 2 抑制剂是如何减轻体重的？

钠－葡萄糖共转运蛋白 2 抑制剂主要通过减少脂肪量来降低体重，也可以减少非脂肪量。

（1）通过抑制肾近曲小管的钠－葡萄糖共转运蛋白 2，引起钠利尿和葡萄糖渗透性利尿，可导致 5% ～ 10% 的体液丢失，而且其渗透性利尿一般不引起电解质紊乱和容量衰竭。

（2）通过葡萄糖排除增多相关的热量丢失（200 ～ 300 kcal/d），减少全身脂肪组织及器官脂肪组织，如心外膜脂肪、血管周围脂肪、肝脏脂肪、肾脏脂肪以及内脏脂肪。

（3）调节脂肪细胞产生的相关因子，如降低瘦素水平，升高脂联素水平。

其减重作用对糖尿病患者控制体重、改善胰岛素抵抗很有帮助。多项研究表明，与安慰剂相比，三种钠－葡萄糖共转运蛋白 2 抑制剂均可显著降低体重：恩格列净降低 1.84 kg，卡格列净降低 2.81 kg，达格列净降低 2.10 kg。这种体重减轻在 3 ～ 6 个月达到峰值，并可长时间维持。

119. 钠－葡萄糖共转运蛋白 2 抑制剂是如何降尿酸的？

在诸多循证医学研究中，都看到钠－葡萄糖共转运蛋白 2 抑制剂用于 2 型糖尿病伴有高尿酸血症患者，在有效降糖同时还有控制血尿酸水平、预防痛风发作的作用。

其降尿酸的机理可能包括以下两个方面：

（1）钠－葡萄糖共转运蛋白 2 抑制剂增加葡萄糖滤过率引起的肾血流量增

加的同时伴随尿酸排泄增加。

（2）葡萄糖与尿酸在肾小管竞争结合己糖／尿酸转运蛋白，减少尿酸重吸收，促进尿酸排泄增加。

在对各类钠－葡萄糖共转运蛋白2抑制剂药物进行研究中发现，多种钠－葡萄糖共转运蛋白2抑制剂（恩格列净、卡格列净、达格列净）均可以在不同程度上降低血尿酸水平，平均使尿酸降低约 37.73 µmol/L。其中恩格列净可降低约 42.07 µmol/L，卡格列净可降低约 37.02 µmol/L，达格列净可降低约 38.05 µmol/L。

120. 钠－葡萄糖共转运蛋白2抑制剂如何发挥降血压作用？

多种钠－葡萄糖共转运蛋白2抑制剂均具有降血压作用，收缩压和舒张压分别可以降低 3～4 mmHg、1～2 mmHg，而不增加直立性低血压发生风险，在收缩压＞140 mmHg 的患者中，血压下降更加显著。

其降低血压机制可能与利尿及利钠导致的血容量降低、体重及腹内脂肪减少、血糖控制及胰岛素敏感性增强、肥胖与高血糖相关氧化应激的抑制、血管壁炎症及内皮功能的改善、尿酸水平降低等有关。

121. 钠－葡萄糖共转运蛋白2抑制剂是如何实现心脏保护作用的？

钠－葡萄糖共转运蛋白2抑制剂具有保护心脏、显著降低主要心血管不良事件的作用，其保护心脏作用机制如下：

（1）降低心脏前后负荷，降低氧耗。

（2）渗透性利尿，增加尿钠排泄，轻度降低血压。

（3）改善心脏能量代谢，增加供氧，改善心肌细胞能量代谢，增加心肌细胞三磷酸苷能量存储，抑制心肌纤维化，改善心肌结构。

有研究证实达格列净在射血分数下降的心力衰竭患者中使用，能有效降低心血管死亡和心力衰竭住院风险率17%。而对于既往心肌梗死病史的2型糖尿病患者，能显著降低主要心血管不良事件风险率16%，显著降低再次心肌梗死风险率22%。

122. 钠－葡萄糖共转运蛋白2抑制剂如何服用？

目前已经上市的钠－葡萄糖共转运蛋白2抑制剂品种有卡格列净、达格列净、恩格列净、伊格列净、鲁格列净、托格列净、索格列净、艾托格列净 8 种，其中美国食品药品监督管理局批准的有卡格列净、达格列净、恩格列净 3 种，日本批准上市的有伊格列净、鲁格列净、托格列净 3 种。

在我国，上市的主要有卡格列净、达格列净、恩格列净和艾托格列净 4 种，具体服药方法见表 2。在服药过程中应从小剂量开始，根据血糖控制需求和是否耐受可调整至大剂量。达格列净和恩格列净餐前或餐后服用均可，卡格列净需要在第一次正餐前口服。

表 2　我国目前上市的钠－葡萄糖共转运蛋白 2 抑制剂服用方法

药物	规格	用量	用法
达格列净	5 mg、10 mg	5 ～ 10 mg	餐前或餐后均可
卡格列净	100 mg	100 ～ 300 mg	餐前或餐后均可
恩格列净	10 mg、25 mg	10 ～ 25 mg	餐前或餐后均可
艾托格列净	5 mg	5 mg	餐前或餐后均可

123. 降糖注射制剂有哪些？

降糖注射制剂主要有胰岛素及胰岛素类似物、胰高血糖素样多肽 –1 受体激动剂。

124. 为什么说胰岛素治疗是控制高血糖的重要手段？

胰岛素治疗是控制高血糖的重要手段。1 型糖尿病患者需依赖胰岛素维持生命，也必须使用胰岛素控制高血糖，并降低糖尿病并发症的发生风险。2 型糖尿病虽不需要胰岛素来维持生命，但当口服降糖药效果不佳或存在口服药使用禁忌时，仍需使用胰岛素，以控制高血糖，并减少糖尿病并发症的发生风险。尤其是病程较长的糖尿病患者，胰岛素治疗可能是最主要的，甚至是必需的控制血糖措施。

125. 胰岛素的分类有哪些？

根据来源和化学结构的不同，胰岛素可分为动物胰岛素、人胰岛素和胰岛素类似物。

根据作用特点的差异，胰岛素又可分为超短效胰岛素类似物、常规（短效）胰岛素、中效胰岛素、长效胰岛素、长效胰岛素类似物、预混胰岛素、预混胰岛素类似物以及双胰岛素类似物。

短效人胰岛素和超短效胰岛素类似物皮下注射后发生作用快，但持续时间短，只有短效胰岛素和超短效胰岛素类似物（门冬胰岛素、赖脯胰岛素）可静脉输注，静脉输注比皮下给药起效时间快，用于糖尿病急性并发症，如糖尿病酮症酸中毒、高渗性高血糖状态。短效胰岛素和速效胰岛素类似物皮下注射主要控制某一餐饭后高血糖。

中效胰岛素主要有低精蛋白胰岛素，主要用于提供基础胰岛素，可控制两餐饭后高血糖。

长效胰岛素有精蛋白锌胰岛素注射液和长效胰岛素类似物，长效胰岛素无明显作用高峰，主要提供基础胰岛素。不建议静脉给药。

126. 什么是胰岛素类似物？

胰岛素类似物是通过应用 DNA 重组技术合成并对其氨基酸序列进行修饰，能与胰岛素受体结合，功能及作用与人胰岛素相似。目前已有多种不同氨基酸序列及作用特性的胰岛素类似物，可提供符合临床需要的速效、长效和预混制剂。

127. 人胰岛素与胰岛素类似物有何区别？

胰岛素类似物控制血糖的能力与人胰岛素相似，但在模拟生理性胰岛素分泌和减少低血糖发生风险方面优于人胰岛素。

128. 速效胰岛素类似物有哪些？

速效胰岛素类似物有赖脯胰岛素、门冬胰岛素、谷赖胰岛素。皮下注射后吸收较短效胰岛素加快，通常 10 ～ 15 分钟起效，30 ～ 60 分钟达峰，持续 2 ～ 5 小时，更符合进餐时的生理需求。速效胰岛素类似物可于进餐前 0 ～ 15 分钟或餐后立即给药。

129. 长效胰岛素类似物分类有哪些？

长效胰岛素类似物有甘精胰岛素、地特胰岛素、德谷胰岛素。长效胰岛素类似物提供的基础胰岛素水平较稳定，血糖控制较好，低血糖发生减少。

其中德谷胰岛素和甘精胰岛素 U300（300 U/ml）是两种新的超长效胰岛素类似物。德谷胰岛素半衰期为 25 小时，作用时间为 42 小时。甘精胰岛素 U300 半衰期为 19 小时，作用时间为 36 小时，比甘精胰岛素 U100（100 U/ml）作用持续更长。国外有研究显示，甘精胰岛素 U300 和德谷胰岛素在糖化血红蛋白降幅和低血糖风险方面是相似的。

130. 常用胰岛素作用特点

常用胰岛素作用特点见表 3。

表 3　常用胰岛素作用特点

类别	胰岛素制剂	起效时间	峰值时间	作用持续时间 / 小时
餐时胰岛素	短效人胰岛素	15 ～ 60 分钟	2 ～ 4 小时	5 ～ 8
	门冬胰岛素	10 ～ 20 分钟	1 ～ 2 小时	4 ～ 6
	赖脯胰岛素	10 ～ 15 分钟	1.0 ～ 1.5 小时	4 ～ 5
	谷赖胰岛素	10 ～ 20 分钟	1 ～ 2 小时	4 ～ 6
基础胰岛素	中效人胰岛素（NPH）	2.5 ～ 3.0 小时	5 ～ 7 小时	13 ～ 16
	长效胰岛素（PZI）	3 ～ 4 小时	8 ～ 10 小时	20
	长效胰岛素类似物			
	甘精胰岛素 U100	2 ～ 3 小时	无峰	30
	地特胰岛素	3 ～ 4 小时	3 ～ 14 小时	24
	超长效胰岛素类似物			
	德谷胰岛素	1 小时	无峰	42
	甘精胰岛素 U300	6 小时	无峰	36
预混胰岛素	预混人胰岛素（30R, 70/30）	0.5 小时	2 ～ 12 小时	14 ～ 24
	预混人胰岛素（40R）	0.5 小时	2 ～ 8 小时	24
	预混人胰岛素（50R）	0.5 小时	2 ～ 3 小时	10 ～ 24
	预混胰岛素类似物			
	预混门冬胰岛素 30	10 ～ 20 分钟	1 ～ 4 小时	14 ～ 24
	预混赖脯胰岛素 25	15 分钟	30 ～ 70 分钟	16 ～ 24
	预混赖脯胰岛素 50	15 分钟	30 ～ 70 分钟	16 ～ 24
	预混门冬胰岛素 50	10 ～ 20 分钟	1 ～ 4 分钟	14 ～ 24
双胰岛素类似物	德谷门冬双胰岛素 70/30	10 ～ 15 分钟	1.2 小时	> 24

注：起效时间均指皮下给药时间。

131. 糖尿病患者何时起始胰岛素治疗？

（1）1 型糖尿病、妊娠糖尿病、青少年时诊断的糖尿病患者在起病时就需要胰岛素治疗，且需终身胰岛素替代治疗。

（2）新诊断 2 型糖尿病患者如有明显的高血糖症状、酮症或糖尿病酮症酸中毒，首选胰岛素治疗。待血糖得到良好控制、症状得到显著改善后，再根据病情确定后续的治疗方案。

（3）新诊断糖尿病患者分型困难，与 1 型糖尿病难以鉴别时，可首选胰岛素治疗。待血糖得到良好控制、症状得到显著改善、确定分型后再根据分型和具体病情制订后续的治疗方案。

（4）2 型糖尿病患者在生活方式改变和口服降糖药治疗的基础上，若血糖仍未达到控制目标，即可开始口服降糖药和胰岛素的联合治疗。通常经足量口服降糖药物治疗 3 个月后糖化血红蛋白仍 ≥ 7.0% 时，可考虑启动胰岛素治疗。

（5）在糖尿病病程中（包括新诊断的 2 型糖尿病），出现无明显诱因的体重显著下降时，应该尽早使用胰岛素治疗。

（6）在急性心力衰竭、严重肾衰竭、严重感染、病情危重时以及围手术期，患者需启动胰岛素强化治疗。

132. 胰岛素替代治疗方案有哪些？

起始胰岛素治疗时应根据患者具体情况，选用基础胰岛素、预混胰岛素或双胰岛素类似物起始胰岛素治疗。

治疗方案可为每天注射两次预混胰岛素或预混胰岛素类似物，也可以采用餐时联合基础的多次皮下注射胰岛素，每日三次预混胰岛素类似物或胰岛素泵等胰岛素替代治疗方案。可先为患者制订试用方案，逐渐调整至达到良好血糖控制。

133. 基础胰岛素如何制订治疗方案？

基础胰岛素包括中效胰岛素和长效胰岛素类似物。当仅使用基础胰岛素治疗时，保留原有各种口服降糖药物，不必停用促胰岛素分泌剂。

使用方法：继续口服降糖药治疗，联合中效胰岛素或长效胰岛素类似物睡前注射。起始剂量为 0.1 ～ 0.2 U/（kg·d）。糖化血红蛋白 > 8.0% 者，可考虑 0.2 ～ 0.3 U/（kg·d）起始；体重指数 ≥ 25 kg/m² 者在起始基础胰岛素时，可考虑 0.3 U/（kg·d）起始。根据患者空腹血糖水平调整胰岛素用量，通常每 3～5 天调整 1 次，根据血糖水平每次调整 1～4 U 直至空腹血糖达标。基础胰岛素的最大剂量可为 0.5～0.6 U/（kg·d）。

如 3 个月后空腹血糖控制理想但糖化血红蛋白不达标（糖化血红蛋白 ≥ 7.0%），或每天基础胰岛素用量已经达到最大剂量血糖仍未达标，应考虑调整胰岛素的治疗方案。

134. 预混胰岛素如何制订治疗方案？

预混胰岛素包括预混人胰岛素和预混胰岛素类似物。根据患者的血糖水平，可选择每日 1～3 次的注射方案。当糖化血红蛋白比较高时，使用每日 2 次的注射方案。

每日 1 次预混胰岛素：起始的胰岛素剂量一般为 0.2 U/（kg·d），晚餐前注射。根据患者空腹血糖水平调整胰岛素用量，通常每 3～5 天调整 1 次，根据血糖水平每次调整 1～4 U 直至空腹血糖达标。

每日 2 次预混胰岛素：起始的胰岛素剂量一般为 0.2～0.4 U/（kg·d），按 1∶1 比例分配到早餐前及晚餐前。根据空腹血糖和晚餐前血糖分别调整晚餐前和早餐前的胰岛素用量，每 3～5 天调整 1 次，根据血糖水平每次调整的剂量为 1～4 U，直到血糖达标。

1 型糖尿病患者在蜜月期阶段（指发病早期并接受胰岛素治疗后血糖暂时维持在正常范围内的 1 型糖尿病患者），可短期使用预混胰岛素每日注射 2～3 次。预混胰岛素不宜用于 1 型糖尿病的长期血糖控制。

135. 多次皮下注射胰岛素如何制订治疗方案？

在胰岛素起始治疗的基础上，经过充分的剂量调整，如患者的血糖水平仍未达标或出现反复的低血糖，需进一步优化治疗方案。可以采用餐时 + 基础胰岛素（每日 2～4 次）或每日 2～3 次预混胰岛素类似物进行胰岛素强化治疗。具体使用方法如下：

餐时 + 基础胰岛素：根据中餐前、晚餐前和睡前血糖水平分别调整三餐前的胰岛素用量，根据空腹血糖水平调整睡前基础胰岛素用量，每 3～5 天调整 1 次，根据血糖水平每次调整的剂量为 1～4 U，直至血糖达标。开始使用餐时 + 基础胰岛素方案时，可在基础胰岛素的基础上采用仅在一餐前（如主餐）加用餐时胰岛素的方案。之后根据血糖的控制情况决定是否在其他餐前加用餐时胰岛素。

每日 2 ~ 3 次预混胰岛素（预混人胰岛素每日 2 次，预混胰岛素类似物每日 2 ~ 3 次）：根据睡前和三餐前血糖水平进行胰岛素剂量调整，每 3 ~ 5 天调整 1 次，直到血糖达标。

研究显示，在 2 型糖尿病患者采用餐时 + 基础胰岛素（每天 4 次）或每日 3 次预混胰岛素类似物进行治疗时，二者在糖化血红蛋白降幅、低血糖发生率、胰岛素总剂量和对体重的影响方面无明显差别。

136. 什么时候需要启动短期胰岛素强化？

1 型糖尿病患者一般需要多次皮下注射胰岛素或持续皮下胰岛素输注，需要长期胰岛素强化治疗。

对于糖化血红蛋白 ≥ 9% 或空腹血糖 ≥ 11.1 mmol/L 伴明显高血糖症状的新诊断 2 型糖尿病患者，可实施短期胰岛素强化治疗，治疗时间在 2 周至 3 个月为宜，治疗目标为空腹血糖 4.4 ~ 7.0 mmol/L。非空腹血糖 < 10.0 mmol/L，可暂时不以糖化血红蛋白达标作为治疗目标。

137. 短期胰岛素强化治疗方案需要注意哪些方面？

短期胰岛素强化治疗方案可以采用多次皮下注射胰岛素、每日 2 ~ 3 次预混胰岛素或持续皮下胰岛素输注。

如果采用的是多次皮下注射胰岛素方案，血糖监测方案需每周至少 3 天，每天 3 ~ 4 个时间点。根据中餐前、晚餐前和睡前血糖水平分别调整早、中、晚餐前的胰岛素用量，根据空腹血糖水平调整睡前基础胰岛素用量，每 3 ~ 5 天调整 1 次，每次调整的胰岛素剂量为 1 ~ 4 U，直到血糖达标。

如果采用的是每日 2 ~ 3 次预混胰岛素，血糖监测方案需每周至少 3 天，每天 3 ~ 4 个时间点。根据睡前和餐前血糖水平进行胰岛素剂量调整，每 3 ~ 5 天调整 1 次，根据血糖水平每次调整的剂量为 1 ~ 4 U，直到血糖达标。

如果采用的是持续皮下胰岛素输注，血糖监测应每周至少 3 天，每天 5 ~ 7 个时间点，根据血糖水平调整剂量直至血糖达标。

胰岛素强化治疗时应同时对患者进行医学营养及运动治疗，并加强对糖尿病患者的教育。

对于短期胰岛素强化治疗未能缓解的患者，是否继续使用胰岛素治疗或改用其他药物治疗，应由糖尿病专科医生根据患者的具体情况来确定。对治疗达标且临床缓解者，可以考虑定期（如 3 个月）随访监测；当血糖再次升高，即空腹血糖 ≥ 7.0 mmol/L 或餐后 2 小时血糖 ≥ 10.0 mmol/L 的患者重新起始胰岛素治疗。

138. 关于德谷门冬双胰岛素

目前上市的双胰岛素类似物只有德谷门冬双胰岛素。2019 年 5 月，德谷门冬双胰岛素正式在我国获批上市。作为首个可溶性双胰岛素制剂——德谷门冬双胰岛素注射液含 70% 德谷胰岛素和 30% 门冬胰岛素，两种组分在制剂中独立存在，皮下注射后各自发挥作用。

临床试验结果显示，与基础胰岛素相比，德谷门冬胰岛素可更好地降低 2 型糖尿病患者的糖化血红蛋白，不增加低血糖发生风险；应用德谷门冬双胰岛素（每日 1 次）+ 口服降糖药与基础胰岛素（每日 1 次）+ 速效胰岛素（每日 1 次）+ 口服降糖药疗效相当，德谷门冬双胰岛素（每日 2 次）+ 口服降糖药与基础胰岛素（每日 1 次）+ 速效胰岛素（每日 2～3 次）+ 口服降糖药疗效相当。

139. 德谷门冬双胰岛素适合哪类患者？

用于治疗成人 2 型糖尿病患者，包括老年和肝、肾功能不全的 2 型糖尿病患者，方法为随主餐每日 1～2 次注射。由于德谷门冬双胰岛素注射后 4～6 小时药物浓度回到基线值，因此建议每次给药之间至少间隔 4 小时。目前尚无每日 3 次德谷门冬双胰岛素治疗的相关数据。

不推荐胰岛素泵中、肌肉内注射、静脉注射德谷门冬双胰岛素。由于德谷门冬双胰岛素在我国使用时间尚短，对于德谷门冬双胰岛素治疗的起始时机、给药时间、给药频率、与其他胰岛素治疗方案间的转换时机等临床问题尚需要更多的循证医学证据支持。

140. 德谷门冬双胰岛素的作用机制及药代动力学特点是什么？

德谷门冬双胰岛素为无色透明液体，基本不含微粒物质。德谷门冬双胰岛素中的两种活性成分德谷胰岛素、门冬胰岛素具有不同的药效学作用，在溶液中可保持独立的化学稳定性，且皮下注射后可发挥各自的药代动力学作用。基础成分德谷胰岛素可在皮下注射后形成稳定的可溶性多六聚体储库，德谷胰岛素单体逐渐从该储库中分离，被持续和缓慢地吸收入循环系统，并通过脂肪酸侧链与白蛋白可逆结合，从而获得超长、平稳的降糖作用。餐时成分门冬胰岛素在注射后以单体的形式迅速入血起效，提供餐时胰岛素的降糖作用。

141. 德谷门冬双胰岛素有哪些优势？

德谷门冬双胰岛素与基础胰岛素类似物比较，能兼顾空腹和餐后血糖控制；与预混胰岛素比较，能减少肩效应（即预混胰岛素的中效成分与餐时成分产生的效应叠加），更好地模拟生理胰岛素分泌。

142. 德谷门冬双胰岛素如何使用？

德谷门冬双胰岛素一般从 10 U/d 或 0.1 ～ 0.2 U/(kg·d) 开始，肥胖或糖化血红蛋白> 8% 的患者，可选择更高剂量起始，于主餐前注射，根据空腹血糖水平调整剂量直至达标。德谷门冬双胰岛素每天治疗 1 次，剂量达到 0.5 U/(kg·d) 或 30 ～ 40 U 时，餐后血糖仍控制不佳，或患者每天有 2 次主餐时，可考虑改为每天注射 2 次。

143. 德谷门冬双胰岛素注射时间是否需要固定呢？

德谷门冬双胰岛素注射液说明书中建议，德谷门冬双胰岛素可灵活变动胰岛素的给药时间，只要随主餐给药即可。在临床研究中，主餐的定义一般是指摄入碳水化合物含量最高的一餐，即含有最大量面包、大米、土豆和面食的一餐。

有调查结果显示，我国 2 型糖尿病患者中，单纯餐后血糖升高的比例达 50%，而接受口服降糖药治疗的 2 型糖尿病患者餐后血糖的达标率仅为 53.4%。

根据我国 2 型糖尿病的特点，建议：

（1）德谷门冬双胰岛素可随主餐灵活给药，但以规律用药为佳。碳水化合物摄入量和餐后血糖水平可共同作为判定国人主餐的参考因素。

（2）对于依从性较差、生活不规律的患者，可建议其采用相对固定主餐来尽量维持血糖的平稳，减少波动，并同时提高对治疗的依从性。

144. 遗漏注射德谷门冬双胰岛素如何处理？

德谷门冬双胰岛素治疗过程中应尽量避免遗漏注射。若忘记给药，建议在当天下一次主餐时补充所漏掉的剂量，此后恢复平时的给药方案。对于每日只有 1 次主餐或遗漏注射后当天无主餐（如遗漏了晚餐前注射）的患者，可在第二天按原治疗计划给药，不得为了弥补遗漏剂量而额外给药。

145. 德谷门冬双胰岛素能否与其他降糖药物联用?

德谷门冬双胰岛素可单独给药，也可与口服降糖药联合使用，或与餐时胰岛素联合使用。在德谷门冬双胰岛素治疗过程中，若空腹血糖水平满意，但糖化血红蛋白和餐后血糖仍未达标，可加降低餐后血糖的口服降糖药或餐前注射餐时胰岛素，或建议患者适当减少膳食中的碳水化合物摄入量。

在关于 2 型糖尿病患者的所有德谷门冬双胰岛素临床试验中，均允许德谷门冬双胰岛素联合使用二甲双胍、二肽基肽酶Ⅳ抑制剂、α–葡萄糖苷酶抑制剂、噻唑烷二酮类或钠–葡萄糖共转运蛋白 2 抑制剂等药物。

（1）在使用德谷门冬双胰岛素的基础上需联用钠–葡萄糖共转运蛋白 2 抑制剂时，德谷门冬双胰岛素剂量应降低 10% ～ 20%。

（2）与吡格列酮联用时，如果出现心力衰竭、严重水肿和骨折应停用吡格列酮。

（3）当使用每日 1 次的德谷门冬双胰岛素治疗时，如需与磺脲类药物联用，可适当减少磺脲类药物的剂量，二者不能在同餐给药。

（4）当使用每日 2 次的德谷门冬双胰岛素治疗时，不建议与胰岛素促泌剂联用。

146. 肝肾功能不全患者能否用德谷门冬双胰岛素?

目前尚未开展关于肝、肾功能损害对德谷门冬双胰岛素药代动力学影响的临床试验，但已单独检测了肝、肾功能损害对其组分（德谷胰岛素和门冬胰岛素）的影响。研究发现，德谷胰岛素和门冬胰岛素在肾功能或肝功能损害患者和无损害个体中的药代动力学特征相似，低血糖等不良反应频率、类型和严重程度与一般人群不存在差异。

德谷门冬双胰岛素可用于肝、肾功能损害的 2 型糖尿病患者，但应注意：

（1）强化血糖监测，并根据个体情况调整剂量。

（2）为避免低血糖发生，建议降低剂量并维持较高的目标空腹血糖水平。

（3）对于接受透析的患者，考虑到透析的方式和频率，使用德谷门冬双胰岛素时应更为谨慎。

147. 老年患者能否使用德谷门冬双胰岛素?

根据德谷门冬双胰岛素注射液说明书，德谷门冬双胰岛素的药代动力学在老年患者与较年轻的成人患者之间未见任何与临床有关的差异，可用于我国 65 岁及以上的 2 型糖尿病患者。

使用时应加强血糖监测，并根据个体情况调整胰岛素剂量。有研究对老年患者进行的事后分析表明，与预混胰岛素治疗组相比，德谷门冬双胰岛素治疗组的糖化血红蛋白差异无统计学意义，但空腹血糖水平显著降低，平均每日总胰岛素剂量也显著减少，低血糖发生率未增加。

148. 妊娠糖尿病及儿童能否使用德谷门冬双胰岛素？

德谷门冬双胰岛素目前尚未在我国妊娠糖尿病患者以及儿童糖尿病患者中获批适应证。故此不推荐妊娠期及儿童使用此类药物。

149. 双胰岛素与预混胰岛素有什么区别？

双胰岛素与预混胰岛素的区别见表 4。

表 4　双胰岛素与预混胰岛素的区别

类别	双胰岛素	预混胰岛素
代表药物	德谷门冬双胰岛素 70/30	预混人胰岛素、预混胰岛素类似物
成分	70% 德谷胰岛素和 30% 门冬胰岛素组成的可溶性制剂	鱼精蛋白与短效胰岛素 / 超短效胰岛素不同比例混合制剂
使用	每日 1～2 次，随主餐给药，使用前无须摇匀	每日 1～3 次，预混人胰岛素需提前 30 分钟给药，预混胰岛素类似物餐前餐后即刻注射。注射前需充分摇匀
优劣势	①达峰时间更短，作用时间延长。②两种组分在制剂中独立存在，皮下注射后各自发挥作用，减少肩效应，更好地模拟生理胰岛素分泌，日间变异性小，低血糖事件发生风险小。③注射后达到稳态需要 48～72 小时，因此在未达到稳态之前不建议进行剂量调整。④尚不能用于妊娠哺乳妇女及青少年	预混胰岛素可用于胰岛素强化方案。剂量调整方便，有肩效应，即预混胰岛素的中效成分与餐时成分产生的效应叠加，发生低血糖的风险较高，可用于特殊人群

150. 胰岛素治疗后为何空腹血糖高？

部分糖尿病患者采用胰岛素替代治疗方案后，有时早晨空腹血糖仍然较高，可能的原因为：

（1）夜间胰岛素应用不足。

（2）黎明现象：即夜间血糖控制良好，也无低血糖发生，仅于黎明短时间内出现高血糖，可能由于清晨皮质醇、生长激素等分泌增多所致。

（3）苏木杰效应：即在夜间曾有低血糖，在睡眠中未被察觉，但导致体内胰岛素拮抗激素分泌增加，继而发生低血糖后的反跳性高血糖。

夜间多次（于0、2、4、6、8时）测定血糖，有助于鉴别早晨高血糖的原因。

151. 哪些患者不适宜胰岛素强化治疗方案?

2岁以下幼儿、老年患者、已有严重并发症者均不宜采用强化胰岛素治疗。

152. 胰岛素使用注意事项有哪些?

制剂类型、注射技术、注射部位、患者反应性差异、胰岛素抗体形成等均可影响胰岛素起效时间、作用强度和持续时间。接受胰岛素治疗前患者应接受教育，掌握正确的胰岛素注射技术；开始治疗后还需对患者进行随访，鼓励和指导患者进行自我血糖监测。

使用时应注意注射器与胰岛素浓度匹配。现有各种比例的预混制剂，常用的是含30%（或50%）的短效或速效和70%（或50%）的中效制剂，由于其比例固定，仅适用于血糖波动性小且容易控制的患者。胰岛素"笔"型注射器使用预装胰岛素（或胰岛素类似物）的笔芯，使用方便且便于携带。

153. 胰岛素是否需要冷冻保存?

胰岛素不能冷冻保存，应避免温度过高、过低及剧烈晃动。

胰岛素是一种精细蛋白质分子，若保存温度不适宜，会导致胰岛素分解、变性，影响降糖效果。没有开封的胰岛素要求放置在2～8℃的冰箱冷藏，不要贴近冰箱后壁，以免温度过低，胰岛素受冻结冰；也不要放在冰箱门上，避免来回开关冰箱门发生震荡；最好固定放置在靠近冰箱门的位置，并注意定时清理冰箱，保持冰箱的清洁；禁止放在冰箱冷冻层或者放入冰柜中，冷冻过的胰岛素即使已经融化也不能使用。

已经开封且正在使用过程中的胰岛素，可以直接放在室温下保存28天。但是一定要保证室内的温度低于25℃，一旦室温高于25℃，胰岛素的生物活性就会降低，继而药效也会相应降低。禁止露放在阳光直晒的窗台、桌子上面，更要避免放在空调、电视、微波炉等能够产热的家用电器旁边。所以，为防止影响胰岛素药效，即使已经开封的胰岛素也最好放到冰箱冷藏。外出旅行可将胰岛素放于保温袋中。

154. 胰岛素为什么要避免过度摇晃？

胰岛素由两个氨基酸通过二硫键连接在一起，任何原因导致胰岛素剧烈震荡时，二硫键就会断裂，破坏胰岛素的生物活性，导致药效丧失。所以，胰岛素要平拿平放，防止跌落。随身携带时，避免奔跑；上下楼梯时，避免剧烈颠簸。预混或混悬胰岛素使用前常规摇匀时，要避免过度摇晃。

155. 胰岛素注射部位有哪些？

胰岛素是皮下注射，选择部位是皮下脂肪比较厚、血管神经比较少、容易操作的部位，所以满足以上条件最好的是腹部。注射部位按吸收快慢依次为腹部（脐周除外）、上臂三角肌、大腿内外侧、臀部。腹部注射应离脐一拳以外，避开脐附近血管及神经比较丰富、脂肪比较薄的地方，如果在脐中心注射，可导致胰岛素直接进入血液，诱发低血糖。

注射部位要注意轮转，不能在一个部位反复注射，否则会导致硬结发生。另外在不同部位注射胰岛素后，起效时间不一样。建议餐前注射短效胰岛素，最好在腹部注射，起效比较快。晨起注射长效胰岛素或睡前注射中效胰岛素，可选择在大腿外侧或臀部外侧注射。

156. 关于胰岛素泵

经典的胰岛素泵由 4 个部分构成：含有微电子芯片的人工智能控制系统、电池驱动的机械泵系统、储药器、与之相连的输液管和可埋入患者皮下的输注装置。在工作状态下，泵的机械系统接收控制系统的指令，驱动储药器后端贴紧的活塞，将胰岛素通过与储药器连接的输液管输入皮下，然后经血液吸收发挥降糖作用。随着新技术的发展，除了经典的胰岛素泵以外，含有连续血糖监测的胰岛素泵（SAP 或 3C）、混合闭环胰岛素泵、贴敷式胰岛素泵以及具有低血糖暂停功能和预测低血糖暂停功能的胰岛素泵等新型的胰岛素泵相继问世，有助于进一步优化血糖控制。

157. 什么是胰岛素泵治疗?

胰岛素泵治疗是指持续皮下胰岛素输注,即采用人工智能控制的胰岛素输入装置,通过持续皮下输注的一种胰岛素给药方式。这种方式可以最大限度地模拟人体生理性胰岛素分泌模式,从而达到更好控制血糖的目的。

158. 胰岛素泵的应用人群有哪些?

胰岛素泵适用于 1 型糖尿病患者、需要胰岛素泵治疗的 2 型糖尿病及其他类型糖尿病患者。

作为一种持续皮下胰岛素输注装置,胰岛素泵原则上适用于所有需要应用胰岛素治疗的糖尿病患者,主要包括 1 型糖尿病患者、计划受孕和已孕的糖尿病妇女或需要胰岛素治疗的妊娠期糖尿病患者、需要胰岛素强化治疗的 2 型糖尿病患者、需要长期胰岛素替代治疗的其他类型糖尿病患者(如胰腺切除术后等)。

159. 如何设定胰岛素泵?

使用持续皮下胰岛素输注前,首先要根据患者的具体情况确定每日的胰岛素总量。对此前未接受过胰岛素治疗的 2 型糖尿病患者,初始剂量通常根据以下公式计算:每日总量(U)= 体重(kg)×(0.2 ~ 0.4 U/kg);已接受胰岛素治疗的 2 型糖尿病患者,每日总量 = 用泵前每日胰岛素用量 ×80%。具体用量可以根据病情酌情增减。一般而言,基础输注量占全天胰岛素总量的 40% ~ 60%,可以按需将 24 小时分为若干个时间段,分别设置不同的输注速率。餐前大剂量通常按照 1/3、1/3、1/3 分配。带泵初期应严密监测血糖,根据血糖变化调节胰岛素泵的设置,包括基础输注量和各个时间段的输注率以及餐前大剂量。

160. 如何拟定 1 型糖尿病的胰岛素治疗方案?

1 型糖尿病一经诊断就应开始胰岛素治疗并需终身替代治疗。由于患者残余胰岛 β 细胞数量和功能有差异,胰岛素治疗方案要注意个体化。

某些成人隐匿性自身免疫糖尿病(LADA)早期患者或部分 1 型糖尿病患者在“蜜月期”,可短期使用预混胰岛素每日 2 次注射。但预混胰岛素不宜用于 1 型糖尿病的长期治疗。多数患者需采用多次皮下注射胰岛素或持续皮下胰岛素输注(俗称“胰岛素泵”)方案,尤其胰岛 β 细胞功能已衰竭或妊娠时。初始剂量为 0.5 ～ 1.0 U/（kg·d），其中全天剂量的 40% ～ 50%，用于提供基础胰岛素，剩余部分分别用于每餐前。例如每餐前 20 ～ 30 分钟皮下注射短效胰岛素（或餐前即时注射速效胰岛素类似物），睡前注射中效或晨起注射长效胰岛素（或胰岛素类似物）以提供基础胰岛素；胰岛 β 功能特别差、血糖波动大者可另于早餐前给予一次小剂量中效或长效胰岛素以维持日间的基础水平。胰岛素泵可提供更接近生理性胰岛素分泌模式的胰岛素治疗方法，低血糖发生风险较少。

161. 胰岛素有哪些不良反应？

胰岛素的主要不良反应是低血糖，与剂量过大和（或）饮食失调有关。胰岛素治疗初期可因钠潴留而发生轻度水肿，可自行缓解；部分患者出现视物模糊，为晶状体屈光改变，常于数周内自然恢复。

162. 胰岛素过敏如何处理？

临床上胰岛素过敏极其少见，多是对合成胰岛素中的介质过敏。胰岛素过敏反应通常表现为注射部位瘙痒或荨麻疹样皮疹，罕见严重过敏反应。

更换胰岛素制剂或者更换胰岛素注射部位，同时使用抗组胺药和糖皮质激素以及脱敏疗法等可减轻过敏反应。严重者需停止或暂时中断胰岛素治疗。脂肪营养不良为注射部位皮下脂肪萎缩或增生，停止在该部位注射后可缓慢自然恢复，应经常更换注射部位以防止其发生。

163. 胰高糖素样肽 –1 受体激动剂作用机制是什么？

胰高糖素样肽 –1 受体激动剂通过模拟天然胰高糖素样肽 –1 激活胰高糖素样肽 –1 受体，以葡萄糖浓度依赖的方式刺激胰岛素分泌，抑制胰高糖素分泌，同时增加肌肉和脂肪组织葡萄糖摄取，抑制肝脏葡萄糖的生成而发挥降糖作用，并能够延缓胃排空，通过中枢性的食欲抑制来减少进食量，从而达到降低血糖的作用。胰高糖素样肽 –1 受体激动剂不仅降糖效果显著，单独使用时发生低血糖的风险也较小。

我国已批准 8 种胰高糖素样肽 –1 受体激动剂用于临床治疗 2 型糖尿病。根据分子结构特点，胰高糖素样肽 –1 受体激动剂可分为基于人胰高糖素样肽 –1 结构的胰高糖素样肽 –1 受体激动剂和基于艾塞那肽 –4（exendin-4）结构的胰高糖素样肽 –1 受体激动剂，前者包括利拉鲁肽、度拉糖肽及贝那鲁肽，其氨基酸序列与人胰高糖素样肽 −1 的同源性较高（≥ 90%），其中贝那鲁肽与人胰高糖素样肽 −1 的同源性为 100%；后者包括艾塞那肽、艾塞那肽微球（周制剂）、利司那肽及聚乙二醇洛塞那肽，其氨基酸序列与人胰高糖素样肽 −1 的同源性约为 50%。

164. 胰高糖素样肽 −1 受体激动剂适用于哪些患者？

胰高糖素样肽 −1 受体激动剂可单独或与其他降糖药物联合使用治疗 2 型糖尿病，尤其是肥胖、胰岛素抵抗明显者。胰高糖素样肽 −1 受体激动剂均需皮下注射，可使糖化血红蛋白降低 1.0% ～ 1.5%，且有显著的降低体重作用。同时兼具降压、改善血脂等作用。目前已有多个胰高糖素样肽 −1 受体激动剂在我国获批用于临床治疗 2 型糖尿病。大型临床研究证实，部分胰高糖素样肽 −1 受体激动剂具有明确的心血管保护作用，还可带来潜在的肾脏获益。

165. 各种胰高糖素样肽 −1 受体激动剂药物使用方法

我国上市的胰高糖素样肽 −1 受体激动剂依据药代动力学特点，可分为短效、长效及超长效制剂。短效制剂包括贝那鲁肽、艾塞那肽及利司那肽，一般需要每日 1 ～ 3 次皮下注射；长效制剂包括利拉鲁肽，需要每日 1 次皮下注射；超长效制剂包括度拉糖肽、艾塞那肽周制剂及聚乙二醇洛塞那肽、司美格鲁肽，一般每周 1 次皮下注射。

艾塞那肽 5 ～ 10 μg，每日 2 次，早晚餐前 60 分钟内皮下注射给药，两次注射时间至少间隔 60 分钟以上。治疗 1 个月后，可根据临床反应将剂量增加至 10 μg，每日 2 次。

利拉鲁肽 0.6 ～ 1.8 mg，每日 1 次皮下注射。至少 1 周后，剂量应增加至每天 1.2 mg，部分患者可能需要增加至每天 1.8 mg。每日注射 1 次，可在任意时间注射，推荐每天同一时间使用，无须根据进餐时间给药。

贝那鲁肽 0.1 ～ 0.2 mg，每日 3 次，三餐前 5 分钟皮下注射。

利司那肽 10 ～ 20 μg，每日 1 次，每日任何一餐前 1 小时内皮下注射。

度拉糖肽 0.75 ～ 1.5 mg，每周 1 次皮下注射，一天中任何时间，每周同一天。

艾塞那肽周制剂 2 mg，每周 1 次皮下注射，一天中任何时间，每周同一天。

洛塞那肽 0.1 ～ 0.2 mg，每周 1 次皮下注射，一天中任何时间，每周同一天。

司美格鲁肽 0.25 ～ 1 mg，每周 1 次皮下注射，一天中任何时间，每周同一天。

166. 肝肾功能不全患者能否使用胰高糖素样肽 -1 受体激动剂?

各种胰高糖素样肽 -1 受体激动剂的药代动力学特点差别较大,在肾功能不全患者中的使用也有所区别。国内上市的胰高糖素样肽 -1 受体激动剂(除贝那鲁肽缺乏研究数据外)均可用于轻、中度肾功能不全患者,其中利拉鲁肽和度拉糖肽可用于重度肾功能不全患者,但终末期肾病患者禁用。利拉鲁肽可用于轻、中度肝功能不全患者,利司那肽和度拉糖肽的使用目前研究提示不受肝功能的限制。

167. 老年患者能否使用胰高糖素样肽 -1 受体激动剂?

对于老年患者,有研究表明,利拉鲁肽用于 65 岁以上老年 2 型糖尿病患者,与安慰剂相比,利拉鲁肽可显著降低糖化血红蛋白水平,并且不增加低血糖发生风险。一项评估度拉糖肽治疗老年 2 型糖尿病患者的 III 期临床试验的汇总分析显示,度拉糖肽治疗年龄 < 65 岁和度拉糖肽治疗年龄 ≥ 65 岁两个亚组患者糖化血红蛋白降幅、低血糖发生率、体重降幅及不良反应发生率差异均无统计学意义。一项荟萃分析(Meta 分析)显示,利司那肽联合口服降糖药治疗年龄 ≥ 65 岁的 2 型糖尿病患者,糖化血红蛋白平均降低 0.54%,体重平均下降 0.9 kg,且不增加低血糖风险。

168. 儿童与青少年患者能否使用胰高糖素样肽 -1 受体激动剂?

美国食品药品监督管理局于 2019 年批准利拉鲁肽用于治疗 ≥ 10 岁的儿童和青少年 2 型糖尿病患者。我国尚未批准任何胰高糖素样肽 -1 受体激动剂用于治疗 18 岁以下儿童和青少年 2 型糖尿病患者。

169. 妊娠或哺乳期妇女能否使用胰高糖素样肽 -1 受体激动剂?

由于缺乏在妊娠妇女中开展的高质量研究数据,胰高糖素样肽 -1 受体激动剂在妊娠妇女中使用的安全性未知,故不推荐其在妊娠妇女中使用。此外,部分胰高糖素样肽 -1 受体激动剂在动物实验中被证实可经乳汁分泌,故不推荐哺乳期妇女使用这类药物。

170. 哪类患者不适宜胰高糖素样肽 -1 受体激动剂?

(1)对该类产品活性成分或任何其他辅料过敏者。

（2）有甲状腺髓样癌病史或该病家族史患者。

（3）多发性内分泌腺瘤病 2 型患者。

（4）有胰腺炎病史者禁用。

（5）1 型糖尿病或糖尿病酮症酸中毒患者。

171. 胰高糖素样肽 –1 受体激动剂常见不良反应及处理

（1）胃肠道反应：恶心、呕吐、腹泻等胃肠道反应较常见，一般随着治疗时间的延长而逐渐减轻。临床使用可从小剂量起始，逐渐加量，不耐受者应停药并及时更改为其他治疗方案。胰高糖素样肽 –1 受体激动剂所致的胃肠道反应可能会加重 2 型糖尿病合并严重胃肠道疾病（如重度胃轻瘫、炎症性肠病）患者的胃肠道不适，故此类患者不推荐使用。

（2）低血糖：胰高糖素样肽 –1 受体激动剂单独使用极少发生低血糖，但与其他降糖药物（如磺脲类降糖药、胰岛素）联用时低血糖的发生风险增加。如果患者已经采用不包含胰高糖素样肽 –1 受体激动剂在内的二联或三联降糖治疗方案且糖化血红蛋白已达标，而基于患者的合并症情况（如合并动脉粥样硬化性心血管疾病、慢性肾脏病或肥胖症）需要加用胰高糖素样肽 –1 受体激动剂时，可以考虑停用二甲双胍以外的降糖药物或减少其剂量。

（3）急性胰腺炎：因临床使用中曾报告与胰高糖素样肽 –1 受体激动剂治疗相关的急性胰腺炎不良事件，因此，出于安全性考虑，不推荐有胰腺炎病史或高风险的 2 型糖尿病患者使用胰高糖素样肽 –1 受体激动剂。

172. 胰高糖素样肽 –1 受体激动剂能否用于单纯性肥胖患者？

对于非糖尿病的单纯性肥胖患者，能否使用胰高糖素样肽 –1 受体激动剂控制体重？目前国内上市的胰高糖素样肽 –1 受体激动剂仅有利拉鲁肽获批准用于单纯性肥胖患者减重。2020 年 5 月，司美格鲁肽有关减重的四个 Ⅲ 期临床试验结果显示：司美格鲁肽，每周 1 次，每次 2.4 mg，可以使非糖尿病的单纯性肥胖人群体重下降 15% 左右，且安全性良好。2020 年 6 月，美国食品药品监督管理局正式批准司美格鲁肽用于单纯性肥胖这一适应证，但在我国尚未获得批准。其他胰高糖素样肽 –1 受体激动剂主要用于糖尿病患者降糖治疗，不推荐用于单纯性肥胖患者减重治疗。

173. 胰高糖素样肽 -1 受体激动剂与基础胰岛素复方制剂，你知道吗？

胰高糖素样肽 -1 受体激动剂与基础胰岛素的复方制剂如甘精胰岛素利司那肽复方制剂、德谷胰岛素利拉鲁肽注射液，在胰岛素使用剂量相同或更低的情况下，降糖效果优于基础胰岛素，并且能减少低血糖风险，避免胰岛素治疗带来的体重增加等不良反应。

174. 关于德谷胰岛素利拉鲁肽注射液

德谷胰岛素利拉鲁肽注射液是基础胰岛素 + 胰高糖素样肽 -1 受体激动剂注射液，由德谷胰岛素和利拉鲁肽组成，于 2022 年 3 月 5 日正式在我国上市。德谷胰岛素利拉鲁肽注射液采用重组 DNA 技术，利用酿酒酵母制成，每剂量单位含 1 U 德谷胰岛素和 0.036 mg 利拉鲁肽。两种主要组分通过机制互补发挥作用，一天一次有效控制全天血糖，优化了既有的治疗方案。德谷胰岛素利拉鲁肽注射液可在一天的任何时间（最好是每天的同一时间）注射，且不受进餐影响。

175. 德谷胰岛素利拉鲁肽注射液适宜哪类患者？

德谷胰岛素利拉鲁肽注射液适用于血糖控制不佳的成人 2 型糖尿病患者，在饮食和运动基础上联合其他口服降糖药物，改善血糖控制。临床证据显示，德谷胰岛素利拉鲁肽注射液的糖化血红蛋白达标率（糖化血红蛋白 < 7%）可高达89.9%，同时低血糖风险低且体重获益明确。德谷胰岛素利拉鲁肽注射液已被纳入《中国 2 型糖尿病防治指南（2020 年版）》，助力患者实现高达标的血糖管理。

176. 新型糖尿病药物——替尔泊肽

2020 年 5 月 14 日，美国食品药品管理局宣布，新型糖尿病药物替尔泊肽上市，用于与控制饮食和锻炼联用，改善成人 2 型糖尿病患者的血糖控制。替尔泊肽是一款葡萄糖依赖性促胰岛素多肽和胰高血糖素样肽 -1 受体双重激动剂。替尔泊肽代表着近 10 年来首个新糖尿病药物类型。

177. 新型糖尿病药物——替尔泊肽降糖机制是什么？

葡萄糖依赖性促胰岛素多肽和胰高血糖素样肽 -1 是调控血糖的激素。替尔泊肽是一款同时激活葡萄糖依赖性促胰岛素多肽和胰高血糖素样肽 -1 受体的首创新药，它可以通过双重作用机制改善血糖控制。替尔泊肽每周 1 次皮下注射，可以根据耐受性调节剂量，被评为 2022 年有望获批的重磅药物之一。它的新药申请也被美国食品药品监督管理局授予优先审评资格。2024 年 5 月 21 日在我国上市。

不同剂量的替尔泊肽在 5 项临床试验中作为单药或与其他糖尿病药物联用接受评估。接受最高推荐剂量替尔泊肽（15 mg）单药治疗的患者，与安慰剂相比，糖化血红蛋白平均降低 1.6%。与长效胰岛素联用，替尔泊肽与安慰剂相比，将糖化血红蛋白水平降低 1.5%。在与其他糖尿病疗法比较的临床试验中，替尔泊肽也将糖化血红蛋白水平降低更多。

在接受最高推荐剂量治疗的患者中，接受替尔泊肽单药治疗的患者与安慰剂相比，平均体重降低 6.8 kg。与胰岛素联用，替尔泊肽与安慰剂相比平均体重降低 10.4 kg。在帮助 2 型糖尿病患者控制血糖之外，替尔泊肽近日在治疗未患有 2 型糖尿病的普通肥胖个体的 3 期临床试验中也获得积极结果。接受最高剂量替尔泊肽治疗的亚组平均体重降低 22.5%（约 24 kg），并且 63% 的受试者体重降低至少 20%。

安全性方面，替尔泊肽可能导致恶心、呕吐、腹泻、食欲降低、便秘、腹痛和上腹部不适。

178. 代谢手术可以治疗肥胖型糖尿病吗？

肥胖的成人 2 型糖尿病患者采取生活方式及药物治疗，血糖仍然控制不佳者可考虑代谢手术治疗。代谢手术治疗可以明显改善肥胖 2 型糖尿病患者的血糖控制，其中部分患者的糖尿病可达到"缓解"状态。来自国内的研究结果显示，手术 1 年后糖尿病缓解率可达 73.5%。与强化生活方式干预和降糖药物治疗相比，代谢手术能更有效地减轻体重和降低血糖，同时改善血脂、血压等代谢指标，降低糖尿病大血管及微血管并发症的发生风险，降低肥胖相关肿瘤的发生，提高生活质量，降低死亡率。

179. 什么是代谢手术的适应证？

年龄在 18 ～ 60 岁，一般状况较好，手术风险较低，经生活方式干预和各种药物治疗难以控制的 2 型糖尿病患者（糖化血红蛋白 ≥ 7.0%）或伴发疾病，并符合以下条件，可考虑代谢手术治疗。

（1）可选适应证：体重指数 ≥ 32.5 kg/m²，有或无合并症及并发症的 2 型糖尿病患者，可行代谢手术。

（2）慎选适应证：27.5 kg/m² ≤ 体重指数 < 32.5 kg/m² 且有 2 型糖尿病患者，尤其存在其他心血管风险因素时，需慎重选择代谢手术。

（3）暂不推荐：体重指数 ≤ 27.5 kg/m²，暂不推荐手术治疗。25.0 kg/m² ≤ 体重指数 < 27.5 kg/m² 的 2 型糖尿病患者，合并有中心型肥胖（男性腰围 ≥ 90 cm，女性腰围 ≥ 85 cm），且至少有高甘油三酯、高低密度脂蛋白胆固醇异常、高血压中的 2 项代谢综合征组分，手术可在患者知情同意下，严格按研究方案进行。这些手术的性质应被视为临床研究，事先应有医学伦理委员会批准。由于目前临床获益证据不足，暂不推荐作为临床常规治疗方法。

180. 代谢手术的禁忌证有哪些？

（1）滥用药物、酒精成瘾、患有难以控制的精神疾病患者，以及对代谢手术的风险、获益、预期后果缺乏理解能力的患者。

（2）1 型糖尿病患者。

（3）胰岛 β 细胞功能已明显衰竭的 2 型糖尿病患者。

（4）有手术禁忌证者。

（5）体重指数 < 25 kg/m²。

（6）妊娠期糖尿病及其他特殊类型糖尿病。

181. 做代谢手术需要注意什么？

建议代谢手术在由内分泌科、普外科、麻醉科等相关科室共同组成的多学科协作团队中进行。建议手术应在二级医院及以上的综合性医疗机构开展。为了获得更好的手术获益，需严格掌握手术适应证和禁忌证，加强围手术期及远期并发症的预防，预防术后宏量及微量营养素摄入不足或不均衡。术者应为有执业资质、经验丰富的胃肠外科医生，并接受过系统培训，掌握各种术式的治疗原理和操作准则。术前要对患者进行全面评估，包括对治疗的依从性、心理健康情况以及是否有酒精或药物滥用史和相关精神疾病病史等。手术后的患者应该根据国内外专业学会的代谢手术术后管理指南接受长期生活方式支持，并定期监测微量营养素和营养状态，终身随访。

182. 代谢手术的方式包含哪些?

代谢手术常用手术方式包括腹腔镜下胃袖状切除术、腹腔镜下 Roux-en-Y 胃旁路术和胆胰转流十二指肠转位术。

胃袖状切除术:切除约 80% 的胃,留下"袖管"样的长管状胃通道,食物摄取受限。手术后两年,2 型糖尿病平均缓解率为 70%。手术不改变人体消化道结构,不产生营养物质缺乏,手术操作相对简单,术后并发症较少,并发症发病率及再次手术率是所有代谢手术中最低的。目前认为,此手术是中重度肥胖伴 2 型糖尿病的首选术式。胃袖状切除术后,还可根据效果转化为 2 期胃旁路术。

胃旁路术:这一术式旷置了远端胃大部、十二指肠和部分空肠,既限制胃容量又减少营养吸收,使肠-胰岛轴功能恢复正常。随访 5 年,2 型糖尿病缓解率为 83%。该术式操作较为复杂,创伤大,并发症发生率高,术后需监测与补充营养物质。用于 2 型糖尿病病程相对较长,需要减重更多的患者。

胆胰旁路术:虽然减重效果好,2 型糖尿病缓解率可达 95%,但此手术操作极为复杂,并发症和死亡率均较高,容易出现维生素、微量元素、营养物质(特别是蛋白质)缺乏,术后必须严格监控营养代谢紊乱状况,并予以补充。对于体重指数 $\geq$ 50 kg/m^2 的严重肥胖伴 2 型糖尿病患者可以选择胆胰转流十二指肠转位术。目前临床上较少使用。

183. 代谢手术的疗效如何判定?

术后仅用生活方式治疗,若糖化血红蛋白 $\leq$ 6.5%,空腹血糖 $\leq$ 5.6 mmol/L,可视为 2 型糖尿病缓解。

184. 代谢手术相关风险有什么?

手术治疗肥胖伴 2 型糖尿病有一定的短期和长期风险,该治疗方法的长期有效性和安全性,特别是在我国人群中的有效性和安全性尚有待评估。多项 Meta 分析显示,胃旁路术后 30 天死亡率为 0.3% ~ 0.5%,90 天死亡率为 0.35%。深静脉血栓形成和肺栓塞是手术引起死亡的重要原因。术后并发症还包括出血、吻合口瘘、消化道梗阻、溃疡等。远期并发症包括营养缺乏、胆石症、内疝形成等。建议卫生行政主管部门设立该类手术的资格准入制度,以保证手术的有效性和安全性。我国尚缺少手术治疗与药物治疗的随机对照研究,特别是以并发症为终点的前瞻性研究。

185. 关于胰腺移植和胰岛移植治疗糖尿病

全器官胰腺和胰岛移植是目前临床上唯一的胰岛 β 细胞替代手段。单独胰腺移植或胰肾联合移植可解除对胰岛素的依赖，提高生活质量，两种治疗方案均可有效预防低血糖，帮助患者恢复正常血糖，并可能控制 1 型糖尿病并发症的进展。治疗对象主要为 1 型糖尿病患者，目前尚局限于伴终末期肾病的 1 型糖尿病，或经胰岛素强化治疗仍难以达到控制目标且反复发生严重代谢紊乱者。然而，由于移植后发生免疫排斥反应，两种形式都需要慢性全身性免疫抑制，以防止异基因排斥反应导致移植失败，故必须长期应用免疫抑制剂。因此，适应证必须平衡风险和效益，同时考虑心理因素。在美国，胰岛移植尚未获得临床使用和报销。

近年还发现采用造血干细胞或间充质干细胞治疗糖尿病具有潜在的应用价值，但此治疗方法目前尚处于临床前研究阶段，无论是干细胞治疗的有效性和安全性，还是治疗时机、长期疗效、适应人群等方面问题，均未得到很好的解决，行业内监制尚不健全。

186. "胰岛移植"新突破

目前，国际上常用的胰岛移植方式是通过门静脉途径将供体胰岛移植至患者肝脏，此移植方式可能会带来一定危险，如局部血栓或者胰岛血栓的形成可能会影响肝脏供血、胰岛细胞也可能因肝内特殊环境受到一定程度的损伤，且因其潜在的致瘤性，肝脏也不适合移植干细胞来源的胰岛。

因此，如何在避免胰岛移植术后终身使用免疫抑制剂的同时，进一步提高胰岛移植的疗效及避免肝脏作为移植胰岛的载体成为临床探索的难题。

2022 年 5 月 14 日，哈佛大学麻省总医院移植中心雷骥（Ji Lei）及詹姆斯·马克曼（James Markmann）教授团队在国际著名权威期刊 *Science* 子刊 *Science Advances* 发表了题为《FasL 微凝胶诱导非人灵长类动物对胰岛同种异体移植物的免疫接受（*FasL microgels induce immune acceptance of islet allografts in nonhuman primates*）》的研究论文。研究结论显示，将供体胰岛与一种新型免疫调控蛋白同时移植，并用生物工程技术将其固化在由大网膜构建的微环境，不仅实现了移植术后受体无需长期服用抗免疫排斥药物，且成功地长期控制了 1 型糖尿病。

（三）糖尿病的治疗前景研究
——治疗 2 型糖尿病新靶点药物研究新进展

随着疾病谱的不断变化，2 型糖尿病患者常合并高血压、心血管疾病、肝肾功能异常等，合并症在加速 2 型糖尿病进展和危害程度的同时，对临床降糖药物的选择也提出了更高的要求。目前使用的降糖药物在临床中常发生低血糖、胃肠道反应及精神紊乱等不良反应，因此为了有效控制血糖，减少不良反应的发生，研究者正试图研发新型靶点药物，但仅有少部分药物可以通过疗效及安全性试验并最终投入临床。以下介绍一些具有治疗潜力的新靶点药物，以期为临床治疗 2 型糖尿病提供更多的药物选择。

1. 以胰岛 β 细胞为靶向的药物有哪些？

胰岛 β 细胞在血糖和葡萄糖代谢的内分泌调节中至关重要。生物信息学研究发现，在 2 型糖尿病的相关基因中，有 329 种基因与胰岛 β 细胞的调控直接相关。这一发现为研发以 β 细胞为靶向直接刺激胰岛素分泌的新型药物提供了理论依据。

（1）葡萄糖激酶激动剂（GKAs）

作为葡萄糖传感器，葡萄糖激酶（GK）广泛存在于人体胰腺、肝脏及其他器官中，能够敏感地识别葡萄糖水平的变化，及时调节胰岛素和胰高血糖素的分泌，促进葡萄糖磷酸化以维持葡萄糖稳态。在胰腺中，葡萄糖激酶激动剂可以通过促进 Ca^{2+} 内流、修复 Ca^{2+} 反应缺陷、减少胰岛 β 细胞耗氧及促进增殖等途径直接或间接地促进胰岛 β 细胞分泌胰岛素。而在肝脏中，葡萄糖激酶激动剂可以直接激活葡萄糖激酶，也可以通过促进葡萄糖激酶 / 葡萄糖激酶调节蛋白复合物的解离来激活葡萄糖激酶，从而刺激糖酵解和糖原合成。当 2 型糖尿病患者出现葡萄糖激酶基因突变或功能受损时，葡萄糖激酶激动剂可以增强胰岛素分泌和肝脏葡萄糖摄取，并降低肝脏葡萄糖输出。既往研究发现，葡萄糖激酶激动剂具有逆转胰岛功能受损和抑制肝糖原输出过多的双重作用，因此其在临床试验中被认为具有极大的治疗潜力。

作为首个递交上市申请的葡萄糖激酶激动剂药物，多格列艾汀（Dorzagliatin）在 2022 年通过审批，成为在我国首先上市的新药。临床研究显示，Dorzagliatin 组糖化血红蛋白较基线降低 1.07%，明显低于安慰剂组（$P < 0.05$）；Dorzagliatin 组治疗 24 周稳态控制率（糖化血红蛋白 < 7%，且没有低血糖风

险）为 42.2%，安慰剂组为 17.3%（$P < 0.05$），同时动态参数评估也显示出改善胰岛功能的潜力，安全性较好。同时，亚格拉汀（Globalagliatin）也在临床研究中显示出良好的降糖效果、安全性及患者耐受性，目前已成功进入临床。

另一些葡萄糖激酶激动剂（如 Piragliatin）虽然具有降低空腹血糖（FBG）和餐后血糖（PBG）、改善胰岛 β 细胞功能、减少肝糖原输出及增加葡萄糖利用等优势，但因随后显示出的肝毒性及心电图 QT 间期异常等不良反应而中止研究。

（2）G 蛋白偶联受体 40 激动剂（GPCR40）

G 蛋白偶联受体 40 激动剂在胰岛 β 细胞中高度表达，其内源性配体为长链和中链游离脂肪酸（FFAs）。游离脂肪酸可以通过激活 Gαq 途径促进葡萄糖依赖性胰岛素分泌。此外，G 蛋白偶联受体 40 激动剂还可以通过 Gq/11 途径激活磷脂酶 C，将细胞磷脂酰肌醇二磷酸分解为三磷酸肌醇和二酰基甘油。三磷酸肌醇进一步促进内质网 Ca^{2+} 释放以促进胰岛素分泌，二酰基甘油则激活蛋白激酶 D1 并经由纤维肌动蛋白重塑以促进胰岛素分泌。

一个开发中的药物 TAK-875 在 II 期临床试验中显示出了降低血糖的可能性，但因其在 III 期临床中显示出的强烈肝毒性而被放弃。Bazydlo-guzenda 等研究发现，CPL207280 可能绕过以 TAK-875 为代表的已知毒性机制，在大鼠、猴子和人类细胞中显示出良好的肝脏安全性，但对于胰岛 β 细胞功能严重受损的个体效果不佳。在另一项 Ib 期临床试验中，MK-8666 可以呈剂量依赖性地降低血糖，且试验过程中无严重不良反应或治疗相关性低血糖。此外，JTT-851 正处于 II 期临床试验中，截至 2022 年 2 月尚未公布具体试验数据。

随着对药物研究的逐渐深入，目前多种新型 G 蛋白偶联受体 40 激动剂正逐渐摆脱既往肝毒性及医源性低血糖风险的阴影，并在临床试验中显示出良好的治疗潜力，有望在未来顺利进入临床。

2. 利用肠促胰岛素轴的药物降糖机制是什么？

肠促胰岛素激素如胰高糖素样肽 -1 和抑胃肽（GIP）是胃肠道内分泌细胞对口服营养物质做出反应而分泌的激素。这些激素可以通过减缓胃排空、抑制肝糖原输出、竞争胰高血糖素受体（GCGR）等机制来间接调节血糖水平，同时可以通过控制体质量进一步改善胰岛素抵抗。

（1）多重肠促胰岛素激动剂

既往研究显示，单纯肠促胰岛素激素如胰高糖素样肽 -1 或抑胃肽受体激动剂存在剂量依赖性不良反应的缺点，因此促使研究者开发更有效且不良反应小的多重肠促胰岛素激动剂，即同时包含肠促胰岛素激素如胰高糖素样肽 –1、抑胃肽受体激动剂和（或）胰高血糖素受体拮抗剂（GRAs）作用的药物。

Tirzepatide（TZP）是一种肠促胰岛素激素如胰高糖素样肽 –1 和抑胃肽双受体激动剂。在一项Ⅲ期临床试验中，1 437 例患者被随机分为 5 mg TZP 组、10 mg TZP 组、15 mg TZP 组、德谷胰岛素组及安慰剂组，并分别接受每周 1 次皮下注射不同梯度的 TZP，每天 1 次皮下注射德谷胰岛素或安慰剂，结果显示，5 mg TZP 组、10 mg TZP 组、15 mg TZP 组糖化血红蛋白变化值分别为 –1.93%、–2.20% 及 –2.37%，德谷胰岛素组为 –1.34%，满足 0.3% 的非劣效界，且 5 mg TZP 组、10 mg TZP 组、15 mg TZP 组中 82% ～ 93% 的患者治疗后糖化血红蛋白低于 7.0%，高于德谷胰岛素组（61% 的患者）；此外，各 TZP 组平均体质量变化范围为 –12.9 ～ –7.5 kg，而德谷胰岛素组体质量增加了 2.3 kg，但各 TZP 组呕吐、腹泻及低血糖等事件的发生率较德谷胰岛素组更高，因此 TZP 安全性有待进一步研究。

近年来，新型肠促胰岛素激素如胰高糖素样肽 –1 及竞争胰高血糖素受体双受体激动剂 SAR425899 及双重肽激动剂多肽（Cotadutide）在减重、降糖等方面的疗效在多个临床试验中得到证实。蒂尔纳（Tillner）等研究发现，SAR425899 可显著降低患者体质量、空腹血糖和糖化血红蛋白水平。维森廷（Visentin）等在 Tillner 等的研究基础上发现，SAR425899 可以通过增强胰岛 β 细胞功能和延缓葡萄糖吸收而改善 PBG。Cotadutide 被设计用于治疗非酒精性脂肪性肝炎伴 2 型糖尿病的慢性肾病，在一项Ⅱb 期临床研究中，834 例体重指数 ≥ 25 kg/m²、糖化血红蛋白在 7.0% ～ 10.5% 且二甲双胍控制欠佳的 2 型糖尿病患者随机皮下注射不同剂量的 Cotadutide、安慰剂或利拉鲁肽，结果显示，Cotadutide 除了可以显著降低受试者糖化血红蛋白和体质量之外，还较利拉鲁肽显著改善了脂质谱、天冬氨酸氨基转移酶和丙氨酸氨基转移酶水平及Ⅲ型胶原前肽水平。此外，浅野（Asano）等亦在近期的一项Ⅱa 期临床试验中验证了 Cotadutide 在改善糖化血红蛋白、空腹血糖、胰岛功能和胰岛素抵抗等方面的疗效。

Darbalaei 等对多重肠促胰岛素激动剂在每个受体上的全面药理分析表明，多重受体激动剂是一类比单受体激动剂具有更大临床潜力的新型治疗药物。

（2）胃泌酸调节素（OXM）拟制剂

胃泌酸调节素是胰高血糖素原经转录修饰后得到的衍生肽，由小肠内分泌细胞分泌，其在肥胖人群中诱导食欲抑制、增加能量消耗和减轻体质量方面的作用已得到证实。而后，尚卡（Shankar）等进一步发现天然胃泌酸调节素在 2 型糖尿病患者和非 2 型糖尿病肥胖受试者中可以显著促进葡萄糖依赖性胰岛素分泌，其效果与胰高糖素样肽 -1 受体激动剂相当，且效果不与体质量相关。此外，天然胃泌酸调节素可通过联合或独立诱导胰岛素分泌和体质量减轻以降低血糖水平，某健康公司近期更新的临床数据也证实了这一结果。

然而，胃泌酸调节素的体外效力较低、$t_{1/2}$ 较短（约 10 分钟）、肾脏清除速度较快等缺点阻碍了其作为长效药物的研发，限制了其临床应用范围。因此，LM06、LY3305677 等通过肽替换避免蛋白酶消化和快速肾小球滤过来延长体内循环 $t_{1/2}$ 的长效类似物正在进一步研发当中，有望弥补该类药物的这一缺点。

（3）G 蛋白偶联受体 119（GPCR119）

G 蛋白偶联受体 119 是视紫质型 GPCR 家族成员，主要表达于胰岛 β 细胞及肠道 L 细胞当中。在摄取营养后，胰岛 β 细胞中 G 蛋白偶联受体 119 与 Gα 刺激蛋白偶联诱导腺苷酸环化酶活性增加细胞内环磷酸腺苷，进而调节 G 蛋白偶联受体 119 介导的胰高糖素样肽 -1 受体激动剂水平。在肠道 L 细胞中，G 蛋白偶联受体 119 激活可以诱导肠促胰岛素的分泌，起到类胰高糖素样肽 -1 受体激动剂及葡萄糖依赖性促胰岛素多肽作用，并增强葡萄糖刺激的胰岛素分泌，从而维持葡萄糖稳态。因此，G 蛋白偶联受体 119 激活一方面可以直接刺激胰岛 β 细胞分泌胰岛素，另一方面间接诱导肠道内分泌细胞分泌胰高糖素样肽 -1 受体激动剂和葡萄糖依赖性促胰岛素多肽，这种双重作用机制使 G 蛋白偶联受体 119 成为一个有希望的新靶点。

DA-1241 是一种正处于早期临床开发的新型 G 蛋白偶联受体 119 激动剂。在高脂喂养联合链脲佐菌素诱导的 2 型糖尿病小鼠模型中，DA-1241 可协同西格列汀提高血浆中胰高糖素样肽 -1 受体激动剂水平，显著降低血糖和三酰甘油，并且具有保护胰岛 β 细胞、改善胰岛细胞活力及抑制凋亡等优势。松本（Matsumoto）等研究发现，非格列培（Firuglipel）可通过促进 L 细胞和胰岛 β 细胞内环磷酸腺苷水平的升高而促进非葡萄糖依赖性的胰高糖素样肽 -1 受体激动剂分泌和葡萄糖依赖性的胰岛素分泌，改善血糖稳态。在日本 2 型糖尿病患者及单纯应用西格列汀血糖控制不佳的 2 型糖尿病患者中，Firuglipel 均显示出显著的降糖效果，并可以显著降低总胆固醇、低密度脂蛋白胆固醇和三酰甘油水平。此外，Firuglipel 良好的安全性及耐受性也已在日本健康受试者中得到证实。

虽然许多强效的 G 蛋白偶联受体 119 激动剂在体内和体外药理模型中均显示出纳米级亲和力和高效能，但这种生物活性在人体临床试验中的表现却不理想，使得动物模型很难转化为人体临床试验。此外，G 蛋白偶联受体 119 激动剂低水溶性和高亲脂性可能与细胞色素 P-450 酶和 hERG 通道相互反应而带来安全问题。有研究表明，二肽基肽酶抑制剂联合 G 蛋白偶联受体 119 激动剂时可抑制胰高糖素样肽 -1 的裂解，而这种联合治疗在减少二肽基肽酶抑制剂剂量的同时，有望进一步产生诱导胰岛 β 细胞增生及改善糖耐量等协同效应。因此，新型 G 蛋白偶联受体 119 激动剂和胰高糖素样肽 -1 抑制剂双重复合物如 HBK001 及 20i 应运而生。

3. 调节肝脏葡萄糖代谢的药物降糖机制

肝脏是人体物质代谢的重要场所，在胰岛素分泌和代谢物分解中起关键性作用，对于维持血糖平衡及胰岛素水平十分重要。近年来发现，肝脏相关检验指标除了能反映肝脏功能外，还与 2 型糖尿病发生、发展密切相关。

（1）作用于胰高血糖素的药物

胰岛功能受损是 2 型糖尿病发病过程中的一大因素，可以进一步导致胰高血糖素与胰岛素分泌异常，进而导致高血糖。随机对照试验结果显示，在 2 型糖尿病患者中抑制竞争胰高血糖素受体可以降低 FBG 和糖化血红蛋白水平，从而证实竞争胰高血糖素受体是控制 2 型糖尿病的治疗靶点。

RVT-1502 是一种新型小分子胰高血糖素受体拮抗剂，在体内、外试验中均显示出与竞争胰高血糖素受体的高亲和力和选择性，从而抑制环磷酸腺苷和葡萄糖的产生。在 Ⅰ 期研究中，RVT-1502 在健康志愿者和 2 型糖尿病患者中显示出良好的安全性、耐受性和药代动力学。在随后的 Ⅱ 期临床试验中，RVT-1502 可显著降低糖化血红蛋白和空腹血糖水平，但观察到的瞬时转氨酶变化、轻度血压升高和低血糖风险尚有待进一步研究。研究发现，另一化合物 LY2409021 虽然可降低 2 型糖尿病及非 2 型糖尿病对照组患者的空腹血糖水平，但不能改善餐后 2 小时血糖，该结果可能与该药与肠促胰岛素受体的复杂相互作用及胰岛内效应有关，这限制了胰高血糖素受体拮抗剂进入临床的步伐，其安全性及临床机制尚待进一步研究。

（2）竞争胰高血糖素受体反义寡核苷酸抑制剂

IONIS-GCGRRx 是第二代 2'-O-methoxyethyl（2'-MOE）修饰的反义寡核苷酸（ASO），设计用于选择性结合人类竞争胰高血糖素受体 pre-mRNA 并促进 RNase H1 介导的靶 RNA 降解。在摩根（Morgan）等进行的 Ⅲ 期临床研究中，IONIS-GCGRRx 抑制竞争胰高血糖素受体可剂量依赖性地改善血糖控制指标（包括糖化血红蛋白和血清果糖胺），而不增加症状性低血糖的风险，并证明了肝糖原水平不受竞争胰高血糖素受体抑制的影响。这表明相对于肝糖原而言，高肝脂含量更可能导致使用竞争胰高血糖素受体后的转氨酶升高，但其具体机制尚待进一步研究。

4. 胰岛素增敏剂降糖机制?

对 2 型糖尿病患者来说，改善胰岛素敏感性可以有效地逆转疾病进程，延缓糖尿病并发症的发展。该机制与其他临床常用的治疗方式，如二甲双胍抑制糖异生、磺酰脲类药物增加胰岛素分泌和外源性胰岛素的作用机制相辅相成，联合使用可以进一步扩大本类药物在血糖控制和治疗 2 型糖尿病的临床应用。

（1）蛋白酪氨酸磷酸酶 1B（PTP1B）抑制剂

蛋白酪氨酸磷酸酶 1B 为胰岛素和瘦素信号通路的负调节因子，在肝脏、骨骼肌和脂肪组织等调节葡萄糖代谢的关键组织中表达。蛋白酪氨酸磷酸酶 1B 一方面可经胰岛素信号转导而使胰岛素受体及其主要底物去磷酸化，另一方面可通过瘦素信号传导使下游的蛋白酪氨酸激酶 -2 激酶去磷酸化，最终阻断此两种通路，进而降低两种激素的敏感性。通过敲除蛋白酪氨酸磷酸酶 1B 可以观察到降糖、改善胰岛素敏感性和抑制食欲等效果，使该基因成为一个潜在的治疗靶点。临床试验发现，蛋白酪氨酸磷酸酶 1B 抑制剂可以稳定降低糖化血红蛋白水平，改善中期血糖指标，并显示出降低瘦素、增加脂联素水平及降低体质量等效应，并可以通过联合饮食控制和运动进一步增强疗效。LUO 等研究发现，CYC31 可以呈时间依赖性增强胰岛素受体 β、胰岛素受体底物 1 和蛋白激酶 B 等下游因子的磷酸化水平，并通过进一步激活胰岛素信号通路，显著提高与脂肪酸氧化密切相关的肉碱棕榈酰转移酶 1B 和脂肪酸结合蛋白 3 的 mRNA 表达，从而减轻脂肪酸诱导的骨骼肌细胞胰岛素抵抗，维持葡萄糖转运平衡。

除了能改善胰岛素敏感性，蛋白酪氨酸磷酸酶 1B 抑制剂进一步显示出抑制心肌肥厚、增强心肌灌注、改善心功能及优化糖尿病创面愈合等多方面优势，扩展了该药物在临床上的应用范围，有望为临床提供更多的药物选择。

（2）成纤维细胞生长因子 21（FGF21）抑制剂

成纤维细胞生长因子 21 可以通过抑制肝脏中葡萄糖生成和增加肝糖原含量来逆转肝硬化，提高肝胰岛素敏感性，从而改善全身葡萄糖不耐受性和胰岛素抵抗。此外，成纤维细胞生长因子 21 还可以非胰岛素依赖性地诱导脂肪组织摄取葡萄糖，并在联用胰岛素的情况下进一步促进胰岛素的分泌。此外，Kharitonenkov 等发现，成纤维细胞生长因子 21 可保护大鼠胰岛 β 细胞和胰岛素细胞免受葡萄糖毒性和细胞因子诱发的凋亡。

作为针对该机制研发的药物，LY2405319、Pegbelfermin 及 PF-05231023 等化合物在非酒精性脂肪性肝炎、肥胖和 2 型糖尿病患者的甘油三酯、空腹胰岛素、脂联素等指标中均显示出良好的改善效果，但因其在大鼠的体液稳态、高血压及心动过速方面出现不良反应，因此有必要进一步研究其安全性及耐受性，以评估确切的剂量范围和降糖疗效。

（3）新型过氧化物酶体增殖活化受体 α/δ 激动剂

过氧化物酶体增殖物激活受体是核受体超家族的配体激活转录因子，包括过氧化物酶体增殖物激活受体 α、过氧化物酶体增殖物激活受体 γ 和过氧化物酶体增殖物激活受体 β/δ 3 种亚型。一般认为，过氧化物酶体增殖物激活受体 α 主要调节能量稳态，过氧化物酶体增殖物激活受体 γ 激活引起胰岛素增敏并增强葡萄糖代谢，过氧化物酶体增殖物激活受体 β/δ 则主要促进脂肪酸代谢。因此，核受体过氧化物酶体增殖物激活受体家族在能量稳态和代谢功能中发挥着重要的调节作用。

西格列他纳（Chiglitazar）是一种非噻唑烷二酮过氧化物酶体增殖物激活受体 α/δ 激动剂。既往研究表明，Chiglitazar 可以通过适度激活过氧化物酶体增殖物激活受体 α、过氧化物酶体增殖物激活受体 γ 及过氧化物酶体增殖物激活受体 δ 通路以改善胰岛素敏感性，维持葡萄糖平衡，促进脂肪酸氧化和脂质利用。Chiglitazar 的安全性及耐受性在健康受试者及年龄 ≥ 65 岁的 2 型糖尿病患者中均得到证实，并于 2021 年 10 月被批准作为饮食和运动的辅助药物，用于改善成年 2 型糖尿病患者的血糖。

虽然现有的完全过氧化物酶体增殖物激活受体 γ 激动剂（如罗格列酮和吡格列酮）已得到全球临床实践的认可，但其安全性仍长期受到临床质疑。尽管一些研究中更新的数据表明本类药物与膀胱癌及心血管发生风险无关，但其在体质量增加、体液潴留及骨折方面的发生风险仍在很大程度上限制了该类药物的应用。因此，选择性过氧化物酶体增殖物激活受体 γ 激动剂旨在将不良反应最小化的同时保持药物预期的治疗效益，成为当前的研发热点。基于这一目标，INT-131 应运而生。德保利（Depaoli）等发现，在使用二甲双胍和磺酰脲类药物或仅用磺酰脲类药物不能充分控制血糖的 2 型糖尿病患者中，INT-131 明显降低患者的糖化血红蛋白水平，且无明显的不良反应。在产生类似疗效的剂量下，INT-131 较吡格列酮更不易导致水肿、液体潴留和体质量增加。

综上，上述通过直接刺激胰岛素分泌、利用肠促胰岛素轴、抑制肝葡萄糖生产和（或）提高胰岛素敏感性等新疗法均直接或间接地利用了糖尿病发病过程中的"三组缺陷"之一，即胰岛素分泌受损、胰岛素敏感性降低和肝糖原生成增加。毫无疑问，未来将继续整合新数据，聚焦于存在个体化差异的血糖目标，同时优化药物的安全性和非血糖益处。随着对2型糖尿病机制及新靶点药物研究逐渐深入，临床正在逐渐提升提供精准医疗服务的能力，通过联合使用不同机制的药物，以期在患者中产生个性化的最佳治疗效果。

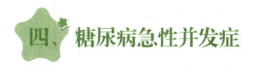

四、糖尿病急性并发症

高血糖危象

1. 高血糖危象的危害有什么？

糖尿病急性并发症即高血糖危象，包括糖尿病酮症酸中毒及高血糖高渗性综合征，其临床危害不可忽视，这两种病症均可显著增加脑水肿、永久性神经损害和死亡等的风险。在胰岛素发现之前糖尿病酮症酸中毒的病死率达90%以上，随着抗生素的应用及补液纠正脱水，病死率降至20%以下，大剂量胰岛素治疗病死率下降至不足10%。糖尿病酮症酸中毒也是儿童和青少年糖尿病患者的主要死因之一。

2. 高血糖危象的发病机制是什么？

高血糖危象的主要诱因有胰岛素治疗不当和感染，其他诱因包括急性胰腺炎、心肌梗死、脑血管意外。诱发高血糖危象的药物包括糖皮质激素、噻嗪类利尿剂、拟交感神经药物及第二代抗精神病药等（表5）。因一些疾病而限制水摄入及卧床，且渴感反应的减弱常会引起严重脱水和高血糖高渗性综合征。1型糖尿病由精神疾病或饮食紊乱导致的糖尿病酮症酸中毒占糖尿病酮症酸中毒发生率的20%。亦有报道称，糖尿病酮症酸中毒可为肢端肥大症、肾上腺疾病（如嗜铬细胞瘤和库欣综合征）的临床表现之一。

表5 高血糖危象的主要诱因

诱因	举例
糖尿病	新发、控制不佳、治疗中断、胰岛素泵故障
急性疾病	感染、心肌梗死、急性胰腺炎、腹部严重疾病、脑血管意外、严重烧伤、肾功能衰竭
药物	噻嗪类利尿剂、甘露醇类脱水剂、β 受体阻滞剂、苯妥英钠、糖皮质激素、地达诺新、顺铂、L-门冬酰胺、生长激素抑制激素、静脉输注营养液
药物滥用	酒精、可卡因

3. 什么是糖尿病酮症酸中毒?

糖尿病酮症酸中毒患者在注射胰岛素治疗后会抑制脂肪分解,进而纠正酸中毒,如无循环衰竭,一般无须额外补碱。但严重的代谢性酸中毒可能会引起心肌受损、脑血管扩张、严重的胃肠道并发症以及昏迷等严重并发症。

4. 当糖尿病酮症酸中毒发生时,身体会出现什么变化?

糖尿病酮症酸中毒常急性起病。糖尿病酮症酸中毒时,由于胰岛素作用明显减弱,升糖激素作用增强,共同使脂肪组织分解为游离脂肪酸而释放入血液循环,并在肝脏氧化分解产生酮体,包括 β-羟丁酸、乙酰乙酸和丙酮,从而造成酮血症及代谢性酸中毒。研究表明,高血糖患者发生高血糖危象时常伴有一系列细胞因子如肿瘤坏死因子 α、白细胞介素、C 反应蛋白、活性氧、脂质过氧化物和纤溶酶原激活抑制剂等的增加,糖尿病酮症酸中毒及高血糖高渗性综合征纠正后这些炎性介质逐步恢复正常。

5. 当高血糖高渗性综合征发生时,身体出现了什么变化?

高血糖高渗性综合征常发病缓慢,历经数日至数周。高血糖高渗性综合征可能由于血浆胰岛素相对不足,虽不能使胰岛素敏感组织有效利用葡萄糖,却足以抑制脂肪组织分解,不产生酮体。发生高血糖高渗性综合征的部分患者并无昏迷现象发生,部分患者可伴酮症,造成尿糖增高引发渗透性利尿,从而使机体脱水,失钠、钾及其他电解质成分。

6. 糖尿病酮症酸中毒的患者有什么症状？

1型糖尿病，甚至2型糖尿病患者的糖尿病酮症酸中毒常呈急性起病。1型糖尿病患者有自发糖尿病酮症酸中毒的倾向，2型糖尿病患者在一定诱因下也可发生糖尿病酮症酸中毒。在糖尿病酮症酸中毒发病前数天，糖尿病控制不良的症状就已存在，但酮症酸中毒的代谢改变常在短时间内形成，一般小于24小时。有时所有症状可突发，无任何先兆。

糖尿病酮症酸中毒和高血糖高渗性综合征起病前数天可有多尿、烦渴多饮和乏力症状的加重，失代偿阶段出现食欲减退、恶心、呕吐、腹痛，常伴头痛、烦躁、嗜睡等症状，呼吸深、快，呼气中有烂苹果味（丙酮气味）。病情进一步发展，出现严重失水现象，尿量减少、皮肤黏膜干燥、眼球下陷，脉快而弱，血压下降，四肢厥冷；到晚期，各种反射迟钝甚至消失，终至昏迷。

糖尿病酮症酸中毒常见的症状为恶心、呕吐和弥漫性腹痛，但高血糖高渗性综合征患者罕见。

7. 如何诊断糖尿病酮症酸中毒？

血酮体升高（血酮体 ≥ 3 mmol/L），或尿糖和尿酮体阳性 [（++）以上] 伴血糖增高（血糖 > 13.9 mmol/L）；血 pH 值（pH 值 < 7.3）和（或）二氧化碳结合力降低（HCO_3^- < 18 mmol/L），无论有无糖尿病病史，都可诊断为糖尿病酮症酸中毒。

8. 糖尿病酮症酸中毒实验室检查有哪些异常？

（1）血酮：血酮主要以检测 β-羟丁酸为主，其是酮体的主要组成。如条件有限可采用尿酮检测，但其假阳性率高。

（2）阴离子间隙：糖尿病酮症酸中毒是酮酸积聚导致阴离子间隙增加的代谢性酸中毒。阴离子间隙是指血浆中未测定阴离子（UA）与未测定阳离子（HC）的差值，正常值在 7～9 mmol/L。

（3）白细胞计数：大多数高血糖危象患者会发生白细胞计数增高，白细胞计数 > 25.0×10^9/L 则提示体内有感染，需要进一步检查。

（4）血钠：血钠可低于正常水平，血钠下降通常是由于高血糖造成高渗透压，是细胞内水转移至细胞外稀释所致。若高血糖患者血钠浓度增加则提示严重水丢失。血乳糜微粒会干扰血糖和血钠的测定，因此酮症酸中毒时有可能出现假性正常血糖和假性低钠血症。

（5）血钾：胰岛素缺乏及酸中毒使血钾向细胞内转移减少，导致高钾血症。因此，若血钾浓度低于正常，提示患者机体内总钾含量已严重缺乏，对此类患者应进行严密的心电监测并积极补钾治疗。因为随着治疗的进行，血钾会进一步下降且可能导致心律失常。

（6）血淀粉酶：21%～79% 的糖尿病酮症酸中毒患者血淀粉酶升高，这可能非胰腺来源，可能来自腮腺。这时脂肪酶有鉴别意义。仍有少许患者脂肪酶在糖尿病酮症酸中毒时升高。

9. 糖尿病酮症酸中毒的治疗原则是什么？

糖尿病酮症酸中毒的治疗原则为尽快补液以恢复血容量、纠正失水状态，补充胰岛素，降低血糖，纠正电解质及酸碱平衡失调，同时积极寻找和消除诱因，防治并发症，降低病死率。对无酸中毒的糖尿病酮症患者，需适当补充液体和胰岛素治疗，直到酮体消失。

10. 糖尿病酮症酸中毒的补液要注意什么？

（1）第 1 小时输入生理盐水，速度为 15～20 ml/（kg·h）（成人一般 1～1.5 L）。随后补液速度取决于脱水程度、电解质水平、尿量等。

（2）在第一个 24 小时内补足预先估计的液体丢失量，补液治疗是否奏效，要看血流动力学（如血压、心率等）、出入量、实验室指标及临床表现。

（3）当糖尿病酮症酸中毒患者血糖 ≤ 11.1 mmol/L 时，须补充 5% 葡萄糖并继续胰岛素治疗，直至血酮、血糖均得到控制。

（4）若纠正后的血钠正常或升高，则最初以 250～500 ml/h 的速度补充 0.45% 的氯化钠溶液，同时输入生理盐水。若纠正后血钠低于正常，仅输入生理盐水。

11. 高血糖高渗性综合征的患者有什么症状？

高血糖高渗性综合征发病缓慢，经历数日至数周。

临床表现可有：多尿、多饮、多食、体重减轻、呕吐、脱水、虚弱无力、意识模糊，最终陷入昏迷。体格检查可见：皮肤弹性差、心动过速、低血压、精神改变，最终昏迷；还可表现为局灶神经症状（偏盲和偏瘫）及占位性表现（局灶性或广泛性）。

与糖尿病酮症酸中毒相比，高血糖高渗性综合征失水更为严重，神经精神症状更为突出。

12. 糖尿病酮症酸中毒和高血糖高渗性综合征时补液能改善什么？

糖尿病酮症酸中毒和高血糖高渗性综合征均伴有严重失水，其中高血糖高渗性综合征失水更为严重，为迅速扩充血管内外容量和恢复肾脏有效灌注，必须立即补液，包括经口服或鼻饲补液。严重糖尿病酮症酸中毒患者通过单纯补液即可显著降低血糖、降低胰岛素拮抗激素水平及改善胰岛素抵抗。

13. 糖尿病酮症酸中毒或高血糖高渗性综合征补液选择什么液体？

研究表明，应用低渗、等渗及高渗液体对严重糖尿病酮症酸中毒患者进行补液治疗的效果差异并不显著。但低渗液体会引起利尿，因此严重脱水的患者，需采用等渗液体迅速补充血浆及细胞外液容量。

研究表明，对于病情严重的患者，胶体或者晶体溶液治疗对于降低病死率无显著差异。同时，比较了 5% 葡萄糖液和 10% 葡萄糖液输注，显示 10% 葡萄糖输注可显著降低血酮并提高血糖，但对血液 pH 值及 HCO_3^- 无显著效应。

14. 老年或心肾功能不全的糖尿病酮症酸中毒患者，补液需要注意什么？

老年患者或者有心肾功能不全患者，在补液过程中要监测血浆渗透压，并经常对患者的心脏、肾脏、神经系统状况进行评估，以防止补液过快。

15. 糖尿病酮症酸中毒使用胰岛素应注意什么？

皮下注射速效胰岛素与静脉注射胰岛素在轻 - 中度的糖尿病酮症酸中毒患者的预后方面无明显差异，但越来越多的证据推荐将小剂量胰岛素连续静脉滴注方案作为糖尿病酮症酸中毒的标准治疗。

连续胰岛素静脉输注 0.1 U/（kg·h），但对于重症患者，可采用首剂静脉注射胰岛素 0.1 U/kg，随后以 0.1 U/（kg·h）速度持续输注，胰岛素静脉输注过程中需严密监测血糖，根据血糖下降速度调整输液速度以保持血糖每小时下降 3.9 ~ 6.1 mmol/L。

若第一小时内血糖下降不足 10%，或有条件监测血酮时，血酮下降速度 < 0.5 mmol/（L·h），且脱水已基本纠正，则增加胰岛素剂量 1 U/h。当糖尿病酮症酸中毒患者血

糖降至 11.1 mmol/L 时，应减少胰岛素输入量为 0.02 ～ 0.05 U/（kg·h），并开始给予 5% 葡萄糖液。此后需要根据血糖来调整胰岛素给药速度和葡萄糖浓度，使血糖维持在 8.3 ～ 11.1 mmol/L，同时持续进行胰岛素滴注直至糖尿病酮症酸中毒缓解。

16. 糖尿病酮症酸中毒应注意血钾的哪些细节？

在开始胰岛素治疗及补液治疗后，若患者的尿量正常，血钾＜ 5.2 mmol/L 即应静脉补钾，一般在每升输入溶液中加氯化钾 1.5 ～ 3.0 g，以维持血钾在 4 ～ 5 mmol/L。

治疗前已有低钾血症，尿量≥ 40 ml/h 时，在补液和胰岛素治疗同时必须补钾。严重低钾血症可危及生命，若发现血钾＜ 3.3 mmol/L，应优先进行补钾治疗，当血钾升至 3.3 mmol/L 时，再开始胰岛素治疗，以免发生致死性心律失常、心搏骤停和呼吸肌麻痹（表 6）。

表 6 高血糖危象的补钾措施

血清钾 /mmol/L	治疗措施
＞ 5.2	不需额外补钾，1 小时内复查
4.0 ～ 5.2	静脉补液增加氯化钾 0.8 g/（L·h）
3.3 ～ 4.0	静脉补液增加氯化钾 1.5 g/（L·h）
＜ 3.3	优先补钾

17. 怎样纠正糖尿病酮症酸中毒？

推荐仅在 pH 值≤ 6.9 的患者中考虑适当补碱治疗。方法是：$NaHCO_3$（8.5 g）+ KCl（0.8 g）+ 无菌注射用水（400 ml），每小时 200 ml 泵入，滴注时间大于 2 小时；每 2 小时测定一次血 pH 值，直至其维持在 7.0 以上。治疗中加强复查，防止过量。

对于 pH 值为 6.9 ～ 7.1 的糖尿病酮症酸中毒患者，研究发现使用碳酸氢盐对病残率及病死率并无显著影响，对改善心脏及神经功能、降低血糖、缓解酮症酸中毒并无益处，相反还会发生如低钾血症、组织摄氧量减少和中枢神经系统酸中毒等不利影响。

18. 在治疗糖尿病酮症酸中毒时应注意什么？

在治疗糖尿病酮症酸中毒时，还应该注意患者的基础疾病及引起酮症酸中毒的诱因。如休克、感染、心力衰竭和心律失常、脑水肿和肾衰竭等也因积极地治疗，并且在治疗过程中准确记录液体入量及出量、血糖及血酮，根据监测结果及时调整治疗方案及补液量。

19. 哪些指标可以判断糖尿病酮症酸中毒得到有效缓解？

糖尿病酮症酸中毒缓解标准参考如下：血糖 < 11.1 mmol/L，血酮 < 0.3 mmol/L，血清 HCO_3^- ≥ 15 mmol/L，血 pH 值 > 7.3，阴离子间隙 ≤ 12 mmol/L。不可完全依靠监测尿酮值来确定糖尿病酮症酸中毒的缓解，因尿酮在糖尿病酮症酸中毒缓解时仍可持续存在。

糖尿病酮症酸中毒缓解后可转换为胰岛素皮下注射。需要注意的是，为防止糖尿病酮症酸中毒再次发作和反弹性血糖升高，胰岛素静脉滴注和皮下注射之间可重叠 1 ～ 2 h。

20. 糖尿病酮症酸中毒缓解后，治疗方案怎么选择？

当糖尿病酮症酸中毒及高血糖高渗性综合征缓解且患者可进食时，可改为胰岛素皮下注射。已确诊糖尿病的患者可给予糖尿病酮症酸中毒及高血糖高渗性综合征起病前的胰岛素治疗剂量。未用过胰岛素者，可给予 0.5 ～ 0.8 U/（kg·d）胰岛素方案。

21. 如何预防糖尿病酮症酸中毒的发生？

我国的研究结果显示，当随机血糖超过 19.05 mmol/L（血酮 ≥ 3 mmol/L）时，可预警糖尿病酮症酸中毒。良好的血糖控制、预防并及时治疗感染等其他疾病是预防糖尿病酮症酸中毒的关键。对于糖尿病患者来说，长期坚持严格控制血糖是预防酮症酸中毒发生的最有效措施。

22. 糖尿病患者预防高血糖危象的细则有哪些？

（1）糖尿病患者及家属应掌握糖尿病相关基础知识，提高对酮症酸中毒的认识，一旦怀疑出现了酮症酸中毒应及早到医院就诊。

（2）严格遵守胰岛素及降糖药物的治疗方案，不擅自终止或随意调整胰岛素及降糖药物的剂量。

（3）注意血糖、尿糖、尿酮的监测，了解尿量、体重的变化。

（4）遇到手术、妊娠、分娩等应激状态时，应首先使血糖得到良好的控制。

（5）坚持长期、有规律的运动，增强体质，预防感染。如果发生急性病时，特别是严重的感染时，必须尽早治疗。

23. 如何区分糖尿病高渗性高糖状态与酮症酸中毒？

糖尿病高渗性高糖状态与酮症酸中毒的区别见表7。

表7　糖尿病高渗性高糖状态与酮症酸中毒的区别

临床特点	酮症酸中毒	高渗性糖尿病昏迷
糖尿病类型	1型糖尿病（年轻）	2型糖尿病（老年多见），死亡率较高
诱因	中断胰岛素治疗、胰岛素用量不足	使用利尿剂、皮质激素药物和饮水不足等
血糖	常 < 33.3 mmol/L 或稍高	常 > 33.3 mmol/L，可达 66.6 mmol/L
血酮	血酮 ≥ 3 mmol/L	轻度增高或正常
血浆渗透压	正常	升高（320 ～ 430 mOsm/L）
尿酮体	强阳性	弱阳性或阴性
血钠	正常或较低	升高或正常
血 pH 值	< 7.3	> 7.3
血清碳酸氢钠	< 15 mmol/L	> 15 mmol/L
临床主要症状	（1）烦渴，尿量增加，疲倦乏力等，但无明显多食 （2）消化系统症状：食欲缺乏、恶心呕吐、腹痛 （3）呼吸系统表现：呼吸深而快，由于呼吸中枢麻痹状表现和肌无力，呼吸渐浅而缓慢 （4）脱水，神志状态个体差异较大，早期头晕、头痛、精神萎靡，逐渐出现嗜睡、迟钝、腱反射消失至昏迷	（1）起病较慢：患者在发病前几天或前几周常有多尿、多饮等高血糖症状逐渐加重的表现，血糖与血浆渗透逐渐升高 （2）早期呈现糖尿病原有症状逐渐加重，患者表情迟钝，进行性嗜睡，数日后渐进入昏迷状态，中枢抑制 （3）晚期少尿，甚而尿闭，失水极严重，体重通常明显下降，眼球松软。有时体温可上升为40℃以上，可能为中枢性高热，伴以心悸、心动过速、呼吸加速 （4）神经系统症状与糖尿病酮症酸中毒伴昏迷不同，除感觉神经受抑制而神情淡漠、迟钝僵木外，运动神经受累较多

24. 高血糖危象并发症有什么?

高血糖危象发生时,在治疗过程极易发生低血糖、低血钾、高氯性酸中毒、脑水肿及血栓形成。

许多低血糖患者并不会出现出汗、精神紧张、疲劳、饥饿等交感神经反应症状,即未觉察型低血糖。高血糖高渗性综合征患者发生低血糖少见。

低钾血症是糖尿病酮症酸中毒治疗中常见的电解质紊乱。虽然糖尿病酮症酸中毒及高血糖高渗性综合征患者入院时血钾通常是增高的,但经胰岛素治疗纠正酸中毒后,血钾会急剧下降。严重的低钾血症可导致神经肌肉功能障碍和心律失常,甚至引起死亡。

25. 什么是高血糖危象之高氯性代谢性酸中毒?

在糖尿病酮症酸中毒恢复期可出现高氯血症,原因与使用过多的氯化钠有关,这些不正常的生化反应通常短暂而又没有临床意义,除非同时发生急性肾功能衰竭或严重少尿。糖尿病酮症酸中毒治疗期间限制氯离子用量可减轻高氯性代谢性酸中毒程度,但氯离子升高呈自限性,且与有害的临床表现不相关。

26. 高血糖危象中脑水肿的临床表现及产生机制是什么?

脑水肿是糖尿病酮症酸中毒患者非常少见但可致命的并发症,儿童糖尿病酮症酸中毒患者脑水肿发病率 0.3% ~ 1.0%。高血糖高渗性综合征亦可发生脑水肿。

脑水肿的临床表现:头痛、意识障碍、昏睡、躁动、二便失禁、视乳头改变、心动过缓、呼吸骤停。这些症状随着脑疝形成而进展,如病情进展迅速,可不出现视神经乳头水肿。一旦出现昏睡及行为改变等临床症状,病死率很高(> 70%),仅 7% ~ 14% 的患者能够痊愈而不留后遗症。

脑水肿的发病机制尚不完全清楚,可能是由于在糖尿病酮症酸中毒和高血糖高渗性综合征治疗中,脑缺血缺氧和许多炎性介质的产生使脑血流增加,破坏了细胞膜离子转运,进而导致血浆渗透压的改变,使水过多地进入中枢神经系统。治疗过程中血浆渗透压下降过快可能也是原因之一。

为预防脑水肿的发生,逐渐补充丢失的盐及水分是有用的。当糖尿病酮症酸中毒血糖降至 11.1 mmol/L、高血糖高渗性综合征患者血糖达到 16.7 mmol/L 时,要增加葡萄糖输注。高血糖高渗性综合征血糖维持在 13.9 ~ 16.7 mmol/L,直至患者临床表现稳定、神经症状改善。

27. 高血糖危象中血栓形成的原因及预防措施是什么？

高血糖危象导致的炎症及高凝状态，是糖尿病酮症酸中毒及高血糖高渗性综合征发生心脑血管血栓形成的主要原因。弥散性血管内凝血等血栓形成机制是造成高血糖危象预后不良的主要原因之一。低分子量肝素可预防血栓形成，尚无证据表明其安全性及有效性，对于高风险患者仍推荐预防性使用。

28. 如何应对青少年及儿童高血糖危象——脑水肿？

（1）排除由于低血糖诱发。

（2）一旦发现头痛或脉搏变慢等症状时立即给予甘露醇 0.5 ～ 1.0 g/kg（20% 甘露醇 2.5 ～ 5.0 ml/kg，20 分钟内静脉滴注）。

（3）首日限制静脉补液量至总液量的 1/3，72 小时内补足液体总量。

（4）患儿转移至儿科 ICU。

（5）一旦患儿病情稳定，可行头颅 CT 以排除其他诊断（如血栓形成、脑出血或梗死）。

（6）治疗 2 小时需重复同剂量甘露醇。

29. 老年高血糖危象患者的治疗难点在哪里？

老年高血糖危象的治疗措施与成人大致相同。纠正脱水是抢救糖尿病酮症酸中毒及高血糖高渗性综合征的重要措施。老年人普遍存在器官衰退，补液不足、大量胰岛素可促使细胞外液进入细胞内，可引起低血压、休克和肾前性肾功能衰竭，而补液过多过快则可引起肺水肿、心功能不全、全身水肿、肾脏负担加重。

补液首选等渗液体，因低渗液体将进入细胞内而不能补充血管内和细胞外液，并可因血浆渗透压下降过速诱发脑水肿。在纠正脱水状态时，胃肠内补液安全实用。因老年糖尿病酮症酸中毒患者多为 2 型糖尿病，使用胰岛素应注意避免血糖下降过快，否则可能引起低血糖、脑水肿甚至脑疝，危及生命。

老年患者病情多较重，病变器官较多，易合并多脏器功能衰竭，而多脏器功能衰竭常是糖尿病酮症酸中毒的直接原因。因此，在治疗中要尽量改善心、脑、肾等重要脏器的功能，防止其功能损害或衰竭，也是改善预后及抢救成功的重要环节。

30. 连续性肾脏替代治疗可以治疗糖尿病高渗性高血糖状态吗？

连续性肾脏替代治疗：早期给予连续性肾脏替代治疗，能有效减少并发症的出现，减少住院时间，降低患者病死率，其机制为连续性肾脏替代治疗可以平稳有效地补充水分和降低血浆渗透压。另外，连续性肾脏替代治疗可清除循环中的炎性介质、内毒素，减少多器官功能障碍综合征等严重并发症的发生。但连续性肾脏替代治疗治疗糖尿病高渗性高血糖状态仍是相对较新的治疗方案，还需要更多的研究以明确连续性肾脏替代治疗的预后。

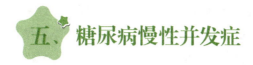

五、糖尿病慢性并发症

（一）糖尿病大血管病变

1. 糖尿病并发症的筛查需做哪些检查？

（1）眼底照相：2 型糖尿病患者在诊断时就应做眼底检查。眼底检查可以使用免散瞳眼底照相机拍摄眼底照片，如异常则转诊至眼科进行进一步评估。

（2）尿微量白蛋白 / 肌酐比值和肾小球滤过率可评估糖尿病肾病的进展。

（3）动脉血管彩超可评估糖尿病大血管病变。

（4）动态心电图、神经电生理检查、音叉、震动觉、10 g 尼龙丝试验均可筛查糖尿病神经病变。

2. 糖尿病并发症如何筛查？

糖尿病视网膜病变、糖尿病肾病和糖尿病神经病变是常见的糖尿病慢性并发症，建议 2 型糖尿病患者每年筛查 1 次这些并发症，1 型糖尿病患者在诊断后 5 年每年筛查 1 次。已经确诊的糖尿病并发症如病情稳定可每 6 个月重新评估 1 次，如病情有变化应立即重新评估，必要时请相关科室会诊。心脑血管疾病及下肢动脉狭窄是糖尿病常见的并发症，如患者出现相关症状应立即进行相应的检查。

3. 哪些实验室指标可以反映糖尿病并发症的严重程度？

（1）尿微量白蛋白与尿肌酐比值和肾小球滤过率联合可以更好地评估糖尿病肾病的严重程度。

（2）如尿酮体阳性，应测定血 β - 羟丁酸、血电解质并进行血气分析检查。

（3）血清 B 型利钠肽水平升高提示有心力衰竭可能。

4. 糖尿病周围神经病变需完善什么检查？

糖尿病周围神经病变查体异常的有：踝反射、针刺痛觉、震动觉、压力觉、温度觉等检查。如以上查体异常，建议进一步行电生理学检查（如神经传导速度测定）及定量感觉测定。

5. 查及尿常规或肾小球滤过率异常者，应进一步做什么检查？

如查及尿常规、尿微量白蛋白 / 肌酐比值或肾小球滤过率异常者，应完善泌尿系统超声检查、24 小时尿蛋白定量，必要时用核素法测定肾小球滤过率。尿常规中红细胞或白细胞增加以及有其他证据提示患者的肾损害可能有糖尿病肾病以外的因素时，应建议患者行肾穿刺活检。

6. 糖尿病患者查及足背动脉搏动减弱应做什么检查？

糖尿病患者查及足背动脉搏动减弱时，需完善下肢动脉彩超、下肢神经电生理检查并测定踝肱指数，必要时行下肢动脉造影术。

7. 糖尿病患者查及足部皮肤有溃疡时应做什么检查？

当糖尿病患者足部皮肤有破溃时，除需完善下肢动脉彩超、下肢神经电生理检查并测定踝肱指数等，还需完善血沉、血常规、降钙素原、局部数字化 X 射线照相等检查，必要时需下肢皮损处组织留取细菌培养。

8. 什么是糖尿病大血管病变？

糖尿病大血管病变主要是指中等或较大的动脉发生粥样硬化，主要累及主动脉、冠状动脉、脑动脉、肾动脉和周围血管等大血管，临床常见疾病是冠心病、脑卒中、下肢动脉硬化和坏疽等。糖尿病患者的大血管并发症患病风险是非糖尿病患者的 2 倍多。约 1/3 的糖尿病患者死于大血管并发症。因此大血管病变的早发现、早诊断、早治疗在糖尿病管理中至关重要。血管造影是大血管病变诊断的金标准，其为有创检查。

糖尿病使心血管疾病发生的危险性增加 2 ~ 4 倍，使大血管病变更严重、更广泛、预后更差、发病年龄更早。

9. 糖尿病性心血管病变的临床症状有哪些？

糖尿病心血管病变主要包括冠心病、心脏自主神经病变、糖尿病性心肌病等疾病。糖尿病冠心病的主要临床表现为：无症状心肌缺血、不典型心绞痛、无痛性心肌梗死、非 Q 波性心肌梗死。主要临床特点为：造影示多支病变，介入治疗预后差，男女性别差异缩小。糖尿病性心肌病是指发生在糖尿病患者中出现的心肌疾病，不能用高血压性心脏病、冠状动脉粥样硬化性心脏病、心脏瓣膜病及其他心脏病来解释的心肌疾病，是糖尿病患者致死的主要原因之一，尤其是 2 型糖尿病患者较其他类型糖尿病死亡率更高。该病在代谢紊乱及微血管病变之基础上引发广泛性心肌坏死灶，出现亚临床的心功能异常，最终进展为心力衰竭、心律失常及心源性休克，重症患者甚至猝死。糖尿病心肌病主要表现为：心力衰竭、心绞痛、心律失常。

10. 糖尿病性脑血管病变的发病特点是什么？

糖尿病性脑血管病在亚洲人群中常见，其中女性发病率明显高于男性，缺血性脑卒中的发病率高于出血性脑卒中。糖尿病相关的脑血管损害具有死亡率、病残率、复发率较高，病情恢复极其缓慢等特点。

11. 糖尿病性周围动脉病变的发病特点是什么？

糖尿病性周围动脉病变的发病有人种的差异，西方人下肢动脉粥样硬化性闭塞更为常见，其中女性发病率明显高于男性。下肢血管病变是糖尿病足发生、发展的基础；肾动脉病变加速了糖尿病肾病的进展；颈内动脉发生粥样硬化使糖尿病视网膜病变的发病率增高，颈动脉病变同脑血管意外的发病率有着密切的关联。

12. 筛查糖尿病性心血管病变的内容有什么?

糖尿病确诊及其后,至少应每年评估心血管疾病的风险因素,评估的内容包括心血管病史、年龄、吸烟、高血压、血脂紊乱、肥胖特别是腹型肥胖、早发心血管疾病的家族史、肾脏损害(尿蛋白排泄率增高等)、心房颤动(可导致卒中)。可以采用"中国缺血性心血管疾病风险评估模式"和弗雷明汉风险评估模型评估 10 年心血管疾病风险。静息时的心电图检查对 2 型糖尿病患者心血管疾病的筛查价值有限。

13. 什么是糖尿病并发脑血管疾病?

糖尿病并发脑血管疾病就是指糖尿病患者出现脑血管疾病。根据疾病的性质可分为缺血性脑血管病和出血性脑血管病两大类。前者有短暂性脑缺血发作、脑梗死。后者又称脑出血,虽然少见但一旦发病,病势危重,变化迅速,主要有头痛、呕吐、昏迷及偏瘫等症状。无论是脑梗死还是脑出血都严重威胁患者的生命安全,是糖尿病患者致死致残的主要原因之一。临床上糖尿病合并脑梗死比脑出血多见。

14. 糖尿病并发脑血管病的特点有哪些?

(1)多为缺血性脑血管病,主要是脑梗死。

(2)起病时间多在清晨。由于清晨血液浓缩,血压常比较高,各种升糖激素往往在清晨升高,所以糖尿病患者的脑血管病多发生在清晨。

(3)糖尿病并发脑血管病常无明显诱因,症状也不典型。轻者可没有任何症状,或仅感觉轻微头痛头晕,只是在行头颅 CT、磁共振扫描时才偶然发现;重者会出现失语,肢体活动无力或活动障碍,可有嗜睡、反应迟钝甚至昏迷。

(4)糖尿病脑血管病复发率高,且每次复发后病情均较以前加重,死亡率加倍。血糖控制不佳是糖尿病患者脑血管病发生和复发的重要因素。

15. 如何防治糖尿病并发脑血管疾病?

全面控制血压、血糖及血脂,戒烟,戒酒,低盐低脂糖尿病饮食,改变过去的不良生活方式。糖尿病在很大程度上来说是一种生活方式病,因此如果不改变致病的生活方式，是不能控制好糖尿病的。除此之外，有规律的运动也是必要的，快走、慢跑、骑自行车等有氧运动均可，每周至少进行 3 次，每次活动时间不少于 30 分钟，并需注意预防低血糖的发生。

16. 哪些糖尿病人群需要筛查脑血管并发症？

建议：年龄＞ 50 岁的糖尿病患者应常规筛查脑血管病。特别是具有吸烟史，合并有高血压、高血脂，或者糖尿病病程＞ 10 年的患者都属高危人群，即使年龄不到 50 岁也应进行筛查。

17. 糖尿病合并心脑血管病变的患者如何综合控制血压？

生活方式干预是控制血压的重要措施，主要包括健康教育，减少钠盐摄入，增加钾摄入，合理膳食，控制体重，不吸烟，少饮酒，增加运动，减轻精神压力，保持心理平衡等。对糖尿病患者血压增高的初始干预方案应视血压水平而定。糖尿病患者如果血压≥ 120/80 mmHg，即应从干预生活方式开始，以预防高血压的发生。血压≥ 140/90 mmHg 者可考虑开始降压药物治疗。糖尿病患者血压≥ 160/100 mmHg 或者高于目标值 20/10 mmHg 时，应立即开始降压药物治疗，并建议应用联合用药方案。

18. 糖尿病合并心脑血管病的患者降压药物如何选择？

降压药物选择时应综合考虑降压疗效，对心、脑、肾的保护作用，安全性和依从性以及对代谢的影响等因素。糖尿病患者降压治疗的获益主要与血压控制本身有关。由于糖尿病患者易出现夜间血压升高，可在 24 小时动态血压评估的基础上指导并调整降压药物的使用，必要时可考虑睡前服药。优选长效制剂，有效、平稳控制 24 小时血压（包括夜间血压与晨峰血压），以减少血压昼夜波动，预防心脑血管事件的发生。

19. 糖尿病大血管病变患者血压控制原则是什么？

糖尿病大血管病变患者目标血压应低于 140/90 mmHg，降压药物选择可尽早启动血管紧张素转化酶抑制剂或血管紧张素 Ⅱ 受体拮抗剂治疗。对于既往有心肌梗死的患者，应该在心肌梗死后持续使用 β 受体阻滞剂至少 2 年。对于病情稳定的糖尿病心脑血管病，降压目标为 < 140/90 mmHg，如能耐受可降至 < 130/80 mmHg。

20. 糖尿病大血管病变患者可选用哪些降压药物？

糖尿病大血管病变常用降压药物分别为血管紧张素转化酶抑制剂、血管紧张素 Ⅱ 受体拮抗剂、钙通道阻滞剂、利尿剂和选择性 β 受体阻滞剂。其中血管紧张素转化酶抑制剂或血管紧张素 Ⅱ 受体拮抗剂在糖尿病合并蛋白尿或慢性肾脏病时为首选药物。

21. 糖尿病患者心脑血管危险如何分层？

糖尿病患者心脑血管患病风险的危险分层主要根据患者是否合并心脑血管疾病而定。心脑血管疾病主要包含：既往有心肌梗死或不稳定型心绞痛、稳定型心绞痛、冠状动脉血运重建术后、卒中和短暂性脑缺血发作以及外周动脉疾病等。既往有明确动脉粥样硬化性心血管疾病病史的糖尿病患者心血管危险分层属极高危，而没有合并心脑血管疾病病史的糖尿病患者心血管危险分层属于高危。

22. 糖尿病合并脑血管病患者如何合理控制血脂？

2 型糖尿病患者的血脂异常主要表现为血甘油三酯、极低密度脂蛋白、游离脂肪酸水平升高，高密度脂蛋白胆固醇水平下降，持续性餐后高脂血症以及低密度脂蛋白胆固醇水平轻度升高，小而密的低密度脂蛋白和小而密的高密度脂蛋白均增加。这些血脂异常是引起糖尿病血管病变的重要危险因素。

降低总胆固醇和低密度脂蛋白胆固醇水平可显著降低糖尿病患者脑血管病发病率和死亡风险，是糖尿病调脂治疗的主要目标，高密度脂蛋白胆固醇的调节是次要干预靶点。

对有动脉粥样硬化性脑血管疾病高风险的 2 型糖尿病人群，在他汀类药物治疗的基础上，若仍有血甘油三酯升高和（或）高密度脂蛋白胆固醇降低，应联用其他调脂药物，有可能进一步降低糖尿病患者的心血管事件发病率及死亡风险。

23. 糖尿病合并脑血管病的患者合理复查血脂的频率是多久？

糖尿病合并脑血管病的患者复查血脂频率如下：糖尿病患者每年至少应检查 1 次血脂（包括总胆固醇、甘油三酯、低密度脂蛋白胆固醇、高密度脂蛋白胆固醇）。启动调脂药物治的患者，4 ～ 12 周须门诊评估患者的依从性和生活方式，复查血脂改变的情况，通过复查血脂了解患者对降脂药的反应，及早发现药物的不良反应，根据需要每 3 ～ 12 个月重复 1 次。

24. 糖尿病大血管病变患者降脂原则是什么？

糖尿病大血管病变患者在进行调脂药物治疗时，依据患者心脑血管疾病风险等级，推荐将低密度脂蛋白胆固醇降至目标值。如果低密度脂蛋白胆固醇基线值较高，现有调脂药物标准治疗 3 个月后，难以使低密度脂蛋白胆固醇降至所需目标值，则可考虑将低密度脂蛋白胆固醇至少降低 50% 以上作为第一步替代目标，逐步使血脂降至目标范围。

25. 糖尿病患者预防大血管病变的血脂控制目标是多少？

对于无其他心血管危险因素且无靶器官损害的糖尿病患者，低密度脂蛋白胆固醇目标值 < 2.6 mmol/L；2 型糖尿病患者年龄 > 40 岁，或合并糖尿病肾脏疾病时，即使低密度脂蛋白胆固醇已达标也应给予中等强度他汀治疗（相当于阿托伐他汀 10 ～ 20 mg）。

糖尿病合并高血压或其他危险因素的患者，低密度脂蛋白胆固醇目标值 < 1.8 mmol/L，如不能达到该目标则至少降低 > 50%。该类人群即使低密度脂蛋白胆固醇已达标也应给予中等强度他汀治疗，若低密度脂蛋白胆固醇未达标，若患者能耐受可加大他汀类药物剂量。

其他危险因素包括：年龄（男性 > 45 岁，女性 > 55 岁），吸烟，高密度脂蛋白胆固醇 < 1.04 mmol/L，体重指数 > 28 kg/m^2，早发缺血性脑心血管病家族史。

26. 糖尿病大血管病变患者甘油三酯升高时如何控制血脂？

在使用他汀类药物后低密度脂蛋白胆固醇达标，但甘油三酯水平升高（ > 2.3 mmol/L）和（或）高密度脂蛋白胆固醇降低（男性 < 1.0 mmol/L，女性 < 1.3 mmol/L）的患者，应强化生活方式干预，优化血糖控制方案。对甘油三酯 > 5.7 mmol/L 的患者，评估继发性原因，应首先考虑应用贝特类药物治疗以减少胰腺炎的风险。足量他汀和（或）低密度脂蛋白胆固醇达标后甘油三酯＞2.3 mmol/L 的患者，可考虑联用贝特类降脂药物。

27. 糖尿病患者的降糖目标是多少？

对多数非妊娠成人糖尿病患者，糖化血红蛋白控制目标是＜7%，病程较短，预期寿命较长（＞15 年），且降糖治疗无明显低血糖发生，超重或肥胖患者，建议更严格的糖化血红蛋白目标（如＜6.5%）。而对于有严重低血糖病史或其他低血糖高危人群，预期寿命有限（＜5 年），病程长（＞15 年），有较多的伴发病，年老、独居，以及执行医嘱有困难，以及尽管实施了糖尿病自我管理教育与支持（DSME），适当的血糖检测或应用了包括胰岛素在内的多种有效剂量的降糖药物，而血糖仍难达标的患者，较宽松的糖化血红蛋白目标（如＜8.5%）或许是合理的。该类人群应该尽量避免出现低血糖。宽松血糖管理应避免高血糖症状，不能增加感染和高血糖危象的风险。

28. 糖尿病大血管病变患者抗血小板聚集治疗临床获益如何？

目前阿司匹林抗血小板聚集对心脑血管事件二级预防的有效性已有共识，阿司匹林对心脑血管疾病高风险患者有低到中等程度获益，但阿司匹林在一级预防中心血管获益较小，且可能增加出血风险，提示阿司匹林抗血小板聚集对于糖尿病患者心血管事件一级预防的使用应慎重。

29. 糖尿病合并脑血管病变患者何时启动抗血小板聚集治疗？

目前对于阿司匹林一级预防的推荐为年龄≥50 岁且合并至少 1 项主要危险因素（如早发心脑血管疾病家族史、高血压、血脂异常、吸烟或慢性肾脏病 / 蛋白尿），且无出血高风险时，可使用阿司匹林抗血小板聚集。在心脑血管疾病二级预防中，推荐糖尿病患者单独或联合使用小剂量阿司匹林，氯吡格雷可作为替代药物。因此若诊断有心脑血管疾病，在无禁忌证（如消化道出血）时，应立即使用阿司匹林抗血小板聚集。

30. 糖尿病大血管病变患者什么时候使用硫酸氢氯吡格雷片？

二磷酸腺苷（P2Y12）受体拮抗剂的代表药物为硫酸氢氯吡格雷片其主要作

用仍然是抗血小板聚集，功效和阿司匹林类似，但其胃肠道反应明显减轻。当糖尿病大血管病变患者出现阿司匹林过敏时，需应用氯吡格雷（75 mg/d）作为二级预防。急性冠状动脉综合征患者需应用 1 种二磷酸腺苷受体拮抗剂与阿司匹林联用至少 1 年，延长可能获益更多。证据支持非经皮冠状动脉介入治疗患者应用替格瑞洛或氯吡格雷或普拉格雷。糖尿病合并心肌梗死病患者，替格瑞洛加阿司匹林可以显著减低缺血性事件，包括心血管病和冠心病的死亡风险。

31. 生活方式干预糖尿病患者预防心脑血管病的发生需注意什么？

（1）建议所有糖尿病患者不要吸烟或使用烟草产品（如电子烟）。

（2）推荐每天的总脂肪供能 < 35%，饱和脂肪酸供能 10%，单不饱和脂肪酸供能 > 10%，膳食纤维摄入量 > 40 g/d。强调蔬菜、水果和全谷类摄入的饮食模式，包括低乳制品、家禽、鱼、豆类、非热带菜籽油和坚果；限制甜食、含蔗糖饮料和红肉的摄入。氯化钠摄入量 ≤ 6.1 g/d，进一步将氯化钠摄入量降低至 5 g/d，可获得更大程度的血压下降。

（3）对于饮酒者，比较合理的酒精摄入量为男性 ≤ 20 g/d，女性 ≤ 10 g/d。不建议补充维生素或微量营养素来降低动脉粥样硬化性心血管疾病的风险。

（4）建议所有患者减少静坐时间，尤其是避免长时间的静坐（> 90 分钟）。建议每周进行 150 分钟中等强度的活动。建议进行有氧运动和抗阻训练，如二者结合更好。

32. 糖尿病合并脑卒中的患者如何锻炼？

糖尿病合并缺血性卒中或短暂性脑缺血发作患者，如能参加体力活动，可以考虑每周进行 1 ～ 3 次，每次 40 分钟中等强度的有氧运动，以减少卒中风险因素。对于缺血性卒中后残疾的患者，锻炼时应该有医疗保健专家指导，至少在运动计划开始时要接受指导。

33. 什么是糖尿病下肢动脉病变？

糖尿病下肢动脉病变表现为下肢动脉的狭窄或闭塞。与非糖尿病患者相比，糖尿病患者更常累及股深动脉及胫前动脉等中小动脉。其主要病因是动脉粥样硬化，但动脉炎和栓塞等也可导致下肢动脉病变，因此，糖尿病患者下肢动脉病变通常是指下肢动脉粥样硬化性病变。

34. 糖尿病下肢动脉病变的临床表现有哪些?

糖尿病下肢动脉病变在起病早期无明显临床症状,随着病变进展,患者可有下肢间歇性跛行,进一步进展为静息痛,脚趾端出现坏疽。下肢可表现为皮肤营养不良,肌肉萎缩,皮肤干燥,弹性差,皮温下降,色素沉着,肢端动脉搏动减弱或消失等。

35. 哪些人群应该筛查下肢动脉粥样硬化性病变?

推荐 50 岁以上的糖尿病患者,应该常规进行下肢动脉粥样硬化性病变的筛查。伴有下肢动脉粥样硬化性病变发病危险因素(如合并心脑血管病变、血脂异常、高血压、吸烟或糖尿病病史 5 年以上)的糖尿病患者应该每年至少筛查 1次。对于有足溃疡、坏疽的糖尿病患者,不论其年龄是否在 50 岁以上,都应该进行全面的动脉病变检查及评估。

36. 哪些方法可以筛查糖尿病下肢动脉病变?

筛查糖尿病下肢动脉病变方法有很多,如动脉触诊、下肢动脉彩超、踝肱指数和趾肱指数、经皮氧分压测定、血管内造影及 CT 血管成像。

37. 动脉触诊筛查对于糖尿病下肢动脉病变的必要性?

动脉触诊可选取双下肢踝部动脉搏动触诊及股动脉杂音听诊检查,对于诊断或排除糖尿病下肢动脉病变的准确率高达 93.8%;若双下肢踝部动脉搏动正常以及听诊未发现股动脉杂音,则排除糖尿病下肢动脉病变的特异性和阴性预测值分别高达 98.3% 和 94.9%。如果患者无下肢缺血症状,无阳性体征,动脉搏动正常,则可排除糖尿病性下肢动脉病变,但如果有某一项可疑或患者要求进一步检查,均应该进行踝肱指数及彩超检查。

38. 如何运用经皮氧分压测定筛查糖尿病下肢动脉病变?

经皮氧分压作为一项无创检测下肢动脉缺血的方法,对检测糖尿病下肢血管病变程度具有一定的临床意义。根据经皮氧分压检测结果将双下肢血管情况分为两级:1 级为经皮氧分压 > 40 mmHg 提示血管正常;2 级为经皮氧分

压 < 40 mmHg 提示血管缺血病变。经皮氧分压 < 40 mmHg 有 3% 需要截肢。经皮氧分压 < 34 mmHg 的糖尿病足患者有 9.7% 需要行截肢术，经皮氧分压为 20 ～ 34 mmHg 可在远心端截肢，其敏感性为 88.2%、特异性 84.6%，经皮氧分压 < 20 mmHg 选择在肢体近心端进行截肢。

39. 运用血管超声筛查糖尿病下肢动脉病变有哪些优缺点？

血管超声检查对糖尿病下肢动脉病变的诊断具有重要意义。因其具有简便、重复性好、价格低廉等优点，所以易为患者接受。彩超可以观察动脉血管内径、中膜厚度、斑块大小、管腔狭窄或闭塞情况，同时还能显示动脉血流充盈情况及血流速度。当彩超提示管腔狭窄、血流明显充盈缺损或动脉已闭塞时，则可诊断糖尿病下肢动脉病变。但彩超检查空间分辨率较差，倾向于高估血管的狭窄程度、不能对糖尿病下肢血管的整体结构及血供进行评价。

40. 运用数字减影血管造影技术诊断糖尿病下肢动脉病变有哪些优缺点？

数字减影血管造影是诊断血管病变的金标准，也是了解血管闭塞部位、程度及范围不可缺少的检查手段，在下肢血管病变的诊断中一直占据主导地位。数字减影血管造影技术不仅能明确下肢血管病变的部位及严重程度，还能为介入手术操作提供指导。但因其是有创操作，故临床使用受限。

41. 运用计算机断层动脉造影技术筛查糖尿病下肢动脉病变有哪些优缺点？

计算机断层动脉造影术是诊断糖尿病下肢动脉病变常用的无创性检查，可以为糖尿病下肢动脉病变的诊断、治疗提供可靠依据。计算机断层动脉造影图像可以清晰地显示斑块的分布、形态及血管的狭窄程度，且为无创性操作在临床上应用广泛。

42. 运用磁共振动脉造影技术筛查糖尿病下肢动脉病变有哪些优缺点？

磁共振动脉造影技术也是糖尿病下肢动脉病变常用的无创性诊断方法。因为其存在湍流，磁共振动脉造影会高估血管狭窄的程度。体内有起搏器、除颤器等铁磁性金属植入物患者不适合行磁共振动脉造影。但随着起搏器与除颤器采用的高分子材料的进步，部分起搏器与除颤器并不受影响。

43. 如何诊断糖尿病下肢动脉病变?

诊断依据：①符合糖尿病诊断；②存在下肢动脉狭窄或闭塞的临床表现；③如果患者静息踝肱指数 ≤ 0.90，无论患者有无下肢不适的症状，都应该诊断糖尿病下肢动脉病变；④运动时出现下肢不适且静息踝肱指数 ≥ 0.90 的患者，如踏车平板试验后踝肱指数下降 15% ~ 20% 或影像学提示血管存在狭窄，应该诊断糖尿病下肢动脉病变；⑤患者多普勒超声、计算机断层动脉造影、磁共振动脉造影和数字减影血管造影检查下肢动脉有狭窄或闭塞病变；⑥如果患者静息踝肱指数 < 0.40 或踝动脉压 < 50 mmHg 或趾动脉压 < 30 mmHg，应该诊断为严重肢体缺血。

44. 糖尿病下肢动脉病变的治疗目标是什么?

糖尿病下肢动脉病变是糖尿病足的发病基础和条件。预防缺血导致的溃疡和肢体坏疽，预防截肢或降低截肢平面，改善间歇性跛行患者的功能状态是糖尿病下肢动脉病变的最终治疗目标。

45. 糖尿病下肢动脉病变患者需要戒烟吗?

糖尿病下肢动脉病变患者当然需要戒烟。吸烟是下肢动脉病变的重要危险因素。所有吸烟的患者，应得到积极的戒烟辅导，并实施规范的戒烟计划。戒烟可在专科医师指导下进行。戒烟也要讲科学，否则很容易失败。

46. 糖尿病下肢动脉病变可以步行锻炼吗?

糖尿病下肢动脉病变往往容易出现间歇性跛行，也就是走路一段时间，小腿酸痛无力。越是这种情况，越是建议步行锻炼。平板运动或走路，强度达到引发小腿酸痛无力后休息，每次 30 ~ 45 分钟，每周至少 3 次，坚持 3 个月，能显著增加步行距离和行走时间，而且很安全，不增加不良事件。

47. 防治糖尿病下肢动脉病变包括哪些部分?

糖尿病性下肢动脉粥样硬化性病变的规范化防治包括 3 个部分。一级预防：防止或延缓糖尿病下肢动脉病变的发生。二级预防：缓解症状，延缓糖尿病下肢动脉病变的进展。三级预防：血运重建，降低截肢和心血管事件发生。

48. 糖尿病下肢动脉病变的一级预防是什么？

糖尿病下肢动脉病变的一级预防是通过筛查糖尿病下肢动脉粥样硬化性病变的高危因素，并给予下肢动脉粥样硬化性病变相关知识的教育，及早纠正不良生活方式（如戒烟、限酒、控制体重等），在专科医师指导下适度运动，严格控制血糖、血压、血脂，有适应证者给予抗血小板聚集治疗。

49. 糖尿病下肢动脉病变的二级预防是什么？

糖尿病下肢动脉病变的二级预防是在一级预防的基础上，对于有症状的下肢动脉粥样硬化性病变患者，建议应用小剂量阿司匹林，剂量为 75～100 mg/d。对于足部皮肤完整的缺血性糖尿病下肢动脉病变患者，指导患者进行运动康复锻炼，最有效的运动为平板运动或走路，强度达到引发间歇性跛行后休息，每次 30～45 分钟，每周至少 3 次，时间至少持续 3～6 个月。给予相应的抗血小板聚集药物、他汀类调脂药及血管扩张药物治疗，可以改善患者的下肢运动功能。

50. 糖尿病下肢动脉病变的三级预防是什么？

糖尿病下肢动脉病变的三级预防主要针对的人群是慢性严重肢体缺血患者。慢性严重肢体缺血患者往往表现为静息痛、坏疽、溃疡不愈合，且具有极高的截肢和心血管死亡风险，血管病变主要是股腘动脉闭塞。根据缺血持续时间分为急性（≤2 周）和慢性（＞2 周），以慢性更为常见。由于慢性严重肢体缺血患者血管重建术后 3 年累积截肢或死亡率高达 48.8%，远高于间歇性跛行患者（12.9%），因此，其临床治疗目标包括降低心血管事件发生及死亡率、缓解肢体疼痛、促进溃疡愈合、保肢及提高生活质量。

51. 糖尿病下肢动脉病变患者出现间歇性跛行怎么办？

对于出现间歇性跛行的患者，除有效的行走锻炼外，尚需使用血管扩张药物。由于多数有下肢动脉粥样硬化的糖尿病患者往往合并周围神经病变，这些患者常缺乏下肢动脉粥样硬化的临床症状，因此，对糖尿病患者常规进行下肢动脉粥样硬化筛查至关重要。

52. 有哪些药物可以治疗糖尿病下肢动脉病变？

糖尿病下肢动脉病变的治疗除合理管控血糖、血压、血脂等因素外，还可根据情况给予抗血小板聚集、抗凝、合理使用扩血管药物等治疗方案。目前认为对于轻 – 中度的糖尿病下肢动脉病变患者可延缓病变进展、改善临床症获、提高生活质量，而严重肢体缺血内科治疗无效的患者应积极考虑血管重建治疗。

53. 糖尿病下肢动脉病变的抗血小板聚集治疗如何进行？

建议所有糖尿病下肢动脉病变患者，都应该接受阿司匹林或氯吡格雷抗血小板治疗，推荐剂量为每日阿司匹林 75 ~ 325 mg 或氯吡格雷 75 mg 口服。目前双联抗血小板治疗证据尚不充分。二磷酸腺苷受体拮抗剂氯吡格雷可作为阿司匹林的一种替代药物，新型抗血小板制剂替格瑞洛（ticagrelor）是一种口服活性的二磷酸腺苷受体阻滞剂，在降低主要心血管不良事件方面并不优于氯吡格雷，而在大出血风险方面两者相似。

54. 糖尿病下肢动脉病变抗血小板治疗患者有哪些获益？

首先规范进行抗血小板聚集治疗能降低糖尿病下肢动脉病变患者的死亡率和心血管事件、卒中发病率，尤其是在有症状的糖尿病下肢动脉病变患者进行抗血小板治疗临床获益显著。长期抗血小板治疗可提高周围动脉旁路术或血管重建术患者血管的通畅率，因此成为动脉血管重建手术后患者的标准用药。

55. 糖尿病下肢动脉病变的抗凝治疗如何进行？

由于糖尿病下肢动脉病变患者常合并冠心病，是糖尿病的高危患者。糖尿病下肢动脉病变合并房颤的患者，建议长期使用口服抗凝治疗。抗凝药物治疗主要用于血运重建如腔内治疗或旁路术，如果出血风险较低而存在支架或移植物闭塞风险者，应给予口服抗凝血药物如华法林、利伐沙班联合阿司匹林或氯吡格雷，至少 1 个月。小样本量研究数据显示：小剂量利伐沙班（2.5 mg/ 次，每日 2 次）联合阿司匹林（100 mg/d）治疗，可明显减少心血管事件和肢体相关事件，尽管出血风险增加，但致死或重要器官的出血事件并没有较单用阿司匹林治疗增加，提示小剂量利伐沙班联合阿司匹林是治疗糖尿病下肢动脉病变的新策略，具有重要临床意义。

56. 治疗糖尿病下肢动脉病变的扩血管药物有哪些？

目前治疗糖尿病下肢动脉病变临床常用的血管扩张药包括西洛他唑、前列地尔注射液、贝前列素钠、盐酸沙格雷酯、萘呋胺、丁咯地尔和己酮可可碱等。

57. 糖尿病下肢动脉病变患者如何使用西洛他唑？

西洛他唑通过抑制细胞的磷酸二酯酶（特别是对磷酸二酯酶Ⅲ的抑制）活性实现其扩血管作用，可显著改善间歇性跛行患者的临床症状，增加间歇性跛行患者的正常步行距离，但并不明显减少心血管死亡风险；可降低外周血管介入术后目标病变血管再狭窄和血管重建风险，因此可作为外周血管介入治疗后的辅助治疗。推荐用法：在无心功能不全的情况下，西洛他唑 50 ～ 100 mg/ 次，每日 2 次。

58. 糖尿病下肢动脉病变患者如何使用己酮可可碱？

己酮可可碱为二甲基黄嘌呤类衍生物，具有扩张外周血管的作用，可降低血液黏度，从而改善血液的流动性，增加血流量，改善外周组织的血流量。每日静脉输液 1 ～ 2 次，每次用量不超过 0.2 g，每日最大剂量不超过 0.4 g。

59. 糖尿病下肢动脉病变患者如何使用前列腺素类药物？

前列腺素类药物中以脂微球前列地尔注射液的疗效和耐受性最好，是目前治疗糖尿病下肢动脉病变最主要的药物。但对于严重肢体缺血患者，前列腺素对缓解疼痛和溃疡愈合的益处很小，对于截肢的发生率及心血管死亡率没有影响。口服贝前列素钠治疗能改善糖尿病性周围血管病变患者下肢的主观症状，如烧灼样感觉、冷感觉、水肿、劳力性疼痛、针刺样疼痛及感觉异常。推荐用法：开始给予脂微球前列地尔注射液，剂量根据患者病变严重程度推荐为 10 μg/ 次，每日 1 ～ 3 次，静脉推注，疗程 14 ～ 21 天；然后序贯给予贝前列素钠口服，20 ～ 40 μg/ 次，每日 2 ～ 3 次。

60. 糖尿病下肢动脉病变患者如何使用盐酸沙格雷酯？

盐酸沙格雷酯对血小板以及血管平滑肌的 5- 羟色胺 2（5-HT2）受体具有特异性拮抗作用，从而抑制 5- 羟色胺导致的血小板凝聚，抑制血管收缩和平滑肌细胞增殖，改善微循环障碍。盐酸沙格雷酯治疗下肢血管病变，能减少患者溃疡面积，增加踝肱指数、足背动脉血流量及无痛行走距离。推荐用法：盐酸沙格雷酯 100 mg/ 次，每日 2 ～ 3 次。

61. 糖尿病下肢动脉病变患者严重肢体缺血时表现有什么？

糖尿病下肢动脉病变患者严重肢体缺血的临床表现为：静息痛、坏疽、溃疡不愈合，且具有极高的截肢风险和心血管死亡风险，血管病变主要是股、腘动脉闭塞。根据缺血持续时间分为急性（＜ 2 周）和慢性（＞ 2 周），而以慢性更为常见。

62. 糖尿病下肢动脉病变患者严重肢体缺血时治疗目标是什么？

糖尿病下肢动脉病变患者肢体缺血时临床治疗目标包括：降低心血管事件发生率及死亡率、缓解肢体疼痛、促进溃疡愈合、保肢及提高生活质量。

63. 糖尿病下肢动脉病变患者严重肢体缺血时治疗措施有什么？

（1）及时的血运重建如外科旁路术和腔内手术是治疗严重肢体缺血的主要手段，是改善症状和保肢的有力措施之一。

（2）止痛：在疼痛科指导下予足量的止痛药以缓解疼痛，给药方案遵循一般止痛治疗的阶梯治疗原则，从对乙酰氨基酚等非甾体抗炎药开始，如无效可尝试阿片类止痛药。药物难以缓解时可采用腰交感神经阻断术，但目前并没有设计较好的随机对照研究证明其疗效，因此在临床应用时应该慎重考虑；或者应用脊髓刺激术治疗下肢缺血疼痛效果较好。

（3）综合性治疗：包括使用阿司匹林、他汀类药物治疗，戒烟和控制血压、血糖等，可减少肢体相关症状和严重不良反应事件发生。

（4）高压氧治疗：通过高压氧增加组织供氧，减轻疼痛，但高压氧治疗并不能促进糖尿病下肢难愈性溃疡的愈合及降低截肢风险。

（5）干细胞治疗：国内外已有一些研究报道了对缺少动脉流出道、无法进行动脉旁路移植或介入治疗的患者以及本身不能够耐受手术创伤的下肢缺血的患者进行自体干细胞移植，并取得了初步的疗效，可作为"无治疗选择"糖尿病下肢动脉病变患者的一种有希望的治疗手段。

（6）截肢：对于不能耐受血运重建、有血运重建禁忌证和治疗无效的患者，经药物治疗后仍疼痛明显、肢体难以愈合且坏死面积较大者，感染中毒症状严重危及生命者，可采取截肢治疗以挽救生命。

64. 糖尿病性心脏病是什么？

糖尿病性心脏病是指糖尿病患者并发或者伴发的心脏病，包括心血管自主神经病变、糖尿病合并冠心病、糖尿病性心肌病等，与糖尿病患者血糖控制不好引起的大血管、微血管及神经病变密切相关。

65. 糖尿病性冠心病是什么？

糖尿病性冠心病是糖尿病重要大血管病变并发症之一，是指糖尿病后出现的冠状动脉病变所致的心脏病。糖尿病患者往往表现出包括高血糖、高胰岛素、血脂紊乱及凝血系统异常在内的多种代谢异常，这些因素在冠心病的发生发展中发挥了很大的促进作用。

66. 糖尿病冠心病的发病率高不高？

与普通人群相比，糖尿病患者冠心病发病率较高，发病年龄提前。流行病学调查显示，诊断糖尿病人群心血管病的发病年龄比非糖尿病患者提前5～10年，糖尿病人群冠心病的发生率比非糖尿病患者高2～4倍。许多肥胖2型糖尿病患者年纪轻轻便诊断为患高血压、冠心病，甚至因急性心肌梗死而导致猝死。

67. 糖尿病患者合并冠心病时应注意什么？

与普通冠心病患者相比，糖尿病患者合并冠心病时，其病情更加复杂，具有病情隐匿性强、治疗难度更大的特点。因此，糖尿病患者即使没有心血管病相应症状，也要定期到医院体检（如测血糖、血脂、血压、心电图、心脏超声等），做到早期发现、早期干预。在治疗上，应采取生活方式干预与药物治疗相结合，除了要合理控糖之外，还要全面控制各种心血管危险因素，包括降压、调脂、减肥、戒烟等。

68. 糖尿病性心肌病是什么？

糖尿病性心肌病作为糖尿病的并发症之一，是糖尿病患者发生的特异性心肌病变，糖尿病性心肌病的发病机制尚未完全阐明，代谢紊乱、微血管病变、心肌间质纤维化、心脏自主神经病变等均可能参与其发生发展。

69. 糖尿病性心肌病有哪些特征？

心力衰竭为糖尿病性心肌病的主要临床表现。早期多有劳力性呼吸困难，表现为体力劳动时喘气和易疲劳，或发生胸闷、心绞痛，但典型心绞痛并不多见，绝大多数为持续性顽固性胸闷等。心肌病进展时，临床表现与大多数典型扩张型心肌病的心衰表现相似，如疲乏、呼吸困难、端坐呼吸、胸痛、心悸、下肢水肿等。

70. 糖尿病性心肌病为什么病情较重？

因为糖尿病性心肌病患者冠状动脉微血管的病变较重。糖尿病是动脉粥样硬化性心血管疾病的重要危险因素，不仅会损伤大的冠状动脉，对中小冠状动脉和微冠状动脉都会有严重的损伤，所以心肌的供血较其他原因引起的冠心病可能更为严重，从而导致心肌细胞的功能受到的损伤更重。

（二）糖尿病骨病

1. 糖尿病性骨关节病是什么疾病？

糖尿病性骨质疏松与糖尿病性骨关节病是临床上常见的糖尿病慢性并发症。通常认为 1 型糖尿病和 2 型糖尿病均与骨折风险增加相关。然而，目前对糖尿病性骨关节病的病理生理机制却知之甚少，并且骨骼脆性增加是否为糖尿病合并症或并发症仍在争论中。糖尿病骨病早期表现为骨质疏松，而无特殊的临床症状和体征。在糖尿病确诊之前难以发现，往往容易误诊、漏诊。因此，认识糖尿病患者出现的骨关节临床表现有重要意义。

2. 糖尿病性骨关节病的病因是什么?

糖尿病性骨关节病由多种原因引起,包括①骨代谢:糖尿病患者骨量丢失主要是由于胰岛素缺乏,钙、磷、镁代谢障碍及维生素 D 合成减少所致。②周围神经病变:糖尿病性骨关节病患者大部分并发神经病变,糖尿病神经病变引起感觉减弱或消失,关节运动反射控制障碍,对疼痛和本体感觉减弱或完全消失。③在关节负荷过度的情况下易造成多种损伤。④血管病变:糖尿病性微血管病变影响关节营养供给,造成骨关节营养障碍,易受理化损伤及感染。

3. 如何确诊是否有糖尿病性骨关节病?

当完善骨关节 X 线片后提示:如骨皮质变薄、骨小梁变细而疏,数目少呈栅栏状垂直排列,骨密度减少,骨量减少,透亮区加大,关节软骨破坏,关节间隙变窄或消失,趾骨远端吸收改变,糖尿病性骨关节病诊断可成立;糖尿病患者出现关节摩擦感及摩擦音,关节韧带松弛或有半脱位,可有关节腔积液和感染的表现则需要考虑糖尿病性骨关节病。

4. 糖尿病性骨质疏松有哪些症状?

糖尿病性骨质疏松早期无任何临床症状,故早期诊断较为困难,易被忽略,而后期又容易发生骨折,影响患者的生活质量。如何预防及早期诊断糖尿病性骨质疏松是改善患者生存质量的关键。突然疼痛、局部腰痛或查体中脊柱压痛提示可能存在椎体骨折。跌倒后严重的髋关节疼痛、髋关节肿胀、不能行走提示可能存在髋部骨折。

5. 糖尿病性骨质疏松如何干预?

推荐糖尿病性骨质疏松患者增加营养以及改善生活方式以降低骨折风险。一般推荐摄入适量钙剂(1 000 ~ 1 200 mg/d)和维生素 D(800 ~ 1 000 IU/d),加强运动,以及改善家庭环境预防跌倒。糖尿病合并骨质疏松的糖化血红蛋白目标值与无骨质疏松的糖尿病患者类似。老年糖尿病患者尤其应避免严重低血糖的发生。

此外,可选择对骨代谢影响较小的降糖药物,慎用噻唑烷二酮类药物。另外,可选择抗骨质疏松药物治疗糖尿病相关骨骼病变。

6. 糖尿病肩－手综合征有哪些症状？

糖尿病肩－手综合征见于身高正常的青少年 1 型、成年 1 型或 2 型糖尿病患者。糖尿病患者中的发病率为 8% ～ 53%。其发病与性别和胰岛素用量无关，与代谢控制的关系不明。临床上患者常诉手无力、僵硬和灵活性下降。手部皮肤常变厚和变紧，呈蜡样改变。有时手部小关节出现反复发作性腱鞘炎，活动受限。

7. 糖尿病肩－手综合征如何干预？

治疗糖尿病肩－手综合征方法包括动态夹板疗法和增加活动范围的运动疗法。局部治疗效果不佳的患者采用阿司匹林、非甾体消炎药或阿片类药物，对控制疼痛和僵硬有一定效果。

8. 糖尿病神经性骨关节病有哪些症状？

糖尿病神经性骨关节病通常也称"夏科氏关节病"，这种关节病变常发生在病程长且并发高血压、蛋白尿和视网膜病变的患者。病变主要累及足部，其次是踝部和膝部，很少累及上肢远端关节。最常见的表现为单侧无痛性足部肿胀，也可能表现为发热和红斑。通过综合治疗措施：如减少创伤、保持肌力、穿着合适的鞋子、定期的皮肤趾甲检查和避免感染对该病的治疗有一定的帮助。

9. 粘连性肩关节囊炎症状有哪些？

粘连性肩关节囊炎表现出关节囊变厚并与肱骨头粘连，关节镜检查显示盂肱关节容积明显变小，关节周围组织对 99mTc－亚甲基二膦酸盐摄入增加，说明存在炎症反应。症状可在 3 年内自愈，也可能再发。

10. 粘连性肩关节囊炎如何干预？

推荐粘连性肩关节囊炎患者进行早期的体育锻炼、热疗以及超声疗法，对患者关节恢复有一定帮助。物理治疗的同时止痛很重要，可选择非甾体消炎药止痛，偶可使用阿片类药物。有时需要在全麻下行肩部按摩。

（三）糖尿病神经病变

1. 什么是糖尿病神经病变?

糖尿病神经病变是 1 型糖尿病和 2 型糖尿病最为常见的慢性并发症，约 50% 的糖尿病患者最终会发生远端对称性多发性神经病变，其次是自主神经病变。糖尿病神经病变的病因和发病机制尚未完全阐明，目前认为主要与高血糖、脂代谢紊乱以及胰岛素信号通路异常所导致的一系列病理生理变化相关，最终导致神经元、神经胶质细胞、血管内皮细胞等发生不可逆性损伤，导致糖尿病神经病变的发生。

2. 糖尿病神经病变有哪些分类？

糖尿病神经病变主要包括弥漫性神经病变、单神经病变、神经根（丛）病变。其中弥漫性神经病变又分为远端多发性对称性神经病变和自主神经病变。单神经病变分为多发性单神经炎和单颅神经病变或周围神经病变。神经根（丛）病变又分为神经丛神经病变和胸神经根病变。

3. 持续高血糖损害中枢神经有什么表现?

在中枢神经系统中，持续高血糖可损伤大脑、小脑、脑干、脊髓运动神经元及其神经纤维等，引发共济失调、癫痫、认知功能障碍等表现，称为糖尿病中枢神经病变。

4. 糖尿病持续高血糖损害周围神经有什么表现?

持续高血糖还会造成周围神经功能障碍，引起双侧肢体疼痛、麻木、感觉异常等，甚至出现肌无力和肌萎缩。也有部分患者出现面瘫、眼球固定、面部疼痛等局灶性单神经病变。

5. 持续高血糖损害自主神经有什么表现?

自主神经是周围神经系统的重要组成部分。自主神经病变可累及心血管、消化、呼吸、泌尿生殖等系统。心血管自主神经病变表现为直立性低血压、晕厥、无痛性心肌梗死等，消化系统自主神经病变表现为吞咽困难、上腹饱胀、便秘、腹泻等，泌尿生殖系统自主神经病变可引起性功能障碍、尿失禁、尿潴留等。另外，糖尿病自主神经病变还可造成体温调节紊乱和泌汗异常。

6. 糖尿病累及心血管自主神经有什么症状？

当心血管自主神经受高血糖损害时，主要表现为静息性心动过速、直立性低血压、晕厥、冠状动脉舒缩功能异常、无痛性心肌梗死、心脏停搏或猝死等。可以采用心血管反射试验、心率变异性及体位变化时血压测定、24小时动态血压监测等辅助诊断。

7. 糖尿病并发心血管自主神经病变有什么危害？

研究表明，糖尿病心血管自主神经病变与无痛性心肌缺血显著相关，危害也最大，容易延误心血管疾病（致死或非致死性心肌梗死）的治疗，导致严重后果。当糖尿病患者有不明原因的疲劳、意识混乱、水肿、恶心、呕吐、大汗淋漓、心律失常、咳嗽或呼吸困难，均应想到无痛性心肌缺血的可能，应及时就诊。

8. 糖尿病累及消化系统自主神经有什么症状？

当消化系统自主神经受高血糖损害时，主要表现为吞咽困难、呃逆、胃轻瘫、便秘及腹泻等。在诊断胃轻瘫之前需排除胃出口梗阻或其他器质性原因。胃电图、测定胃排空的闪烁图扫描（测定固体和液体食物排空的时间）等有助于诊断。碳–13尿素呼气试验作为无创、简便和可靠的评价胃排空的手段，与放射性核素法具有较好相关性。

9. 糖尿病累及泌尿系统自主神经有什么症状？

当泌尿系统自主神经受高血糖损害时，主要表现出膀胱功能障碍，可见排尿障碍、尿失禁、尿潴留、尿路感染等。通过超声检查可判定膀胱容量、残余尿量等，有助于诊断糖尿病神经源性膀胱。

10. 糖尿病累及生殖系统自主神经有什么症状？

当生殖系统自主神经受高血糖损害时，主要表现出性功能障碍。在男性可导致勃起功能障碍和（或）逆向射精、阴茎无射精，在女性表现为性欲减退、性交疼痛、月经紊乱等。对于勃起功能障碍应进行性激素水平测定，排除性腺机能减退。此外，还应排除药物及其他原因导致的病变。

11. 糖尿病累及体温调节自主神经有什么症状？

体温调节是个复杂的过程，目前认为由中枢神经系统和体液调节系统共同参与，当高血糖损害相关神经元时，可出现以泌汗障碍和体温调节异常为主要表现的症状。泌汗障碍表现为汗液分泌异常，下半身少汗甚至无汗，上半身则因为代偿而出现畏热和多汗的情况；血管舒缩功能不稳定，体温调节异常，表现为肢体过冷，以下肢及足部尤为明显。因上述原因，患者可出现皮肤干燥，弹性减退，手足干燥开裂，并容易继发感染，还可有指 / 趾甲营养不良等。

12. 糖尿病累及其他自主神经有什么症状？

当支配内分泌腺体的自主神经发生病变时，患者可出现对低血糖感知异常，出现低血糖时应激激素如儿茶酚胺、生长激素等分泌常延迟或减少，造成患者对低血糖感知减退或无反应，低血糖恢复的时间延长。当发生严重低血糖时可见昏迷，甚至死亡。

13. 哪些人群需要进行糖尿病神经病变的筛查？

推荐 2 型糖尿病患者在确诊时、1 型糖尿病患者在诊断后 5 年应进行糖尿病神经病变筛查，随后至少每年筛查 1 次。糖尿病前期的患者如出现糖尿病神经病变的症状者，也应该进行糖尿病神经病变的筛查。

14. 如何对糖尿病神经病变进行筛查？

糖尿病神经病变筛查包括详细的病史采集，温度觉、针刺觉测试（小纤维神经功能），以及 128 Hz 音叉震动觉测试（大纤维神经功能）。所有患者每年都应进行 10 g 单纤维尼龙丝检查，以评估是否存在足部溃疡及截肢的风险。在临床表现不典型、诊断不明或疑有其他病因时，建议患者于神经内科专科就诊，或进行神经电生理检查评估。

15. 什么是远端对称性多发性神经病变？

远端对称性多发性神经病变的定义是排除其他原因后，糖尿病患者出现的周围神经功能障碍相关的症状和（或）体征。远端对称性多发性神经病变一般表现为对称性多发性感觉神经病变，开始影响下肢远端，随着疾病的进展，逐渐向上发展，形成典型的"袜套样"和"手套样"感觉。最常见的早期症状表现为疼痛（灼痛、电击样痛、锐痛、酸痛、瘙痒、冷痛）和感觉异常。远端对称性多发性神经病变若累及大神经纤维则导致麻木以及位置觉异常。

16. 远端对称性多发性神经病变有哪些症状？

远端对称性多发性神经病变主要是高血糖损害大纤维神经和小纤维神经。大纤维神经病变主要以压力感知障碍和平衡感失调为主，表现出肢体麻木及位置感觉异常，查体时可见踝反射、震动觉、压力觉（10 g尼龙丝）均减弱或缺如。小纤维神经病变主要以伤害性感受、保护性感觉损害为主，主要症状为疼痛，比如灼烧感、电击感、刀刺感。查体可见温度觉和针刺感减弱或缺如。

17. 如何检查踝反射？

患者仰卧位或俯卧位，屈膝90°或跪于椅面上。检查者左手使其足背屈、右手持叩诊锤叩击跟腱，足不能跖屈者，为踝反射消失；跖屈不明显，为减弱；轻触碰即有跖屈，则为亢进。当糖尿病患者存在神经病变时双侧踝反射可同时出现减弱或消失时判断为阳性。

18. 如何检查震动觉？

将震动的128 Hz音叉柄置于双足踇趾近节趾骨背面的骨隆突处，在患者闭眼情况下询问能否感觉到音叉的震动，并注意持续的时间，检查时需与正常处对比。持续时间较正常缩短，为震动觉减退；未感觉到震动，为震动觉缺失。当糖尿病患者存在神经病变时任意一侧震动觉消失，即判断为阳性。

19. 如何检查压力觉？

将10 g尼龙单丝置于双足踇趾背侧，加力使其弯曲，保持1～2秒，每侧重复4次，记录未感知到压力的总次数以评分，每次1分，若≥5分，认为异常。

用于"高危足"的评估：将 10 g 尼龙单丝置于被检查位置（大踇趾足底面和第1、3、5 跖骨头），加力使其弯曲，保持 1 ～ 2 秒，当糖尿病患者存在神经病变时若有任一位置感知不到压力，即为"高危足"。

20. 如何检查针刺痛觉？

用大头针均匀轻刺患者足背皮肤，由远端向近端。如患者感觉不到疼痛（痛觉消失）或感觉异常疼痛（痛觉过敏）考虑为痛觉异常。当糖尿病患者存在神经病变时任意一侧刺痛觉异常，即判断为阳性。

21. 如何检查温度觉?

在患者闭眼情况下，分别将检查仪两端（温度感觉为凉的金属端及温度感觉为热的聚酯端）置于足背部皮肤任意一点（避开胼胝、溃疡、瘢痕和坏死组织等部位）1 ～ 2 秒进行检测，患者无法辨别两端温度差异则为异常。当糖尿病患者存在神经病变时任意一侧温度感觉异常，则判断为阳性。

22. 如何诊断糖尿病远端对称性多发性神经病变?

糖尿病远端对称性多发性神经病变是一种排除性诊断，其诊断标准为：

（1）具有明确的糖尿病病史。

（2）在确诊糖尿病时或确诊之后出现的神经病变。

（3）出现神经病变的临床症状，如疼痛、麻木、感觉异常等，5 项检查（踝反射、震动觉、压力觉、温度觉、针刺痛觉）任意 1 项异常；若无临床症状，则 5 项检查任意 2 项异常也可诊断。

（4）除外其他原因所致的神经病变，包括具有神经毒性的药物（如化疗药物）、维生素 B_2 缺乏、颈腰椎疾病（压迫、狭窄、退行性变）、脑梗死、慢性炎症性脱髓鞘性神经病变、遗传性神经病变和血管炎、感染（如获得性免疫缺陷综合征）及肾功能不全引起的代谢毒物对神经的损伤。如根据以上检查仍不能确诊，需要进行鉴别诊断，可以进行神经电生理检查。

23. 什么情况下建议糖尿病患者行电生理检查?

通常情况下，糖尿病远端对称性多发性神经病变的诊断主要是依据临床症状和体征，若患者存在以下不典型症状或体征时，也需进行神经电生理检查：

（1）症状或体征不对称。

（2）最初表现为肌无力，而不是感觉缺失。

（3）近端的症状和体征比远端更明显。

（4）疾病进展迅速。建议患者于神经内科专科就诊，或进行神经电生理检查评估。

24. 什么人群需要筛查心血管自主神经病变？

（1）应对有微血管病变和神经并发症的糖尿病患者进行心血管自主神经病变的症状和体征的评估。

（2）出现心血管自主神经病变的症状或体征时，应排除其他可能导致心血管自主神经病变症状的共病或药物影响。

（3）对于无症状低血糖的患者，应进行心血管自主神经病变症状或体征的评估。

25. 糖尿病心血管自主神经病变有什么特点？

心血管自主神经病变早期可无症状，只有通过深呼吸降低心率变异性才能检测到。由于心脏迷走神经及交感神经功能紊乱，晚期可表现为静息状态下心动过速、直立性低血压。直立性低血压患者还可出现血压昼夜变化消失，夜间可出现仰卧位高血压以及餐后低血压表现，还可表现为运动不耐受、晕厥、无症状型心肌梗死、心搏骤停甚至猝死。可以采用心率变异性分析及体位变化时血压测定、24 小时动态血压监测等方法协助诊断。

26. 如何进行卧立位血压检查？

患者在仰卧位的 1 分钟内行两次血压测量，从仰卧位转换至直立倾斜试验体位或站立位后 3 分钟内，每 30 秒测量一次血压，收缩压降低 ≥ 20 mmHg 或舒张压降低 ≥ 10 mmHg 即为阳性，考虑为直立性低血压。有昼夜血压变化消失的患者，可行 24 小时动态血压监测。

27. 如何检测心率变异性（HRV）？

（1）深呼吸心率变异性：在以 6 次 / 分的呼吸频率下，行深呼吸动作 1 ～ 2

分钟，期间进行心电图记录，以呼气期间最长 RR 间隔除以吸气期间最短 RR 间隔（EAI 比值）作为评估心率变异性的指标。

（2）卧立位心率变异性：患者从卧位开始起身时即进行心电图记录，站立后最长 RR 间期［第（30±5）次内］和站立后最短 RR 间期［第（15±5）次内］的比值（30∶15 比值）作为评估卧立位心率变异性的指标。

（3）吸气屏息动作：嘱患者行吸气屏息动作，同时记录心电图，吸气屏息比值 = 最大 RR 间期 / 最小 RR 间期。

正常人在深呼吸或体位改变时，心率会加快，心率变异性分析增高，而心血管自主神经病变患者，其心率可影响血压、眼内压和颅内压，可能与眼内出血或晶状体脱位有关。

28. 如何诊断糖尿病心血管自主神经病变？

心血管自主神经病变的诊断依据临床症状和（或）体格检查，常见症状包括心悸、头晕、虚弱无力、视力障碍、晕厥等。异常体征包括静息性心动过速、直立性低血压及心率变异性下降。

可能或早期心血管自主神经病变：一项心率变异性分析结果异常。确诊心血管自主神经病变：至少两项心率变异性分析结果异常。严重或晚期心血管自主神经病变：除心率变异性分析结果异常之外，还存在直立性低血压。

29. 哪类人群需要筛查糖尿病胃肠道自主神经病变？

建议合并糖尿病神经病变、糖尿病视网膜病变和（或）糖尿病肾病的患者应进行胃轻瘫的评估，需要评估上述患者是否存在非预期的血糖波动、进食后的早期饱腹感、腹胀以及恶心呕吐等症状。在进行消化系统自主神经病变筛查前，首先应排除其他原因所致的消化系统疾病。

糖尿病胃肠道自主神经病变的主要临床表现包括食管动力障碍、胃食管反流、胃轻瘫、腹泻、大便失禁和便秘等。胃轻瘫主要表现为恶心、呕吐、早饱、腹胀感及上腹疼痛。在诊断胃轻瘫之前需排除胃排出道梗阻或其他器质性原因。胃电图、胃排空闪烁扫描（测定固体和液体食物排空的时间）等有助于诊断。^{13}C 呼气试验作为无创、简便和可靠的评价胃排空的手段，与放射性核素法具有较好相关性。

30. 如何检查胃排空闪烁扫描?

受检者在空腹状态下 10 分钟内摄取标准的低脂肪放射性标记的食物,并在食后 4 小时内每隔 15 分钟进行一次显像扫描。延迟胃排空定义为 2 小时胃内容物 > 60% 或 4 小时胃内容物 > 10%。

31. 如何检查胃排空呼气试验?

患者服用含 ^{13}C 的物质(常用碳 13- 辛酸),4 ~ 6 小时后测量通过呼气所产生的二氧化碳。有文献报道,胃排空呼气试验的准确度接近胃排空闪烁扫描。

32. 如何诊断糖尿病胃轻瘫?

诊断糖尿病后出现胃肠功能障碍,表现出胃轻瘫临床症状和体征后,行胃排空闪烁扫描为诊断胃轻瘫的金标准。扫描前需要优化血糖水平,以避免假阳性结果。碳 13 尿素呼气试验及胃电图也有助于诊断胃轻瘫。在进行专门的胃轻瘫测试之前,需要排除其他已知的改变胃排空的原因,如使用阿片类药物,或胰高糖素样肽 -1 受体激动剂以及器质性病变造成的胃排出道梗阻等。

33. 哪类人群需要做糖尿病泌尿道自主神经病变的筛查?

如糖尿病患者反复尿路感染、肾盂肾炎、尿失禁,应评估是否存在诸如夜尿增多、性交时疼痛等症状,以筛查是否存在下尿路刺激症状和女性性功能障碍等其他形式的糖尿病神经病变。进行膀胱功能评估:首先通过膀胱残余尿量评估糖尿病性膀胱功能障碍;若有必要,再通过全面尿动力学检查进一步评估。尿动力学检查包括自由尿流率测定、膀胱压力容积测定术、排尿性尿道压力分布测定术、排尿性膀胱尿道造影术和影像尿动力学检查术等。

34. 哪类人群需要做糖尿病生殖道自主神经病变的筛查?

对男性糖尿病患者应每年询问患者的性欲以及达到和维持勃起的能力,以筛查是否存在男性勃起功能障碍。对于男性勃起障碍患者应进行性激素水平的测定以排除性腺机能减退,还应该排除药物及其他原因所导致的病变。

35. 糖尿病单神经病变的特点有什么？

糖尿病患者比非糖尿病患者更容易发生单神经病变。糖尿病单神经病变常累及正中神经、尺神经、桡神经和腓总神经。颅神经病变较罕见，一般为急性发作，最容易累及动眼神经，表现为上睑下垂，累及其他脑神经（包括Ⅳ、Ⅵ和Ⅶ）时表现为面瘫、面部疼痛、眼球固定等，通常会在几个月内自行缓解。同时累及多个单神经的神经病变为多发性单神经炎，需与多发性神经病变相鉴别。

36. 糖尿病神经根或神经丛病变特点有什么？

糖尿病神经根病变，又称糖尿病性肌萎缩症或糖尿病性多神经根病变，通常累及腰骶神经丛，主要发生在 2 型糖尿病患者中。患者通常表现为大腿单侧剧烈疼痛和体重减轻，然后是运动无力、肌萎缩，该疾病通常是自限性的。

37. 良好的血糖控制对糖尿病神经病变有好处吗？

强化血糖控制对降低 1 型糖尿病患者发生神经病变的作用是肯定的，血糖控制越严格，患者受益越多。血糖控制在 2 糖尿病神经病变中所起的作用尚存在争议。

糖尿病神经病变的发病率和严重程度与高血糖的持续时间和血糖水平呈正相关，高血糖所诱导的微血管病变及表观修饰改变在后期血糖控制良好的情况下依然存在，并且该损害不可逆。因此，早期控制血糖具有重要意义。

38. 健康的生活方式对糖尿病神经病变有好处吗？

健康的生活方式可以降低糖尿病神经病变的发病风险，延缓危险因素发展的进程，长期规律、合理的运动可减轻体重，改善脂质代谢，控制血糖、血压，降低糖尿病神经病变的发病率。除此之外，运动还可以促进神经纤维的再生，有助于糖尿病神经病变的防治。因此，倡导在糖尿病患者人群中积极开展健康教育。在糖尿病前期、代谢综合征以及 2 型糖尿病患者中，推荐生活方式干预以预防糖尿病神经病变的发生。

39. 糖尿病神经病变如何治疗？

目前针对糖尿病神经病变的病因和发病机制治疗包括控制血糖、营养神经、抗氧化应激、抑制醛糖还原酶活性、改善微循环等。一些中药也可以用于糖尿病神经病变的治疗。

40. 如何使用营养神经药物甲钴胺?

甲钴胺作为活性维生素 B_{12} 制剂,较非活性维生素 B_{12} 更易进入神经细胞内,可以促进神经元内核酸和蛋白质的合成,对髓鞘形成和轴突再生具有显著的促进作用,能够修复损伤的神经细胞,改善神经传导速度。甲钴胺可明显改善糖尿病神经病变患者的临床症状、体征以及神经传导速度。该药物安全性好,无明显不良反应。推荐用法:甲钴胺针剂 500 ~ 1 000 μg/d 肌内注射或静脉滴注 2 ~ 4 周,其后给予甲钴胺片 500 μg,口服,每日 3 次,疗程至少 3 个月。

41. 改善微循环的药物如何改善神经病变?

周围神经血流减少是导致糖尿病神经病变发生的一个重要因素。通过扩张血管、改善血液高凝状态和微循环,提高神经细胞的血氧供应,可有效改善糖尿病神经病变的临床症状。常用药物为前列腺素 E_1、贝前列素钠、西洛他唑、己酮可可碱、胰激肽原酶、钙拮抗剂和活血化瘀类中药等。

42. 前列腺素及前列腺素类似物如何使用?

前列腺素及前列腺素类似物可增加血管平滑肌细胞内环磷酸腺苷含量、舒张血管平滑肌、降低血液黏度,改善微循环。

前列腺素 E_1 能改善糖尿病周围神经病变症状、体征以及神经传导速度。口服贝前列素钠也有类似作用。前列腺素 E_1 联合甲钴胺或 α-硫辛酸治疗,临床效果和神经传导速度的改善均优于单药治疗。该类药物安全性好,不良反应发生率低,主要是胃肠道反应,静脉制剂主要是静脉炎。推荐用法:前列腺素 E_1 脂微球载体制剂 10 μg/d 静脉滴注 2 周,然后序贯给予贝前列素钠 20 ~ 40 μg,口服,每日 2 ~ 3 次,连续治疗 8 周。

43. 己酮可可碱如何改善糖尿病神经病变?

己酮可可碱通过抑制磷酸二酯酶活性使环磷酸腺苷含量升高,扩张血管,改善微循环,并具有抗炎、抑制血小板黏附聚集和预防血栓生成作用。己酮可可碱

400 mg/d，使用 2 个月可明显加快糖尿病周围神经病变患者神经传导速度，改善糖尿病神经病变的症状。该药无明显不良反应。推荐用法：静脉注射或静脉缓慢滴注，每次 0.1 ～ 0.2 g，每日 1 ～ 2 次，每日最大剂量不应超过 0.4 g，连续使用 8 周；口服的缓释片每日 1 ～ 2 次，每次 0.4 g，连续使用 8 周。

44. 胰激肽原酶如何改善糖尿病神经病变？

胰激肽原酶能够扩张小动脉、增加毛细血管血流量、激活纤溶酶、降低血液黏度、改善血液流变学和组织灌注，还具有抑制血小板聚集、防止血栓形成、改善血液循环等作用，在改善糖尿病神经病变症状及体征以及神经传导速度方面，与前列腺素 E_1 脂微球载体制剂相似。不良反应包括偶有皮疹、皮肤瘙痒等过敏现象及胃部不适和倦怠等症状，停药后消失。

推荐用法：胰激肽原酶每日 40 U，肌内注射，连续 10 天，然后隔天肌内注射一次，连续 20 天作为 1 个疗程。口服制剂为 120 ～ 240 U/ 次，每日 3 次，疗程 3 个月。

45. 巴曲酶如何改善糖尿病神经病变？

巴曲酶具有降解纤维蛋白原，改善高凝、高黏状态和微循环障碍的作用。安全性较好，偶见注射部位止血延迟。

推荐用法：首次剂量 10 BU，以后隔日给予 5 BU，30 BU 为 1 个疗程，可有效改善麻木、冷感等症状及神经传导速度。

46. 抗氧化应激类药物如何改善糖尿病神经病变？

抗氧化应激类药物具有抑制脂质过氧化，增加神经营养血管的血流量，直接清除活性氧和自由基，增加神经 Na^+-K^+-ATP 酶活性，保护血管内皮功能等作用。常用药物为 α - 硫辛酸。

47. α - 硫辛酸如何改善糖尿病神经病变？

α - 硫辛酸是一种强有力的抗氧化因子，能够通过抑制脂质过氧化、增加神经营养血管的血流量、提高神经 Na^+-K^+-ATP 酶活性、直接清除活性氧和自由基、保护血管内皮功能等作用，改善糖尿病神经病变症状。α - 硫辛酸 600 mg/d 静脉滴注 3 周，可改善神经感觉症状（神经病变感觉症状问卷评分）和神经传导速度。600 mg/d 长期口服亦可改善神经电生理改变，减轻及延缓神经损害的发展，故建议早期给予治疗。此外，α-硫辛酸在改善糖尿病患者胃轻瘫、男性勃起障碍方面也有一定的疗效。该药安全性良好。推荐用法：α-硫辛酸 600 mg/d，疗程 3 个月；症状明显者先采用 α-硫辛酸针剂 600 mg/d 静脉滴注 2～4 周，其后 600 mg/d 口服序贯治疗。

48. 醛糖还原酶抑制剂如何改善糖尿病神经病变？

高血糖往往可引起多元醇通路过度激活，醛糖还原酶抑制剂通过作用于醛糖还原酶而抑制多元醇通路，改善代谢紊乱，有效改善糖尿病神经病变的主观症状和神经传导速度。常用药物为依帕司他。

49. 如何使用依帕司他改善糖尿病神经病变？

依帕司他是一种醛糖还原酶抑制剂，能抑制多元醇通路、改善代谢紊乱，从而有效改善糖尿病神经病变的主观症状和神经传导速度，长期治疗可以有效改善糖尿病神经病变的症状，延缓疾病进展，尤其是对血糖控制良好、微血管病变轻微的患者。

依帕司他联合 α-硫辛酸（600 mg/d）或甲钴胺治疗糖尿病神经病变，均优于单药治疗。此外，依帕司他还可以改善糖尿病心脏自主神经病变、糖尿病胃轻瘫、糖尿病勃起功能障碍和瞳孔对光反射减退。长期应用耐受性较好，不良反应较少。推荐用法：成人每次 50 mg，每日 3 次，于餐前口服，疗程至少 3 个月。

50. 改善细胞能量代谢药物如何改善糖尿病神经病变？

改善细胞能量代谢代表药物为乙酰左卡尼汀。它是由肉碱乙酰转移酶催化生成，可促进细胞能量合成。其作用机制包括刺激脑内有氧代谢、减轻细胞氧化应激损伤、减轻细胞兴奋性毒性作用等，并能通过减少突触的谷氨酸浓度起到减轻痛觉过敏的作用，与神经系统疾病关系紧密。

乙酰左卡尼汀能有效缓解糖尿病神经病变患者的疼痛，还可以改善其神经纤维再生和震动觉，改善糖尿病神经病变患者神经电生理参数。该药安全性较好，不良反应少。

推荐用法：口服，每次 250 ～ 500 mg，每日 2 ～ 3 次，疗程 6 个月。

51. 哪些中成药可以改善糖尿病神经病变？

木丹颗粒：主要包含丹参、元胡、当归等，是益气活血、通络止痛的中药复方制剂，对糖尿病患者的神经损伤有修复作用。木丹颗粒在治疗远端对称性多发性神经病变方面与甲钴胺有同等疗效。推荐用法：每次 1 袋（7 g），每日 3 次，饭后 30 分钟服用，用温开水冲服。4 周为 1 个疗程，可连续服用 2 个疗程。

复方丹参滴丸：由丹参、三七、冰片等药物组成，可提高机体抗凝和纤溶活性，抑制血小板聚集和血栓形成，并可以阻断羟自由基的产生和阻止脂质过氧化。复方丹参滴丸单用或者联合甲钴胺均可以改善糖尿病周围神经病变患者的症状及神经传导速度。用法用量：每次 15 丸，每日 3 次，3 个月为 1 个疗程，不良反应偶见胃肠不适。

52. 治疗糖尿病痛性神经病变的药物有哪些？

（1）抗惊厥药：包括普瑞巴林、加巴喷丁、丙戊酸钠和卡马西平等。普瑞巴林或加巴喷丁可以作为初始治疗药物，改善症状。

（2）抗抑郁药物：包括度洛西汀、文拉法辛、阿米替林、丙米嗪和西肽普兰等。度洛西汀可以作为疼痛的初始治疗药物。

（3）其他：阿片类药物（曲马多和羟考酮）和辣椒素等。由于具有成瘾性和发生其他并发症的风险较高，阿片类药物不推荐作为治疗痛性神经病变的一、二线药物。

（4）改善能量代谢药物：乙酰左卡尼汀能有效缓解糖尿病神经病变患者的疼痛。

53. 如何治疗痛性糖尿病神经病变？

治疗糖尿病神经病变性疼痛，应考虑首先选用普瑞巴林或度洛西汀。考虑到患者的社会经济情况、共患病和潜在的药物相互作用，加巴喷丁也可以作为一种有效的初始治疗药物。三环类抗抑郁药也可有效减轻糖尿病患者的神经性疼痛，但其具有较高发生严重不良反应的风险，故应谨慎使用。鉴于成瘾和其他并发症的高风险，阿片类药物，包括他喷他多和曲马多，不推荐作为治疗糖尿病周围神经病变相关疼痛的一线或二线药物。

54. 糖尿病胃轻瘫的症状特征是什么？

糖尿病胃轻瘫主要的症状包括饱腹感、餐后饱胀、恶心、呕吐、腹部不适、上腹部疼痛和体重减轻等。2 型糖尿病患者症状出现通常晚于 1 型糖尿病患者或者特发性胃轻瘫患者（即原发性胃轻瘫）。随着病程的延长，症状会逐渐加重，约 33% 的特发性胃轻瘫及糖尿病性胃轻瘫患者出现周期性发作。1 型糖尿病胃轻瘫患者被诊断前，平均症状持续时间为 6 年，而 2 型糖尿病患者为 4 年。与特发性胃轻瘫相比，糖尿病性胃轻瘫患者的呕吐症状更为严重，而特发性胃轻瘫患者的早期饱腹感和餐后饱胀感更明显。

55. 糖尿病胃轻瘫的治疗方法有哪些？

胃轻瘫的治疗有饮食调节、药物治疗和手术治疗。首先应判断胃轻瘫症状的严重程度、胃排空延迟的程度以及患者的营养状况，除了控制血糖本身，还应该根据相应的病症给予对症处理。但是目前没有证据支持，改善血糖可以改善胃轻瘫症状。

56. 饮食调节如何治疗糖尿病胃轻瘫？

糖尿病胃轻瘫患者开始可以进行饮食调整，通过口服营养液补充相应的营养，胃轻瘫患者的膳食应该选择低脂、低膳食纤维饮食，可以将食物研磨成糜粒状或者进食匀浆膳，以帮助营养物质的消化和吸收。避免一次进食太多；不宜进食油炸、油煎和不易消化的固体食物。

57. 哪些药物可以治疗糖尿病胃轻瘫？

糖尿病胃轻瘫患者可以给予止吐和改善胃动力的药物。改善胃动力的药物作用机制不同，目前，在美国对于严重胃轻瘫可短期使用甲氧氯普胺，需检测锥体外系不良反应；静脉使用红霉素可改善糖尿病胃轻瘫患者的胃肠动力，但需要注意可能发生菌群失调的不良反应。红霉素可改善胃动力的同时能够改善症状，并促进营养素的摄取。这些药物尽量以混悬液的形式而非片剂形式给予，可以减少因为胃排空延迟导致药效不能很好地发挥。

58. 糖尿病患者出现直立性低血压如何治疗？

严重糖尿病心血管自主神经病变的患者主要表现为直立性低血压，治疗目的在于减轻症状、延长站立时间、改善患者体能和增强日常活动能力，而非单纯提高站立位血压。建议分 4 个步骤：第一步，评估和调整目前用药，停用或减量使用可能加重直立性低血压症状的药物（包括三环类抗抑郁药物、抗胆碱能药物及各种降压药物等）；第二步，非药物治疗措施；第三步，单药治疗；第四步，联合用药。

60. 糖尿病患者出现直立性低血压如何进行非药物治疗？

在非药物治疗措施中，充分的饮水可提高直立位血压，改善症状。高钠饮食有利于患者症状的改善，建议患者在每日正常饮食基础上增加 2.3 ～ 4.6 g 盐。对于合并有仰卧位高血压的患者，睡眠时床头楔形抬高 15 ～ 23 cm 可同时改善仰卧位高血压和清晨低血压。对于有餐后低血压症状者，少食多餐、低升糖指数饮食有益于减轻症状。此外，适当强度的锻炼、避免体温升高、纠正贫血或维生素 B_2 缺乏、穿着压力衣物等均为有效的始疗方法。

61. 糖尿病患者出现直立性低血压有哪些药物可以使用？

若非药物治疗措施无法达到满意的疗效，或患者正在发生晕厥、近期晕厥或跌倒，则须开始药物治疗。迄今为止，可用于治疗直立性低血压的药物有米多君和屈昔多巴。另外，推荐使用的药物为氟氢可的松和吡啶斯的明。建议药物治疗首先从单药开始，逐渐加量至最大耐受剂量；如症状无改善，则考虑换用其他药物或添加第二种药物，同样从最低起始剂量开始逐渐加量。每次治疗变动后，2 周内应对血压和心率进行监测和评估。

62. 什么叫糖尿病神经源性膀胱？

糖尿病神经源性膀胱是糖尿病患者由于神经系统病变，导致膀胱和（或）尿道功能障碍（即储尿和 / 或排尿功能障碍），产生一系列下尿路症状及并发症的总称。所有可能累及储尿和（或）排尿生理调节过程的神经系统病变，都有可能影响膀胱和（或）尿道功能。糖尿病神经源性膀胱不仅仅是神经病变，也会有肌源性的改变（如神经、微血管功能障碍），到晚期会引起逼尿肌、括约肌的功能障碍，导致储尿和排尿功能异常。

63. 糖尿病神经源性膀胱有哪些典型临床症状？

糖尿病神经源性膀胱患者早期症状以尿频、尿急、急迫性尿失禁等储尿期症状为主，晚期表现为膀胱感觉减退和逼尿肌收缩力下降，进而引起排尿困难、残余尿量增加、慢性尿潴留等，容易发生感染和肾功能衰竭（长期感染或感染不能控制）。

64. 糖尿病神经源性膀胱的治疗原则是什么？

治疗糖尿病神经源性膀胱最重要的是保护肾脏功能，避免引起肾功能衰竭，要确保储尿期和排尿期膀胱压处于安全范围内。其次，应恢复或部分恢复下尿路功能，提高控尿能力，减少残余尿量。预防尿路感染，提高生存质量。

65. 糖尿病神经源性膀胱如何治疗？

糖尿病神经源性膀胱的治疗可分为保守治疗、外科治疗、神经调节、神经电刺激。具体来讲，保守治疗包括留置导尿管、排尿意识训练、间歇导尿、手法治疗、药物治疗和肉毒素注射。其中，胆碱能受体激动剂可帮助逼尿肌无力的患者增加肌肉的收缩力，提高膀胱内压，促进排尿功能的恢复。另外，胆碱能受体激动剂可以抑制逼尿肌的收缩，降低膀胱的内压，增加膀胱的容量，改善尿频和漏尿症状。注射肉毒素可以通过刺激神经反射来达到治疗目的。外科治疗还可以通过改善膀胱容量或造瘘，调整排尿出口来进一步改善糖尿病神经源性膀胱。

66. 什么是糖尿病勃起功能障碍？

糖尿病勃起功能障碍是由于长时间高血糖导致的血管和神经损伤，其中主要是支配阴茎勃起的神经损伤所致。多会出现晨勃消失，男性阴茎勃起障碍，从而影响正常的夫妻生活。与同龄一般人群相比，性功能障碍在糖尿病患者群中发病更早，发病率也明显增加。

67. 糖尿病勃起功能障碍的治疗原则有哪些？

糖尿病勃起功能障碍的治疗应该包括：①糖尿病的教育与性心理治疗。由于糖尿病勃起功能障碍患者常常伴有心理障碍，必须让患者在了解糖尿病的同时消除心理障碍；②饮食干预；③运动干预；④药物治疗；⑤其他治疗如控制血压、血脂，也可降低勃起功能障碍发生率。

68. 治疗糖尿病勃起功能障碍有效药物有哪些？

选择性 5 型磷酸二酯酶抑制剂是勃起功能障碍的首选治疗药物。目前上市的几种选择性 5 型磷酸二酯酶抑制剂治疗糖尿病勃起功能障碍疗效相似，可以交替使用或联合其他药物（如依帕司他、胰激肽原酶）改善疗效。由于多元醇通路激活及其引发的糖尿病神经病变是糖尿病男性性功能障碍重要的发病机制，因此，阻断多元醇通路既可以从发病机制层面治疗糖尿病神经病变，也可以改善糖尿病合并性功能障碍患者的性功能。如醛糖还原酶抑制剂依帕司他，能够通过抑制醛糖还原酶的活性，阻断多元醇通路，改善代谢紊乱，不仅显著提升糖尿病神经病变患者神经传导速度，提高震动觉阈值，还可改善糖尿病性勃起功能障碍。

69. 糖尿病勃起功能障碍饮食如何控制？

糖尿病勃起功能障碍的患者除坚持糖尿病饮食外，平素应适量进食高蛋白饮食和新鲜果蔬，尤其是对本病有益的食物如虾、鹌鹑蛋、鸽子蛋、泥鳅、羊肾、雄蚕蛾、枸杞、韭菜籽等。中医辨证阳气亏虚者，可选用温补类食物，如生姜、肉桂、花椒做调味品炖羊肉、狗肉、牛肉等，并可选择适宜药膳。

70. 糖尿病勃起功能障碍如何合理运动？

建议患者应循序渐进、量力而行，长期坚持运动。结合病情及症候，采用纳呼吸或打坐功、练精功、八段锦、太极拳、五禽戏等方式养身调心。传统的锻炼方式适合大部分患者。

71. 如何有效预防糖尿病神经病变？

戒烟及降血糖、血压、血脂、体重等良好的代谢管理是预防糖尿病神经病变发生的重要措施，尤其是血糖控制至关重要。定期进行神经病变的筛查及评估，重视足部护理，可以降低足部溃疡的发生风险。

（四）糖尿病肾病

1. 糖尿病肾病的危害有什么？

糖尿病肾病是糖尿病常见慢性并发症之一，高血糖现已成为慢性肾脏病和终末期肾病的首位原因。患者多无明显症状，部分患者可表现为泡沫尿，逐渐出现肾功能损害、高血压、水肿，最后病情进展至晚期，出现严重肾功能衰竭、尿毒症，需透析治疗。糖尿病肾病是糖尿病患者的主要死亡原因之一。

2. 什么是糖尿病肾病？

糖尿病肾病是由慢性高血糖所致的肾损害，病变可累及全肾，包括肾小球、肾小管、肾间质及肾血管等，临床上以持续性蛋白尿和（或）肾小球滤过率进行性下降为主要特征，主要包括尿蛋白/肌酐比值 $\geq 30\ mg/g$ 和（或）估算的肾小球滤过率 $< 60\ ml/（min \cdot 1.73\ m^2）$，且持续超过 3 个月，可进展为终末期肾病。糖尿病患者也可发生其他原因引起的肾损害，即非糖尿病性肾脏病。

3. 什么情况是非糖尿病性肾脏病？

肾脏病变呈急性起病或快速进展，如尿蛋白迅速增加或肾小球滤过率下降过快时或出现血尿时，需考虑非糖尿病性肾损害，因为糖尿病肾病属于慢性并发症，一般不会快速进展，且往往少伴见血尿，需积极排查出血原因，对因治疗。当糖尿病患者出现肾脏损害，但该患者未见糖尿病视网膜病变时，需考虑存在其他诱因出现肾病损害，特别是 1 型糖尿病患者。因为糖尿病肾病及糖尿病视网膜病变往往平行出现，可归属于糖尿病微循环障碍，但是糖尿病肾病的损害并不仅仅只有微循环系统损害。

4. 如何诊断糖尿病肾病？

目前，糖尿病肾病通常是根据持续存在的蛋白尿和（或）肾小球滤过率下降、同时排除其他原因引起的慢性肾脏病而作出的临床诊断。病理诊断为糖尿病肾病的金标准，但不推荐糖尿病患者常规行肾脏穿刺活检。在明确糖尿病作为肾损害的病因并排除其他原因引起慢性肾脏病的情况下，至少具备下列一项者可诊断为糖尿病肾病：

（1）排除干扰因素的情况下，在 3 ～ 6 个月内的 3 次检测中至少尿蛋白 / 肌酐比值 2 次 ≥ 30 mg/g 或 24 小时尿蛋白排泄率 ≥ 30 mg/24 h（≥ 20 μg/min）。

（2）肾小球滤过率 < 60 ml/（min·1.73 m²）持续 3 个月以上。

（3）肾活检符合糖尿病肾病的病理改变。

5. 哪些情况考虑是非糖尿病肾病？

引起肾功能异常的疾病和原因有很多。以下情况应考虑非糖尿病肾病并及时转诊至肾脏科，包括：

（1）活动性尿沉渣异常（血尿、蛋白尿伴血尿、管型尿）。

（2）短期内肾小球滤过率迅速下降。

（3）不伴糖尿病视网膜病变（特别是 1 型糖尿病）。

（4）短期内尿蛋白 / 肌酐比值迅速增高或出现肾病综合征。

（5）顽固性高血压。

（6）血管紧张素转换酶抑制剂或血管紧张素 Ⅱ 受体拮抗剂类药物治疗 3 个月内肾小球滤过率下降超过 30%。

（7）既往病史：原发性、继发性肾小球肾炎，肾结石、肾囊肿、马蹄肾等结构异常，或其他肾脏疾病。

6. 用什么指标筛查糖尿病肾病？

临床发现尿蛋白 / 肌酐比值升高与肾小球滤过率下降、心血管事件、死亡风险增加密切相关，推荐采用随机尿测定尿白蛋白 / 尿肌酐评估患者早期肾功能情况。24 小时尿蛋白定量与尿蛋白 / 肌酐比值诊断价值相当，但前者操作较为繁琐。

7. 如何定义蛋白尿？

随机尿蛋白 / 肌酐比值 ≥ 30 mg/g 为尿蛋白排泄增加。在 3 ～ 6 个月内重复检查尿蛋白 / 肌酐比值，3 次内有 2 次尿蛋白排泄增加，排除感染等因素即可诊断蛋白尿。临床上常将尿蛋白 / 肌酐比值 30 ～ 300 mg/g 称为微量蛋白尿、尿蛋白 / 肌酐比值 > 300 mg/g 称为大量蛋白尿。

8. 哪些因素可影响尿蛋白排泄？

多种因素影响尿蛋白排泄，如 24 小时内剧烈运动、发热、明显高血糖、明显高血压、感染、充血性心力衰竭等均可导致一过性尿白蛋白排泄增高。

9. 除了尿蛋白 / 肌酐比值外，还可以根据什么指标评估肾功能？

尿蛋白 / 肌酐比值受众多因素影响，这时推荐计算肾小球滤过率。测定血清肌酐采取慢性肾脏病流行病学合作研究（CKD-EPI）或肾脏病膳食改良试验（MDRD）公式计算肾小球滤过率。当患者肾小球滤过率 < 60 ml/（min·1.73 m^2）时，可诊断为肾小球滤过率下降。

研究发现肾小球滤过率下降与心血管疾病发生率、死亡风险增加密切相关。我国的研究显示，轻度的肾小球滤过率下降即可增加心血管疾病风险。糖尿病肾病诊断确定后，应根据肾小球滤过率进一步判断慢性肾脏病严重程度，推测糖尿病肾病的进展风险及后期复查频率。

10. 糖尿病肾病患者运动时应该注意哪些问题？

运动方式、运动时间、运动强度均需要与患者心功能相匹配。在运动前可咨询运动医学科、内分泌科等多学科医师意见。糖尿病肾病患者如出现以下情况应及时停止运动并就医诊治：严重的胸闷、气短、交谈困难；头痛、头晕、黑蒙、周身无力；严重心律失常；胸、臂、颈或下颌等部位烧灼痛、酸痛、缩窄感；运动相关的肌肉痉挛、酸痛、关节疼痛、尿色加深等。

11. 糖尿病肾病患者需要控制体重吗？

推荐糖尿病肾病患者体重指数控制在 18.5 ～ 24.9 kg/m^2。研究表明有效的体重管理（限制热量摄入、增加运动等）可作为糖尿病肾病患者减重的辅助手段。超重和肥胖可增加 2 型糖尿病患者的心脑血管疾病和肾脏病风险。目前超重或肥胖糖尿病肾病患者的体重管理措施包括生活方式干预、药物治疗及代谢手术等。有研究表明，超重或肥胖 2 型糖尿病患者采用强化生活方式干预 8 年后，平均每年体重减轻 8.6%，能显著降低其心脑血管疾病风险 31%。近年多项研究表明，代谢手术能显著降低肥胖 2 型糖尿病患者的新发慢性肾功能损害风险、肾病进展风险及心血管风险等。

12. 糖尿病患者查及蛋白尿提示什么？

尿常规检查中见尿蛋白（+），提示早期糖尿病肾病。由于肾小球滤过膜轻度受损，小分子的微量蛋白通过受损的滤过膜"漏"到尿中，随着病情的加重，滤过膜严重受损，较多的蛋白甚至大量的蛋白就"漏"到尿中形成显性蛋白尿或者大量蛋白尿。此时，尿常规检查尿蛋白（+），24 小时尿蛋白定量往往超过 0.3 g/d。

13. 糖尿病肾病患者出现水肿提示什么？

糖尿病肾病患者出现水肿往往提示血液中大量蛋白从尿中丢失，久而久之引起低蛋白血症，当血浆白蛋白低于 30 g/L 时，血浆胶体渗透压下降，血液中的水分溢出在组织间隙中，通常会出现水肿，常见于小腿、大腿、臀部等。特别严重的低蛋白血症，以及肾功能下降后水钠潴留，也会出现眼睑、面部水肿。

14. 糖尿病肾病患者逐步出现血压升高提示什么？

这种时候往往提示肾功能进一步受损，提示肾性高血压可能。患者发生糖尿病肾病后，肾脏排钠减少，水钠潴留；同时，受损的肾脏会分泌一种物质称肾素，激活肾素－血管紧张素－醛固酮（RAS）系统引起血管收缩，导致高血压。糖尿病患者如果出现高血压，或者原来的高血压更高、更难以控制了，表示糖尿病肾病病情加重了。

15. 夜尿增多提示什么？

正常成人夜间一般不排尿，如果习惯性的每晚起夜 2 次以上，或者夜间尿量超过一天总尿量的 1/3，称夜尿增多。夜尿增多往往是肾小管损伤的表现。严重的肾功能下降，肾脏排钠、排水能力下降，还会出现尿量减少（日尿量少于700 ml），少尿（日尿量少于 400 ml），甚至无尿（日尿量少于 150 ml）。

16. 糖尿病患者查及血肌酐升高提示什么？

血肌酐是蛋白质的代谢产物，主要通过肾脏排出体外。糖尿病早期，由于血糖导致的肾脏高滤过状态，血肌酐可能略有下降。但随着肾小球逐渐被破坏，肾脏的滤过能力逐渐下降，血肌酐会逐渐升高。肾脏的代偿能力强大，肾脏损伤程度占到整个肾脏的一半以上时，才会引起血肌酐升高，血肌酐升高不是早期肾脏病的信号，而是严重肾脏病的信号。

17. 糖尿病肾病查及贫血提示什么？

成年男性血红蛋白＜ 120 g/L，成年女性（非妊娠）血红蛋白＜ 110 g/L 就是贫血。正常肾脏分泌促红细胞生成素促进红细胞的生成，肾功能受损后，促红素分泌减少，就会出现贫血，称肾性贫血，表现为面色萎黄、眼结膜苍白、唇甲苍白无光泽等。一般来说，肾小球滤过率＜ 60 ml/min 后才会出现肾性贫血。所以，贫血也是严重肾脏病的信号，而且贫血的严重程度常与肾功能减退的程度一致。

18. 糖尿病肾病查及低血钙、高血磷提示什么？

维生素 D 经过肾脏加工后才具有活性，随着肾功能受损，活性维生素 D 减少，导致钙吸收障碍。同时因肾功能损害导致血磷排泄障碍、血磷的蓄积诱发甲状旁腺功能亢进，进而加重钙的丢失。另外肾衰患者胃肠道水肿导致食欲下降，进食量减少，钙的补充不足，从而会出现低钙、高磷、骨质疏松等一系列问题。总之低钙血症及高血磷等均提示肾功能损害加重。

19. 糖尿病肾病在彩超下可见什么变化？

正常肾脏长 10 cm，皮质厚 1.5 cm，而且两侧大小几乎一致。如果肾脏彩超发现肾脏长径＜ 9 cm，或者肾皮质＜ 1 cm，表示肾脏萎缩了，同时彩超可见肾皮质血流信号减少、稀疏，均提示肾脏的慢性损害。

20. 糖尿病肾病患者为何常出现胃肠道反应？

当糖尿病肾病患者肾功能进行性减退后，酸性代谢产物排出较少而在体内蓄积，引起代谢性酸中毒，刺激胃肠道黏膜，出现恶心、呕吐、食欲减退、慢性腹泻等胃肠道症状。

21. 糖尿病肾病患者为何常见皮肤瘙痒？

当糖尿病肾病患者肾功能进行性减退后，血磷排泄障碍，沉积在皮下引起皮肤瘙痒。严重者难以忍受，皮肤被抓得满是伤痕，往往需要内服、外敷综合治疗。

22. 糖尿病肾病患者用什么评估血糖控制情况？

糖尿病早期肾病患者可推荐使用糖化血红蛋白评估血糖控制情况。每年 2 次糖化血红蛋白的监测是合理的，如果血糖未达标或降糖治疗方案经过调整后，建议每年检测 4 次。随着慢性肾脏病进展（G4 ～ G5 期），糖化血红蛋白的准确度和精密度会随之下降，特别是在接受透析治疗的患者中，糖化血红蛋白检测的可靠性较低。当糖化血红蛋白与直接测量的血糖水平或临床症状不一致时，可采用自我血糖监测来评估血糖水平。当使用低血糖风险较高的降糖药物时，使用自我血糖监测进行每日血糖监测有助于预防低血糖，改善血糖控制情况。或皮下埋植动态血糖仪评估血糖。

23. 糖尿病肾病患者的血糖控制在多少是合理的？

在未接受透析治疗的糖尿病肾病患者中，推荐个体化的糖化血红蛋白的目标范围为 6.5% ～ 8%。如患者进行规律的自我血糖监测以及选用无低血糖风险的降糖药物，则有助于安全实现较低的糖化血红蛋白控制目标如 6.5% ～ 7%，平均血糖 7 ～ 8.6 mmol/L。

24. 糖尿病肾病应该怎样综合治疗？

建议对糖尿病肾病患者进行综合治疗，包含不良生活方式调整、危险因素（高血糖、高血压、脂代谢紊乱等）控制及糖尿病教育在内的综合管理，以降低糖尿病患者的肾脏不良事件和死亡风险。

25. 糖尿病肾病患者每天可以摄入多少能量呢？

根据中国糖尿病肾脏病指南，推荐慢性肾功能不全患者每天总能量摄入为 25 ～ 30 kcal/kg，可根据体重、活动量、年龄、性别、应激情况再行调整。对于肥胖患者应相应减少热量摄入。目前尚缺乏关于能量摄入管理对糖尿病肾病长期获益的研究，但应适当控制碳水化合物和蛋白质食物的供能比，避免增加糖尿病肾病的风险。

26. 糖尿病肾病对于蛋白的特殊管理要求是什么？

总体来说，建议糖尿病合并慢性肾脏病患者蛋白质摄入量为 0.6 ～ 0.8 g/（kg·d）。摄入的蛋白质应以从家禽、鱼等获得的生物学效价高的优质蛋白质为主，不推荐大豆及植物蛋白等。推荐糖尿病肾病患者在低蛋白饮食基础上添加必需氨基酸或者不含氮的蛋白质前体物质如 α-酮酸，以维持或改善糖尿病肾病患者的营养状况并达到延缓肾脏疾病进展的目的。

27. 不同分期的糖尿病肾病患者的蛋白质摄入要求是什么？

建议慢性肾脏病 G1 ～ G2 期蛋白质摄量为 0.8 kg/（kg·d）。建议慢性肾脏病 G3 ～ G5 期非透析患者蛋白质摄入量为 0.6 g/（kg·d），同时推荐补充复方 α-酮酸 0.12 g/（kg·d）治疗。建议慢性肾脏病 G5 期透析患者蛋白质摄入量为 1.0 ～ 1.2 g/（kg·d）。

28. 糖尿病肾病患者钠、钾摄入的要求是什么？

糖尿病肾病患者每日的钠摄入量应低于 2.3 g［相当于 6.0 g（中国指南 5.0 g）氯化钠的钠含量］。高钠饮食可增加高血压、终末期肾病、心血管疾病及死亡风险，限制钠摄入可增强肾素-血管紧张素-醛固酮系统（RAAS）阻断剂对肾脏的保护作用。值得注意的是，钠摄入量过低也会增加 1 型糖尿病和 2 型糖尿病患者的死亡风险。高钾血症及低钾血症均会诱发心血管事件。对于合并高钾血症的糖尿病肾病患者，应严格限制含钾饮食，并采取适当的治疗措施，同时定期监测血电解质变化，及时调整治疗方案。

29. 糖尿病肾病患者吸烟有害吗？

研究表明，吸烟是糖尿病肾病患者尿蛋白进展和肾功能下降的独立危险因素，并会增加糖尿病肾病患者的心血管疾病风险。随着吸烟量的增加，尿蛋白/肌酐比值水平和糖尿病肾病患病率均显著增加。因此，戒烟或减少吸烟是预防和延缓糖尿病肾病的重要手段。

30. 糖尿病肾病患者如何补充维生素?

维生素是维持机体正常生命活动不可缺少的营养物质,糖尿病肾病患者应根据个体病情适当补充维生素,尤其是水溶性维生素。推荐补充适量的维生素 C、维生素 B 以及叶酸,其中维生素 C 的推荐摄入量为 60 mg/d,但需要避免过度补充维生素 C,否则可增加肾结石的发病率。为了改善长期接受治疗的糖尿病肾病患者的矿物质和骨质代谢紊乱状态,还需适量补充天然维生素 D。必要时可酌情选用多种维生素制剂,以补充因日常膳食不足而导致的维生素缺乏。

31. 糖尿病肾病的血糖管理方案是什么?

糖尿病肾病患者的血糖管理方案包括生活方式改善(运动、营养、减重),使用二甲双胍和钠-葡萄糖共转运蛋白 2 抑制剂的一线治疗,当血糖控制不佳时增加其他机制降糖药物。肾小球滤过率 $\geqslant 30$ ml/(min·1.73 m^2)者,推荐二甲双胍联合一种钠-葡萄糖共转运蛋白 2 抑制剂的用药方案。在选择除二甲双胍和钠-葡萄糖共转运蛋白 2 抑制剂外的其他降糖药物时,应参考患者偏好、并发症、肾小球滤过率和经济成本等因素,一般首选胰高血糖素样肽-1 受体激动剂。

32. 糖尿病肾病患者可以使用二甲双胍吗?

二甲双胍是 2 型糖尿病患者的首选降糖药物,主要以原形通过肾小管经尿液排出、本身对肾脏没有损伤。有研究证实,二甲双胍治疗可使糖尿病患者 10 年间因死亡风险降低 27%。近年来有研究表明,二甲双胍还可降低糖尿病肾病患者的全因死亡及肾脏复合终点(肾脏病末期或死亡)风险。但糖尿病肾病患者在服用二甲双胍期间应注意监测肾小球滤过率,并根据肾小球滤过率及时调整二甲双胍的用量。

33. 糖尿病肾病患者如何合理使用二甲双胍?

如果糖尿病肾病患者肾小球滤过率 $\geqslant 30$ ml/(min·1.73 m^2)(包括肾移植后的患者),建议使用二甲双胍。当肾小球滤过率 > 45 ml/(min·1.73 m^2)时,起始用 500 mg 或 850 mg,每日 1 次;每周增加 500 mg/d 或 850 mg/d 的速度滴定,直至最大剂量。如使用速释剂型胃肠道反应较大可调整为缓释剂型。当肾小球滤过率< 45 ml/（min・1.73 m²）时，调整二甲双胍剂量：起始剂量为推荐剂量的一半，滴定至最大剂量的一半。

34. 糖尿病肾病患者使用二甲双胍有哪些注意事项？

如果服用二甲双胍超过 4 年或伴有维生素 B_{12} 缺乏，每年复查肾功能及维生素 B_{12}，根据肾功能情况调整二甲双胍剂量，如存在肾功能受损，每 3 ～ 6 个月复查肾功能及维生素 B_{12}。

当患者出现严重感染、急性心力衰竭、呼吸衰竭、急性肾损伤等应激状态时应停用二甲双胍。

碘化造影剂或全身麻醉术可能对二甲双胍经肾脏排泄有一定影响。因此，当糖尿病肾病患者肾小球滤过率在 45 ～ 59 ml/（min・1.73 m²）时，使用造影剂或全身麻醉术前 48 小时应当暂时停用二甲双胍，完成造影或麻醉至少 48 小时后复查肾功能无恶化方可继续用药。

35. 糖尿病肾病患者是否可以使用钠 - 葡萄糖共转运蛋白 2 抑制剂类似物？

钠 - 葡萄糖共转运蛋白 2 抑制剂通过抑制近端肾小管对葡萄糖的重吸收、促进尿糖排泄而降低血糖。目前我国上市的钠 - 葡萄糖共转运蛋白 2 抑制剂包括达格列净、恩格列净、卡格列净等。近年来，多项研究表明钠 - 葡萄糖共转运蛋白 2 抑制剂具有独立于降糖之外的肾脏保护作用，能显著降低肾脏复合终点风险，因此糖尿病肾病患者可以使用钠 - 葡萄糖共转运蛋白 2 抑制剂。

36. 糖尿病肾病患者如何规范使用钠 - 葡萄糖共转运蛋白 2 抑制剂类药物？

糖尿病肾病患者已经使用二甲双胍且肾小球滤过率≥ 30 ml/（min・1.73 m²），建议使用钠 - 葡萄糖共转运蛋白 2 抑制剂。一旦起始使用钠 - 葡萄糖共转运蛋白 2 抑制剂，即使患者估算肾小球滤过率< 30 ml/（min・1.73 m²），继续使用钠 - 葡萄糖共转运蛋白 2 抑制剂也是合理的，除非不耐受或启动肾脏替代治疗。对于血糖未达标或目前血糖达标且追求安全实现更低的血糖目标者，可将钠 - 葡萄糖共转运蛋白 2 抑制剂添加到其他降糖药物中，如出现低血糖风险，则建议停用或减量

其他类型降糖药物、二甲双胍除外。

37. 糖尿病肾病患者使用钠－葡萄糖共转运蛋白 2 抑制剂类药物的注意事项有什么？

对于长期禁食、接受手术或处于重大疾病期间的糖尿病肾病患者，不适用钠－葡萄糖共转运蛋白 2 抑制剂。考虑钠－葡萄糖共转运蛋白 2 抑制剂与糖尿病酮症发病率有一定相关性。如患者有低血容量风险、考虑钠－葡萄糖共转运蛋白 2 抑制剂治疗前减少噻嗪类或循环利尿剂的剂量，告知患者血容量不足和低血压的症状。起始使用钠－葡萄糖共转运蛋白 2 抑制剂治疗后，肾小球滤过率可能出现可逆性下降，通常不需要停止治疗。对于肾移植目前缺乏相关证据，暂不作推荐使用。

不良反应方面，钠－葡萄糖共转运蛋白 2 抑制剂的使用与霉菌性生殖道感染相关，但并不增加尿路感染的发生。此外，卡格列净会导致下肢截肢和骨折的风险增加，而恩格列净不增加这类风险。

38. 糖尿病肾病患者可以使用胰高血糖素样肽 –1 受体激动剂类药物吗？

胰高血糖素样肽 –1 受体激动剂以葡萄糖依赖的方式刺激胰岛素分泌，同时具有延缓胃排空、抑制食欲和降低体重的作用。在以心血管事件为主要终点的研究中证实，胰高血糖素样肽 –1 受体激动剂除了具有明确的心血管获益外，还有额外的肾脏获益。因此糖尿病肾病患者是可以使用的。药物主要有短效的艾塞那肽、贝拉鲁肽、利拉鲁肽，长效的洛塞那肽、索玛鲁肽、阿必鲁肽、度拉糖肽、司美格鲁肽。

39. 糖尿病肾病患者如何合理使用胰高血糖素样肽 –1 受体激动剂类药物？

对于已用钠－葡萄糖共转运蛋白 2 抑制剂但仍未达到个体化血糖目标的糖尿病肾病患者，或者无法使用钠－葡萄糖共转运蛋白 2 抑制剂的患者，推荐使用长效胰高血糖素样肽 –1 受体激动剂。为了尽量减少胃肠道副作用，可以从低剂量起始，然后逐量增加。胰高血糖素样肽 –1 受体激动剂不应与二肽基肽酶Ⅳ抑制剂联合使用。

40. 二肽基肽酶IV抑制剂对肾脏有保护作用吗？

目前国内上市的二肽基肽酶IV抑制剂包括西格列汀、沙格列汀、维格列汀、利格列汀及阿格列汀。以心血管为主要终点的多项研究均显示二肽基肽酶IV抑制剂能显著降低尿蛋白，但此类药物的肾脏保护作用尚缺乏充足的循证医学证据。

41. 糖尿病肾病患者使用胰岛素促泌剂安全吗？

胰岛素促泌剂包括磺脲类（如格列美脲、格列齐特、格列吡嗪、格列喹酮等）和格列奈类（如瑞格列奈、那格列奈等）。大部分磺脲类药物经肝脏代谢后通过肾脏排出。由于磺脲类药物促进胰岛素分泌而增加低血糖风险，在糖尿病肾病患者中代谢缓慢，应注意加强血糖监测，并尽量使用半衰期较短的制剂。

42. 糖尿病肾病患者可以使用 α - 糖苷酶抑制剂吗？

目前国内上市的 α - 糖苷酶抑制剂主要包括阿卡波糖、伏格列波糖和米格列醇。这类药物在肠道发挥作用，仅很少量（1% ~ 2%）吸收入血，一般对轻中度肾功能受损患者无影响，但血药浓度会随着肾功能减低而增加。因此，当肾小球滤过率 < 25 ml/（min·1.73 m^2）时禁用阿卡波糖和米格列醇，肾小球滤过率 < 30 ml/（min·1.73 m^2）时慎用伏格列波糖。

43. 糖尿病肾病患者可以使用噻唑烷二酮类吗？

噻唑烷二酮类主要包括罗格列酮和吡格列酮，大部分以原形或代谢产物通过胆道排泄，经肾脏的清除可忽略。在轻至重度肾损害或血液透析患者中，噻唑烷二酮类药代动力学参数与肾功能正常者无显著临床差异，因此，在肾损害时不需要调整剂量。但由于噻唑烷二酮类有增加水钠潴留的风险，因此对于纽约心脏病学会心功能分级Ⅱ级以上的患者禁用。

44. 糖尿病肾病患者可以使用胰岛素吗？

推荐对所有妊娠期、青少年、儿童糖尿病肾病患者、1 型糖尿病患者和口服药疗效不佳或不能使用口服药物的 2 型糖尿病患者使用胰岛素治疗，因此肾功能不全的患者仍可以使用胰岛素，但由于肾功能不全和终末期肾病时胰岛素降解及排出明显减少，可能导致体内蓄积。因此，对于采用胰岛素治疗的 2 型糖尿病合并糖尿病肾病患者优先选用短效或速效剂型，同时密切监测血糖，及时调整胰岛素剂量，避免低血糖；空腹血糖高者，联合基础胰岛素治疗。一般在慢性肾脏病 G3 ～ G4 期时胰岛素用量减少 25%，慢性肾脏病 G5 期时需进一步减少 50%。

45. 糖尿病肾病患者的血压控制目标是多少？

目前我们还是推荐糖尿病肾病患者（特别是伴有蛋白尿）血压控制目标为 < 130/80 mmHg，舒张压不低于 70 mmHg，并应根据并发症及可耐受情况设定个体化的血压目标。高血压是慢性肾脏病发生、发展的重要危险因素，大量临床研究表明，降压治疗不但可以减少尿蛋白，还可以延缓终末期肾病的进展，并显著降低心血管疾病风险。糖尿病患者的血压控制在 140/90 mmHg 以下可延缓糖尿病肾病的进展，而对于合并心脏疾病及肾脏疾病进展高风险因素（如合并大量蛋白尿）的患者，血压控制目标为 < 130/80 mmHg。也有指南认为高危患者强化降压（收缩压 < 120 mmHg）可获益。

46. 糖尿病肾病患者用什么药可以改善肾脏损害？

对糖尿病肾病伴高血压且尿蛋白 / 肌酐比值 > 300 mg/g 或内生肌酐清除率 < 60 ml/（min·1.73 m²）的患者，强烈推荐血管紧张素转换酶抑制剂或血管紧张素 Ⅱ 受体拮抗剂类药物治疗。临床研究表明，对于这类患者使用血管紧张素转换酶抑制剂或血管紧张素 Ⅱ 受体拮抗剂类药物不仅可减少心血管事件的发生，而且可延缓肾病进展及终末期肾病的发生。

47. 糖尿病肾病患者如何减少尿蛋白？

在糖尿病肾病合并高血压且尿蛋白 / 肌酐比值为 30 ～ 300 mg/g 的患者中使用血管紧张素转换酶抑制剂或血管紧张素 Ⅱ 受体拮抗剂类药物，可延缓尿蛋白并减少心血管事件。对不伴高血压但尿蛋白 / 肌酐比值 ≥ 30 g/g 的糖尿病患者，血管紧张素转换酶抑制剂或血管紧张素 Ⅱ 受体拮抗剂类药物可延缓蛋白尿进展，但无肾脏终点事件获益。钠 – 葡萄糖共转运蛋白 2 抑制剂可减少 2 型糖尿病肾病患者的尿蛋白水平。非奈利酮可与血管紧张素转换酶抑制剂或血管紧张素 Ⅱ 受体拮抗剂联合应用减低 2 型糖尿病肾病患者的尿蛋白水平。

48. 如何使用血管紧张素转换酶抑制剂或血管紧张素 II 受体拮抗剂减少糖尿病肾病患者尿蛋白？

大量的临床研究均证实血管紧张素转换酶抑制剂或血管紧张素 II 受体拮抗剂可减少尿蛋白，数据显示逐渐加量至患者能耐受最大剂量，或者说明书最大剂量，同时要强调严格限制钠盐的摄入。

49. 糖尿病肾病患者使用血管紧张素转换酶抑制剂或血管紧张素 II 受体拮抗剂类药物可否预防尿蛋白？

对不伴高血压、尿蛋白 / 肌酐比值和肾小球滤过率正常的糖尿病患者，目前不仅没有证据显示血管紧张素转换酶抑制剂或血管紧张素 II 受体拮抗剂可预防糖尿病肾病的发病，且可能增加心血管风险，增加高钾血症和急性肾功能损害的风险。因此，在不合并高血压的糖尿病患者群中，不推荐血管紧张素转换酶抑制剂或血管紧张素 II 受体拮抗剂类药物作为慢性肾脏病早期预防药物。

50. 糖尿病肾病患者使用血管紧张素转换酶抑制剂或血管紧张素 II 受体拮抗剂类药物需要注意些什么？

建议在肾素 – 血管紧张素 – 醛固酮系统抑制剂初始治疗或增加剂量的 2～4 周内以及长期使用过程中，定期检测血清肌酐、血钾水平。初始应用或增加剂量后，如果在 1 月内血清肌酐水平升高幅度 < 30%，不建议停药。但如短期内血清肌酐升高 ≥ 30%，需要转诊至肾脏病专科评估潜在的影响因素如肾动脉狭窄、容量不足等。

51. 肾素 – 血管紧张素 – 醛固酮系统抑制剂在使用时为何会出现高血钾？

肾素 – 血管紧张素 – 醛固酮系统抑制剂通过抑制血管紧张素 II 导致肾小球内压力下降，引起肾小球滤过率降低，导致血清肌酐水平升高，排钾障碍；同时其通过抑制醛固酮激素排泄，导致醛固酮的保钠排钾功能障碍。以上均可诱发高钾血症。

52. 在使用肾素 – 血管紧张素 – 醛固酮系统抑制剂时出现高血钾如何处理?

当患者在使用肾素 – 血管紧张素 – 醛固酮系统抑制剂类药物导致高血钾时可以通过联合降钾药物控制血钾水平,而不是直接减少肾素 – 血管紧张素 – 醛固酮系统抑制剂的剂量或者停药,在高钾血症可控的情况下持续应用肾素 – 血管紧张素 – 醛固酮系统抑制剂仍有心肾保护作用。

53. 糖尿病肾病患者是否可以使用盐皮质激素受体结抗剂?

目前常用的盐皮质激素受体拮抗剂包括螺内酯(第一代)和依普利酮(第二代)。在血管紧张素转换酶抑制剂或血管紧张素 II 受体拮抗剂基础上加用盐皮质激素受体拮抗剂可有效控制血压并降低尿蛋白,但需要注意有高钾血症、急性肾功能损伤及男性乳房发育的风险。有研究结果提示,在内生肌酐清除率波动 < 50 ml/(min $\cdot$ 1.73 m^2)建议减量螺内酯,当内生肌酐清除率 < 30 ml/(min $\cdot$ 1.73 m^2)不推荐使用螺内酯。对于糖尿病合并微量白蛋白患者均不推荐依普利酮的使用。

54. 糖尿病肾病患者还可以选择哪些降压药物?

糖尿病肾病患者合并高血压时,不管肾功能的情况如何,钙通道阻滞剂、β 受体阻滞剂、α 受体阻滞剂、袢利尿剂类的药物均可全程使用,根据患者血压情况选择及调整用量。需注意,β 受体阻滞剂可能会导致患者血糖波动,需动态监测血糖情况,尽管选择性 β 受体阻滞剂对代谢影响较小,但可能掩盖低血糖症状,因此,不作为糖尿病肾病合并高血压患者一线降压药物。患者使用 α 受体阻滞剂,但需警惕直立性低血压风险。袢利尿剂作为长期降压药时,需密切监测血电解质,警惕电解质紊乱。

55. 糖尿病合并高血压患者病情平稳时,多久复诊?

糖尿病合并高血压病患者在血压血糖控制平稳时,建议门诊 3 ~ 6 个月重新评估和调整治疗方案。

56. 糖尿病合并高血压患者,如何制订药物降压方案?

如起始血压 $\geqslant$ 160/100 mmHg,建议在生活方式管理的基础上起始双联控制血压，用血管紧张素转换酶抑制剂或血管紧张素Ⅱ受体拮抗剂，钙通道阻滞剂及利尿剂，如合并蛋白尿首先考虑血管紧张素转换酶抑制剂或血管紧张素Ⅱ受体拮抗剂。若三联降压（其中包含利尿剂）药物足剂量使用仍不能使血压达标，建议可加用盐皮质激素受体拮抗剂。如起始血压低于 160/100 mmHg，在生活方式管理的基础上，单药控制血压，监测血压，定期复诊。

57. 糖尿病肾病患者控制血脂的益处是什么？

糖尿病肾病患者更易合并脂质代谢紊乱，合理的血脂控制有助于降低糖尿病肾病非透析患者的心血管疾病及死亡风险，减少肾脏不良事件。荟萃研究表明，低密度脂蛋白胆固醇每降低 1 mmol/L，主要心血管事件可降低 21%。因此，推荐低密度脂蛋白胆固醇作为糖尿病肾病患者血脂控制的主要目标，首选他汀类药物治疗。

58. 糖尿病肾病患者血脂控制目标是多少？

糖尿病肾病患者推荐将低密度脂蛋白胆固醇作为血脂控制的主要目标，非高密度脂蛋白胆固醇为次要目标。首先对糖尿病肾病患者的动脉粥样硬化性心血管病（ASCVD）风险进行分层，高危患者（无动脉粥样硬化性心血管病病史）的低密度脂蛋白胆固醇及非高密度脂蛋白胆固醇水平均应＜ 2.6 mmol/L；极高危患者（有明确动脉粥样硬化性心血管病病史）的低密度脂蛋白胆固醇水平应＜ 1.8 mmol/L，非高密度脂蛋白胆固醇应＜ 2.2 mmol/L。如近 1 年发生过严重心肌梗死，低密度脂蛋白胆固醇可进一步下降至 1.4 mmol/L。

59. 糖尿病肾病患者复查血脂频率是多久一次？

建议糖尿病肾病患者每年应至少检查 1 次血脂，起始降脂药物治疗的患者应 1 ～ 3 个月复查，如血脂达标之后每 3 ～ 12 个月复查。如血脂没达标继续 1 ～ 3 月复查一次。

60. 如何具体选择他汀类降脂药物调节糖尿病肾病患者血脂？

糖尿病肾病患者建议首选他汀类药物管控血脂，并定期检测低密度脂蛋白胆固醇。他汀类药物一般无肾脏损伤作用，在起始治疗时应选用中等强度的他汀，根据患者疗效及耐受情况进行剂量调整。慢性肾脏病 G1 ～ G2 期患者使用他汀类药物无须调整剂量；慢性肾病 G3 期患者使用普伐他汀应减量；慢性肾脏病 C4 ～ G5 期患者使用辛伐他汀须减量，禁用氟伐他汀和瑞舒伐他汀。阿托伐他汀及其代谢产物主要经肝脏和（或）肝外代谢后经胆汁清除，因此，糖尿病肾病患者使用时无须调整剂量。

61. 如果他汀类药物不耐受怎么办？

若出现他汀类药物相关不良反应（如转氨酶增高、肌肉痉挛、外周神经病变），可降低剂量或给药频次，或加用非他汀类药物，或换用另一种他汀类药物。在中等强度他汀治疗低密度脂蛋白胆固醇不能达标时，推荐联合应用依折麦布或前蛋白转化酶枯草溶菌素 9 抑制剂（PCSK9）等药物。

62. 开始透析的糖尿病肾病患者还需要服用他汀吗？

研究表明，透析患者起始降脂治疗不能减少心血管疾病及死亡风险，因此，不推荐已透析的糖尿病肾病患者起始他汀类药物治疗。对于之前正在持续服用他汀类降脂药治疗的糖尿病肾病患者可谨慎使用，检测肝肾功必要时停用药物。

63. 糖尿病肾病患者可以口服贝特类降脂药物吗？

若糖尿病肾病患者的甘油三酯 > 5.6 mmol/L 时应首选贝特类药物降低甘油三酯水平，以减少急性胰腺炎发生的风险。荟萃研究表明，慢性肾脏病患者使用贝特类药物可有效改善血脂代谢紊乱，降低心脏病风险，但对于肾脏事件的影响尚不清楚。目前常用的如非诺贝特，在轻中度肾功能不全时可减量使用，严重肾功能不全时禁用。ACCORD 研究提示，在 2 型糖尿病合并心脏病高风险的患者中联合使用贝特类和他汀类药物会增加肌酐倍增的风险。因此，应避免在老年、严重肝肾功能不全及甲状腺功能减退等患者中联合使用他汀类及贝特类药物。

64. 糖尿病肾病患者还可选择其他哪些降脂药物？

若使用他汀类药物出现不良反应时，可减少他汀类药物用量并联合使用依折麦布，但不推荐单独使用依折麦布。依折麦布主要在小肠和肝脏与葡萄糖苷酸结合，由胆汁及肾脏排出，但肾功能不全者无须调整剂量。研究表明，辛伐他汀

20 mg 联合使用依折麦布可有效减少慢性肾脏病患者的心血管事件。若联用依折麦布后 4 ～ 6 周仍不达标可加用前蛋白转化酶枯草溶菌素 9 型抑制剂，可进一步降低血脂及心脏病风险。

65. 高尿酸血症与 2 型糖尿病肾病有什么关系？

高尿酸血症与 2 型糖尿病性肾病均属于代谢性疾病，二者伴发的风险较高。近 70% 的尿酸在肾脏中清除，由于部分患者肾小球滤过率下降、尿酸清除减少，2 型糖尿病肾病的高尿酸血症发生率高于普通人群。多个研究表明，高尿酸是 2 型糖尿病患者发生肾损害的重要危险因素，血尿酸浓度与蛋白尿程度密切相关，并能够预测 2 型糖尿病肾病患者肾小球滤过率的下降。此外，2 型糖尿病肾病患者降尿酸治疗改善血尿酸有助于减少尿蛋白、延缓肾功能不全的进展。

66. 2 型糖尿病肾病患者血尿酸控制在多少合适？

关于 2 型糖尿病肾病降尿酸治疗的起点和目标值，尚缺产循证医学的证据。2 型糖尿病肾病患者高尿酸血症的治疗参考慢性肾病患者高尿酸血症的治疗原则。对于 2 型糖尿病肾病患者，男性和绝经期女性血尿酸 ≥ 420 pmol/L、非绝经期女性血尿酸 ≥ 360 pmol/L 时，开始给予降尿酸治疗，目标值为 < 360 pmol/L。

67. 如何推荐非药物治疗降低血尿酸水平？

所有的高尿酸血症都推荐非药物治疗，首选饮食控制和运动。避免高嘌呤饮食，严格戒酒，尤其是啤酒；肥胖和超重者，建议通过低热量饮食、适当运动达到理想体重；充分饮水，使每日尿量达到 2 000 ml 以上（需结合 2 型糖尿病肾病患者的肾小球滤过率水平充分评估）；避免服用可导致尿酸升高的药物等。

68. 如何通过药物治疗降低血尿酸水平？

可以使用抑制尿酸合成的药物即通过抑制黄嘌呤氧化酶减少尿酸合成，从而降低血尿酸水平，代表性药物为别嘌醇和非布司他，或者口服促进尿酸排泄的药物即主要通过抑制肾小管重吸收、增加尿酸排泄降低血尿酸水平，代表性药物为苯溴马隆，或其他兼有降尿酸作用的药物：如氯沙坦可通过促进尿酸排泄降低糖尿病肾病的血尿酸水平；钠－葡萄糖共转运蛋白 2 抑制剂如达格列净、卡格列净均有不同程度的降尿酸作用；非诺贝特和他汀类降血脂药物亦有促进尿酸排泄的作用。上述药物可辅助用于降尿酸治疗。

69. 2 型糖尿病肾病患者如何合理使用别嘌醇？

别嘌醇的用法及注意事项：①从低剂量开始，逐渐加量。推荐初始剂量为每次 50 mg，每天 1～2 次，根据血尿酸水平调整剂量，2～4 周逐渐加量至每天 300 mg，分 2～3 次服用；②肾功能下降时，如肾小球滤过率＜60 ml/（min·1.73 m²）时应减量，推荐剂量为每天 50～100 mg，肾小球滤过率＜15 ml/（min·1.73 m²）时禁用别嘌醇；③别嘌醇可以发生"超敏反应综合征"（如致死性剥脱性皮炎），肾功能不全、若 *HLA-B*5801* 等位基因阳性是发生该不良反应的危险因素，建议在服用别嘌醇前进行该基因筛查，阳性者禁用，特别是亚洲人群致死性过敏发病率较其他人群明显增高。

70. 2 型糖尿病肾病患者如何合理使用非布司他？

非布司他的用法与注意事项：①推荐初始剂量为 20～40 mg/d，每日 1 次，如果 2～4 周血尿酸水平不达标，剂量增加 20 mg/d，最大剂量为 80 mg/d；②轻中度肾功能不全者［肾小球滤过率＞30 ml/(min·1.73 m²)］，非布司他降尿酸作用优于别嘌醇，且无须调整剂量；③对于肾小球滤过率＜30 ml/(min·1.73 m²) 的 2 型糖尿病肾病患者，有多项研究显示非布司他用于慢性肾脏病 G3～G5 期的有效性及安全性，建议起始剂量为 20 mg/d，每日 1 次；④安全性方面，非布司他可用于对别嘌醇过敏或者 *HLA-B*5801* 基因阳性者，但存在非布司他相关性肌病的风险。

71. 2 型糖尿病肾病患者如何合理使用苯溴马隆？

苯溴马隆的用法与注意事项：①推荐初始剂量为 25 mg/d，根据血尿酸水平调节用量，渐增至 50～100 mg/d，长期用药；②服药期间增加饮水量、碱化尿液，以避免尿酸结晶的形成；③可用于轻、中度肾功能不全者，慎用于存在尿路结石者，肾小球滤过率＜20 ml/（min·1.73 m²）时禁用。

72. 2 型糖尿病肾病患者为何容易出现顽固性水肿？

糖尿病肾病患者水肿的发生可能与多种因素有关，除了进行性肾功能丧失外，还包括高血压、糖尿病、心力衰竭、蛋白尿、高盐摄入等因素。糖尿病患者易发生冠心病和心力衰竭，亦可导致水肿。糖尿病肾病患者肾小球滤过率 < 45 ml/（min·1.73 m^2）时，可出现严重水钠潴留，临床上表现为顽固性双下肢、阴囊或会阴处水肿，部分患者伴有腹水、胸腔积液、心包积液等浆膜腔积液。

73. 如何改善糖尿病肾病患者的顽固性水肿？

应给予严格低盐饮食，每日盐摄入量低于 5 g，适量控制每日饮水量，以无明显口渴感为限。糖尿病肾病患者每日尿量低于 1 000 ml 时，建议给予噻嗪类、袢利尿剂和保钾利尿剂等，可以联合和交替使用。血浆白蛋白低于 25 g/L 的糖尿病肾病患者，每日尿量低于 400 ml 时，推荐临时静脉滴注人血白蛋白治疗。顽固性水肿患者，如出现心力衰竭表现，建议临时血液透析（HD）；如肾功能严重受损，推荐肾脏替代治疗。

74. 2 型糖尿病肾病患者为何容易出现贫血？

贫血是慢性肾衰竭的常见并发症。肾性贫血是由各种慢性肾脏病进展所引起的一个常见临床表现，常与铁缺乏、肾间质分泌促红细胞生成素相对或绝对不足以及患者对其敏感性降低、骨髓造血系统微环境改变、红细胞寿命缩短、机体疾病、慢性失血等多种原因有关。

75. 如何改善糖尿病患者的贫血？

糖尿病肾病患者血红蛋白（Hb）低于 100 g/L 时，推荐使用促红细胞生成素和 / 或铁剂，或低氧诱导因子脯氨酰羟化酶抑制剂等治疗。当血红蛋白低于 60 g/L，或出现心力衰竭、炎症，以及急需有创检查、手术等应急状态时，建议输注红细胞治疗。贫血治疗后，血红蛋白 2 周内升高幅度不超过 10 g/L。

76.2 型糖尿病肾病患者血红蛋白控制在多少合适？

慢性肾脏病（包括糖尿病肾病）患者的最佳血红蛋白水平建议在 100～110 g/L，以获得最大程度的生活质量改善，降低发病率，改善心脏健康和生存质量。靶目标不应超过 130 g/L。

77.2 型糖尿病肾病伴贫血患者补充铁剂有哪些注意事项？

2 型糖尿病伴有慢性肾脏病患者如有缺铁性贫血，应给予口服或静脉补铁治疗。非透析依赖患者可根据临床情况口服或静脉注射铁剂。对于依赖透析的患者，静脉补铁比口服补铁更适合治疗缺铁性贫血。当转铁蛋白饱和度超过 50% 或血清铁蛋白超过 800 μg/L 时，应停止补铁治疗。

78.2 型糖尿病肾病伴贫血患者补充促红细胞生成素有哪些注意事项？

在 2 型糖尿病伴有贫血患者中，当非透析患者的血红蛋白< 100 g/L 时，通常在铁充足的患者中启动红细胞生成刺激剂治疗，以减少输血、住院和死亡风险。皮下注射促红细胞生成素具有更长的半衰期，通常在非透析患者和帕金森病患者中使用促红细胞生成刺激剂，剂量应根据血红蛋白浓度、血红蛋白水平上升率和引起低反应性（尿毒症、甲状旁腺功能亢进症等）的临床情况进行调整。

79.2 型糖尿病肾病患者需要抗血小板治疗吗？

糖尿病和慢性肾脏病是心血管疾病发生的危险因素，而糖尿病肾病患者同时存在上述两种危险因素。伴有肾功能不全的糖尿病患者其心血管事件发生率和全因死亡率较普通人群增加了 8 倍。与非糖尿病患者相比，糖尿病患者发生不典型胸痛的频率更高，并且后期常常需要接受相应的干预治疗。因此有必要针对糖尿病肾病患者进行心血管疾病的药物预防治疗，如抗血小板聚集药物。

80.2 型糖尿病肾病患者选择哪些抗血小板聚集药物是安全的？

多项研究发现，阿司匹林在糖尿病患者中所带来的降低死亡率、减少心血管事件和肾脏损害发生率的获益，与其在非糖尿病患者中所带来的获益并无显著差异，而且使用阿司匹林并不会带来显著的不良反应。阿司匹林被推荐用于心血管疾病危险人群的预防用药。硫酸氢氯吡格雷片及其他类型抗血小板药物如血小板糖蛋白Ⅱb/Ⅲa受体抑制剂、噻吩并吡啶和替格瑞洛应用于慢性肾脏病患者中的临床研究极其有限，不做推荐。

81. 糖尿病肾病患者出现哪些情况需要转诊至肾病科就诊？

（1）突发或快速进展至大量蛋白尿（尿蛋白定量＞3.5 g/24 h）。

（2）短期内肾功能下降符合急性肾损伤：7天内血清肌酐水平上升＞50%或48小时内上升＞26.5 μumol/L或少尿。

（3）急性肾脏病：3个月内肾小球滤过率下降≥35%或血清肌酐水平上升到50%。

（4）出现明显的镜下血尿［尿红细胞≥20个/高倍镜或尿红细胞≥80个/μl或尿潜血（++）］。

（5）在进展至慢性肾脏病G4～G5期的患者，建议转诊至肾脏病专科评估肾脏替代治疗的时机。

82. 肾活检的意义是什么？

糖尿病肾病诊断目前尚缺乏无创型特异性生物标志物，肾活检是确诊糖尿病肾病的重要依据，但糖尿病（糖尿病肾病）患者肾活检的适应证存在一定争议，目前国内外尚无统一标准。活检后糖尿病肾病病理结果分为：糖尿病肾病、非糖尿病肾病以及糖尿病肾病合并非糖尿病肾病。患者的治疗及预后有巨大差异，因此采用肾活检确诊糖尿病肾病具有重大价值。

83. 哪些情况可考虑肾活检？

（1）糖尿病病史＜5年出现大量蛋白尿或肾功能不全。

（2）短期内出现大量蛋白尿或肾病综合征。

（3）尿沉渣提示"活动性"的肾小球源性血尿。

（4）不明原因的肾小球滤过率快速下降或血管紧张素转化酶抑制剂或血管紧张素Ⅱ受体拮抗剂治疗后的3个月内肾小球滤过率下降超过30%。

（5）大量蛋白尿但并无糖尿病视网膜病变。

（6）顽固性高血压。

（7）具有系统性疾病的临床症状、体征或实验室检查。

84. 糖尿病肾病患者什么时候需要透析或肾移植?

当糖尿病肾病患者其内生肌酐清除率 < 60 ml/（min・1.73 m²）时，应评估并治疗潜在的慢性肾衰并发症；当内生肌酐清除率 < 30 ml/（min・1.73 m²）时，应积极咨询肾脏专科医师，评估是否需要造瘘为透析做准备或者是否应当接受肾脏替代治疗。大数据显示糖尿病肾病患者相对于其他疾病所致的慢性肾损害患者更早期进入透析等综合治疗。透析方式包括腹膜透析和血液透析，有条件的患者可行肾移植。

85. 什么是连续肾脏替代疗法?

连续肾脏替代疗法（CRRT）定义为：通过体外循环血液净化方式连续、缓慢清除水及溶质的一种血液净化治疗技术，以替代肾脏功能。相对普通血液透析而言，连续肾脏替代疗法延长了血液净化治疗时间而降低了单位时间的治疗效率，使血液中溶质浓度及容量变化对机体的影响降到最低，同时采用高通透性、生物相容性好的滤器，为重症患者的救治提供了极其重要的内稳态平衡。

86. 连续肾脏替代疗法有哪些方式?

连续肾脏替代疗法的溶质清除替代方式有 3 种：弥散、对流及吸附。不同的治疗模式清除机制不同如血液透析以弥散清除为主，血液滤过以对流及部分吸附清除为主，而免疫吸附及血液灌流则以吸附为主要清除方式。不同物质的清除方式也不同，小分子物质弥散清除效果好，而中大分子物质则以对流及吸附清除效果好。因此，需根据不同的临床需要选择恰当的治疗模式，确定治疗剂量。

87. 糖尿病肾病的随访应注意什么?

建议所有糖尿病肾病患者需每年检查尿蛋白 / 肌酐比值、血清肌酐、血钾水平。慢性肾脏病 G3 ～ G4 期的患者需密切随访慢性肾脏病相关的代谢紊乱，如维生素 D、血红蛋白、碳酸氢盐、钙磷代谢、甲状旁腺激素等。应根据病情的严重程度确定患者的随访频率。

（五）糖尿病眼病

1. 糖尿病对眼部的损害有哪些？

糖尿病与眼睛的关系密切，对眼部的损害主要以神经血管损害为主要表现。糖尿病眼部并发症主要包括视网膜病变、白内障、角膜病变、青光眼、视乳头病变、眼外肌麻痹、视神经病变等。其中糖尿病视网膜病变最常见，是糖尿病失明的主要原因，同时它也是糖尿病高度特异的慢性并发症之一。

2. 糖尿病视网膜病变为何会导致失明？

糖尿病视网膜病变常发生在 40 岁以上且患糖尿病时间较长的患者，其致病机理之一是糖尿病可引起全身微血管发生病变，视网膜血管属微小血管，当视网膜血管系统发生病变时就会出现血管扩张和闭锁，血管扩张会引起视网膜水肿、渗出和出血；血管闭锁则会引起视网膜缺血，视网膜对缺血的反应是代偿性形成新生血管。由于新生血管是不正常的血管，故可发生反复的视网膜、玻璃体出血和导致增殖性视网膜炎，使患者视力严重下降甚至失明。

3. 哪些人群需要筛查糖尿病视网膜病变？

2 型糖尿病在诊断前常已存在一段时间，诊断时糖尿病视网膜眼病的发生率较高。因此，2 型糖尿病患者在确诊后应尽快进行首次眼底检查和其他方面的眼科检查。1 型糖尿病患者在确诊 5 年内要做全面的眼科检查。儿童视网膜病变的患病率较低，对于青春期前诊断的 1 型糖尿病患者建议在青春期后（12 岁）开始进行眼底检查。计划妊娠或已妊娠的 1 型糖尿病或 2 型糖尿病的妇女应评估视网膜病变发生和（或）进展的风险。

4. 糖尿病视网膜病变如何分期？

糖尿病视网膜病变分为非增生型和增生型。其中非增生型糖尿病视网膜病变分为轻、中、重三期。当眼底检查仅可见微动脉瘤则为轻度；如果出现下列任何 1 个表现，则属于重度非增生型视网膜病变。

①在 4 个象限中所有象限均有多于 20 处视网膜内出血。

②在 2 个以上象限中有静脉串珠样改变。

③在 1 个以上象限中有显著的视网膜内微血管异常属于重度非增生型视网膜病变。

当眼底检查出现新生血管形成、玻璃体积血或视网膜前出血则属于增生型糖尿病视网膜病变。

5. 糖尿病视网膜病变间隔多久复诊?

无糖尿病视网膜病变且血糖控制良好的患者至少每年筛查 1 次；轻度糖尿病视网膜病变患者每年 1 次，中度视网膜病变患者每 3 ～ 6 个月 1 次，重度视网膜病变患者每 3 个月 1 次；对于有临床意义的黄斑水肿应每 3 个月进行复查。如果糖尿病视网膜病变进展或威胁视力，需增加监测频率，由眼科医师或有经验的验光师进行散瞳眼底检查。

6. 哪些因素会诱发或加重糖尿病视网膜病变?

糖尿病视网膜病变的主要危险因素包括持续高血糖或明显血糖波动、高血压、高血脂、糖尿病病程长、糖尿病肾脏病、妊娠、肥胖、易感基因等。持续高血糖无论在糖尿病视网膜病变发生还是病情进展过程中均起着关键作用，而且是可干预、可改变的危险因素。其他相关危险因素包括胰岛素抵抗、吸烟、亚临床甲状腺功能减退、睡眠呼吸暂停综合征、非酒精性脂肪性肝病、血清泌乳素、脂联素及同型半胱氨酸水平等。

7. 用什么检查来筛查糖尿病视网膜病变?

在没有条件全面开展由眼科医师进行眼部筛查的情况下，可由内科经培训的技术人员使用免散瞳眼底照相机，拍摄至少 2 张以黄斑及视乳头为中心，角度为 45° 的眼底后极部彩色照片进行分级诊疗，是可行的糖尿病视网膜病变筛查方法。对于筛查中发现的中度及中度以上的非增生型糖尿病视网膜病变（NPDR）及增生型糖尿病视网膜病变患者应由眼科医师进行进一步诊治。

8. 糖尿病视网膜病变什么情况下需要转眼科专科治疗?

及时的眼科转诊治疗非常重要，是预防失明的重要措施。如果存在以下初筛结果，需及时至眼科就诊，包括：

（1）中度非增生型糖尿病视网膜病变。

（2）非累及黄斑中心凹的糖尿病性黄斑水肿于3～6个月至眼科诊查。

（3）重度非增生型糖尿病视网膜病变、增生型糖尿病视网膜病变、累及黄斑中心凹的糖尿病黄斑水肿需立即至眼科诊治。

如果发现以下情况需当天急诊转至眼科就诊，包括：

（1）突然的视力丧失。

（2）视网膜剥离。

（3）视网膜前或玻璃体出血。

（4）虹膜红变。

9. 健康教育对糖尿病视网膜病变有什么意义？

因糖尿病视网膜病变多为不可逆性损害，因此早筛查早预防显得尤为重要。通过对糖尿病患者及其家属的健康教育，使他们能够掌握糖尿病视网膜病变危险因素相关知识，鼓励患者坚持健康的生活方式，遵循有效的随访计划，进而达到糖尿病视网膜病变的早防早治。

10. 糖尿病视网膜病变有哪些治疗方法？

（1）血糖、血压和血脂的良好控制可预防或延缓糖尿病视网膜病变的进展。

（2）非诺贝特可减缓糖尿病视网膜病变进展，减少激光治疗需求。

（3）轻中度的非增生型糖尿病视网膜病变患者在控制代谢异常和干预危险因素的基础上，可进行内科辅助治疗和随访。这些辅助治疗的循证医学证据尚不多。目前常用的辅助治疗包括：抗氧化、改善微循环类药物，如羟苯碱酸钙；活血化瘀类中成药，如复方丹参、芪明颗粒和血栓通胶囊等。

（4）对于糖尿病黄斑水肿，抗血管内皮生长因子注射治疗比单纯激光治疗更具成本效益。

（5）糖皮质激素局部应用可改善威胁视力的糖尿病视网膜病和糖尿病黄斑水肿。

（6）糖尿病视网膜病不是使用阿司匹林治疗的禁忌证，阿司匹林对糖尿病视网膜病没有疗效，但也不会增加视网膜出血的风险。

11. 糖尿病视网膜病何时进行眼科激光治疗?

激光光凝术仍是高危增生型糖尿病视网膜病变患者及某些严重非增生型糖尿病视网膜病变患者的主要治疗方法。根据糖尿病视网膜病变的严重程度以及是否合并糖尿病黄斑水肿来决策是否选择激光治疗,必要时可行玻璃体切除手术。妊娠会加速糖尿病视网膜病变的发生和发展,激光光凝术可用于治疗孕期重度非增生型糖尿病视网膜病变和增生型糖尿病视网膜病变。

12. 糖尿病视神经病变是什么?

糖尿病视神经病变是 1 型和 2 型糖尿病较为常见的慢性并发症之一,可累及中枢神经系统以及周围神经系统的运动、感觉和自主神经。视神经受累时称为糖尿病视神经病变(DON),合并或不合并糖尿病视网膜病变。

13. 糖尿病视神经病变的分类有哪些?

目前关于糖尿病视神经病变的分类尚存在争议。国内外文献多将糖尿病视神经病变分类为糖尿病视盘病变(DP)、非动脉炎性前部缺血性视神经病变(NAION)、视盘新生血管和视神经萎缩。部分学者认为糖尿病视盘病变具有与非动脉炎性前部缺血性视神经病变完全不同的发病机制和临床表现,因而是一种独立眼病。也有学者基于部分糖尿病患者的糖尿病视盘病变会进展为非动脉炎性前部缺血性视神经病变,因而认为糖尿病视盘病变和非动脉炎性前部缺血性视神经病变是同一种疾病(前部缺血性视神经病变)不同严重程度的表现,糖尿病视盘病变是非动脉炎性前部缺血性视神经病变的临床亚型或轻型。建议将糖尿病视盘病变和非动脉炎性前部缺血性视神经病变视为两种疾病,将糖尿病视神经病变分为隐匿型糖尿病视神经病变、糖尿病视盘病变和非动脉炎性前部缺血性视神经病变共 3 个类型。

14. 隐匿型糖尿病视神经病变的临床表现是什么?

患者发病隐匿,视力正常,主要表现为色觉异常以及亮度和对比敏感度下降,瞳孔大小和对光反应均正常,眼底检查正常,荧光素眼底血管造影术(FFA)检查通常无明显异常。部分患者相干光层析成像术(OCT)检查表现为黄斑区视网膜神经节细胞内丛状层变薄，视盘周围视网膜神经纤维层变薄。部分患者相干光层析血管成像术（OCTA）显示视盘旁放射状毛细血管网血流密度下降。

15. 糖尿病视盘病变的临床表现有哪些？

糖尿病视盘病变是糖尿病特有的且最具特征性的视神经病变。其发生机制是视盘内和视盘表面毛细血管弥漫性缺血性扩张，导致血管通透性增加，从而引起视盘水肿样改变。主要临床表现有：

（1）视力正常或轻度下降，视力下降多见于糖尿病视盘病变继发黄斑区浆液性视网膜浅脱离患者。

（2）瞳孔大小和对光反射均正常。

（3）眼底：早期表现为单眼或双眼视盘充血水肿，伴或不伴黄斑区浆液性视网膜浅脱离；晚期视盘色界正常，或颜色变淡，但无明显视盘苍白。

（4）荧光素眼底血管造影术：造影早期视盘表面毛细血管弥漫性扩张，造影晚期视盘呈弥漫性强荧光。

（5）视野：表现为生理盲点扩大或相对性弓形暗点。

16. 非动脉炎性前部缺血性视神经病变的临床表现是什么？

非动脉炎性前部缺血性视神经病变的发生机制主要是供应视盘的睫状后短动脉急性灌注不足。主要临床表现有：

（1）晨起或午睡后突然出现无痛性单眼视力下降或视物遮挡，双眼同时发病少见。

（2）轻度或中度视力下降。

（3）视野表现为与生理盲点相连的且绕过中心注视点的扇形缺损、象限盲或水平半盲。

17. 非动脉炎性前部缺血性视神经病变检查有哪些异常？

（1）相对性传入性瞳孔障碍阳性或弱阳性。

（2）眼底早期表现为视盘上部或下部节段性灰白色水肿或弥漫性水肿，视盘水肿区边界模糊，伴或不伴视盘表面或盘周出血和黄斑区浆液性视网膜浅脱离。视盘水肿多在发病后 6～8 周消退，晚期表现为视盘上部或下部苍白，边界稍模糊，视盘未受累区色界正常。少数患者晚期表现为全视盘苍白，边界稍模糊。

（3）大多数非动脉炎性前部缺血性视神经病变患者荧光素眼底血管造影术检查表现为脉络膜充盈迟缓和视盘荧光不对称。

（4）视觉诱发电位检查常表现为振幅下降、潜伏期延长，多以振幅下降为主。

17. 糖尿病视神经病变控制血糖的目标是什么？

注重个体化血糖控制目标，科学降低血糖，同时重视血糖降低的速度和幅度，是预防和治疗糖尿病视神经病变最重要的措施。需要注意的是，尽管血糖控制欠佳是糖尿病视盘病变的主要原因，但是短时间内血糖骤降也可能诱发糖尿病视盘病变。

18. 糖尿病视神经病变使用糖皮质激素治疗应注意什么？

对于糖尿病性非动脉炎性前部缺血性视神经病变需要慎重选择全身使用糖皮质激素。非动脉炎性前部缺血性视神经病变急性期视盘水肿明显的患者短期口服泼尼松（每千克体质量 1 mg/d）有可能促进视盘水肿消退，但尚未证实可确切有效改善患者的视功能。在使用糖皮质激素期间应注意监测血糖浓度，并随时调整降血糖药物剂量，以避免糖皮质激素诱发血糖升高或明显波动，反而加重病情。

19. 糖尿病视神经病变如何营养神经？

糖尿病视神经病变常用营养神经药物包括维生素 B 族（维生素 B_1、维生素 B_2、维生素 B_{12}）、甲钴胺、胞磷胆碱钠和鼠神经生长因子等。

20. 糖尿病视神经病变如何改善微循环？

糖尿病视神经病变常用改善微循环药物包括复方樟柳碱、氢溴酸樟柳碱、银杏叶提取物、前列腺素类药物和活血化瘀中成药（如复方血栓通等），可改善微循环和组织的缺血缺氧状态。

21. 糖尿病视神经病变如何抗氧化应激治疗？

通过抑制脂质过氧化，增加神经营养血管的血流量，增加神经 Na^+-K^+-ATP 酶活性，保护血管内皮功能。常用药物有 α-硫辛酸。

22. 糖尿病视神经病变可以使用醛糖还原酶抑制剂吗？

依帕司他是一种醛糖还原酶抑制剂，可抑制多元醇通路异常和代谢紊乱，有效改善糖尿病神经病变的主观症状和神经传导速度。

23. 玻璃体腔内注射抗血管内皮生长因子药物可改善糖尿病视神经病变吗？

国外部分研究结果显示，在糖尿病视盘病变和非动脉炎性前部缺血性视神经病变急性期视盘水肿严重时，玻璃体腔内注射抗血管内皮生长因子药物可促进视盘水肿消退，缩短病程。部分研究结果表明，在非动脉炎性前部缺血性视神经病变急性期玻璃体腔内注射抗血管内皮生长因子药物的治疗效果欠佳，甚至可能进一步损伤视功能，因此开展上述治疗尚需谨慎。

24. 糖尿病性白内障是什么？

糖尿病患者常可并发晶状体混浊，因糖尿病可促使老年性白内障的发生并促使其成熟加快，医学上称为糖尿病性白内障。

25. 糖尿病性白内障的临床特点有什么？

年轻的 1 型糖尿病患者常发生标志性的"雪花"样白内障，双眼发病，进展迅速。大多数糖尿病患者的白内障类型属于核硬化型。合并年龄相关性白内障的糖尿病病性白内障与单纯年龄相关性白内障较难鉴别，前者发病年龄较早，进展较快。

26. 糖尿病性白内障患者如何选择手术时机？

（1）对于轻度白内障且糖尿病性视网膜病变不严重的患者，如果没有视力受损且眼底成像清晰，可以暂不施行白内障手术。

（2）对于中度白内障患者，术前可采取激光光凝术治疗严重的非增生型糖尿病视网膜病变，并通过局灶或格栅样光凝术或抗血管内皮生长因子治疗糖尿病黄斑水肿，待视网膜病变或糖尿病黄斑水肿情况稳定后再考虑行白内障手术改善视力。

（3）对于重度至晚期白内障眼底成像较差的患者，不能充分评估糖尿病视网膜病变状态，应考虑早期行白内障手术，术后再对眼底进行评估治疗。若存在黄斑水肿，可在术前、术中或术后行抗血管内皮生长因子治疗。需由眼科医生诊断并判断手术时机。

27. 糖尿病性白内障患者手术前需要注意什么？

糖尿病性白内障较非糖尿病性白内障患者的炎性反应更加剧烈，对于合并中度及以上的尿蛋白/肌酐比值或增生型糖尿病视网膜病变患者，术前1周加用非甾体类抗炎药（NSAID）至术后6周，以阻断前列腺素生成及减少毛细血管渗漏，进而抑制非感染性炎性反应，减少相关并发症的发生。

糖尿病患者易合并干眼症，对于眼表条件不良的糖尿病性白内障患者，可于术前加用人工泪液，改善眼表微环境，增强眼表对围手术期各类损伤的抵抗力。

28. 糖尿病性白内障患者术后如何确定随诊频率？

强调术后随访和复诊的重要性，除遵循常规白内障摘除手术随访方案（术后1天、1周、1个月、3个月）外，建议患者术后半年内每月至少复查1次，随访频率可根据术中是否发生并发症和病情变化进行调整。一般术后2～3个月患者的屈光状态渐趋稳定，可验光配镜获得最佳矫正视力。随访项目包括视力、眼压、前节情况、眼底常规检查、光学相干断层成像、眼底血管造影检查等。术后病情稳定后，给予常规降糖药治疗方案，每天监测血糖2～4次。

29. 糖尿病性眼外肌麻痹是什么？

糖尿病常可影响动眼神经和外展神经功能，有时还会发生麻痹性斜视，这可能与糖尿病引起多发性神经炎有关。

30. 糖尿病相关屈光异常是为什么？

糖尿病患者眼睛易发生屈光异常。由于血糖增高，往往会使房水中离子浓度降低，晶状体因过度吸水而凸度增大，可导致近视性屈光不正，反之经过治疗后，当血糖降低时又会使晶状体失去水分而发生远视性屈光不正，且常伴有散光，所以糖尿病患者突然出现视力下降时，除了查眼底外，还要上医院请眼科医生验光。

31. 糖尿病女性患者如果准备妊娠需要做眼科检查吗？

患有糖尿病的女性如果准备妊娠，应做详细的眼科检查，了解妊娠可增加糖尿病视网膜病变的发生危险和（或）使其进展。怀孕的糖尿病患者应在妊娠前或第 1 次产检、妊娠后每 3 个月及产后 1 年内进行眼科检查。妊娠期糖尿病和妊娠期显性糖尿病患者发生的糖尿病视网膜病变危险并不增高，随访次数可不遵循上述推荐。

（六）糖尿病足

1. 什么是糖尿病足？

糖尿病足的基本定义是糖尿病患者踝关节远端的皮肤及深层组织破坏，常合并感染和（或）下肢不同程度的动脉闭塞，严重者累及肌肉和骨组织。糖尿病足是糖尿病患者致残、致死的主要原因之一。

2. 预防糖尿病足的重要性你了解吗？

糖尿病足强调"预防重于治疗"。糖尿病足治疗困难，但预防则比较有效。应对所有糖尿病患者每年进行全面的足部检查，详细询问以前大血管及微血管病变的病史，评估目前神经病变的症状（疼痛、烧灼、麻木感、感觉异常）和下肢血管疾病（下肢疲劳、跛行）以确定溃疡和截肢的危险因素。检查应包括皮肤视诊（包括是否畸形、胼胝、溃疡、皮肤颜色变化）、神经评估（10 g 尼龙丝试验和针刺或震动觉试验或踝反射）、血管评估（下肢和足部血管搏动）。如果患者足部动脉搏动正常 10 g 尼龙丝触觉试验正常，没有足畸形以及没有明显的糖尿病慢性并发症，这类患者属于无足病危险因素的患者，可进行糖尿病足预防教育。

3. 预防糖尿病足的总原则是什么？

加强健康宣教、降低足底压力的措施、良好的血糖控制、戒烟、合适规律的运动均可以有效预防糖尿病足的发生。对于合并有其他心血管血管风险因素的糖尿病高危足患者，给予降压、调脂及应用阿司匹林等综合管理措施，可以预防心血管疾病的发生。

4. 糖尿病患者如何选择鞋、袜?

建议糖尿病患者穿合适、具有足保护作用的鞋子,需有足够的长度、宽度和深度。袜子需保持干燥、透气,应选择无接缝、无压迫性的跟帮、白色或浅色的棉袜,因其吸汗、柔软舒适,渗液易被发现。

5. 糖尿病患者如何处理胼胝?

去除胼胝应由接受过糖尿病足专业培训的医护人员进行。胼胝形成后立即修剪,每2～3周1次,建议胼胝修剪后使用减压鞋具进行减压治疗。

6. 糖尿病患者如何处理嵌甲?

无论是修剪趾甲、拔甲,还是使用化学烧灼法去除嵌甲,均需要由经过专业培训的医护人员进行,不建议去公共浴室或修脚处修理嵌甲。

7. 糖尿病足患者有必要使用减压装置吗?

不可拆卸的减压装置和减压鞋对于糖尿病足底溃疡的预防和治疗有明显的效果,基于足跖压力和足部形状设计和制造的矫形减压器更有效预防和减少高危患者足溃疡发生。建议根据患者的实际情况选择合适的减压装置来预防足溃疡。

8. 糖尿病患者足真菌感染如何处理?

足癣较轻的患者可以局部使用抗真菌药物,在混合细菌和真菌感染的情况下,单独使用克霉唑和酮康唑可能会加剧细菌感染,特比萘芬可能更适合。需注意降糖药与抗真菌药物之间的相互作用,在使用时要谨防血糖的过度降低。

9. 糖尿病患者加强足部皮温测定有何重要性?

糖尿病神经病变、血管病变及感染均与皮肤温度有一定关系。测量皮温可以由任何人在诊所或患者家中完成。加强足部皮肤温度监测,特别对于糖尿病高危足患者,有助于发现隐匿的糖尿病足、神经病变、血管病变及是否存在感染,做到早期诊断、早期治疗。

10. 全面的糖尿病足相关知识教育必要吗?

全面的糖尿病足相关知识教育可以减少糖尿病足高危患者足溃疡的发生,降低糖尿病足溃疡的复发率和增加无溃疡事件的生存率,降低糖尿病足溃疡的截肢率,降低医疗费用和提高患者的生活质量。健康教育措施可以使患者早期发现糖尿病足溃疡的前期病变,加强自我行为管理,并保持足部清洁,是预防溃疡发生和复发的重要手段。

预防糖尿病足的关键点在于:定期检查患者是否存在糖尿病足的危险因素;识别出这些危险因素;教育患者及其家属和有关医务人员进行足的保护;穿着合适的鞋袜;去除和纠正容易引起溃疡的因素。

11. 糖尿病足患者的全面教育内容有哪些?

糖尿病足患者及其家属的教育内容包括:每天检查双足,特别是足趾间;有时需要有经验的他人来帮助检查足;定期洗脚,用干布擦干,尤其是擦干足趾间;洗脚时的水温要合适,低于37℃;不宜用热水袋、电热器等物品直接保暖足部;避免赤足行走;避免自行修剪胼胝或用化学制剂来处理胼胝或嵌甲;穿鞋前先检查鞋内有否异物或异常;不穿过紧的或毛边的袜子或鞋;足部皮肤干燥可以使用油膏类护肤品;每天换袜子;不穿高过膝盖的袜子;水平地剪嵌甲;由专业人员修除胼胝或过度角化的组织;一旦发现问题,及时至专科医生或护士处诊治。

12. 什么是神经性溃疡?

神经性溃疡常见于反复受压部位,如跖骨头足底面、胼胝中央,常伴有感觉缺失或异常,而局部血供良好。缺血性溃疡多见于足背外侧、足趾尖部或足跟部,局部感觉正常,但皮肤温度低,足背动脉和(或)胫后动脉搏动明显减弱或消失。对于缺血性溃疡,则要重视解决下肢缺血。轻中度缺血的患者可以实行内科治疗;病变严重的患者可以接受介入治疗或血管外科成形手术,待足部血供改善后再进行溃疡局部处理。对于神经性溃疡,主要是制动减压,特别要注意患者的鞋袜是否合适。

13. 糖尿病足溃疡感染应该怎么治疗？

糖尿病足足溃疡感染必须通过临床诊断，以局部或全身的体征或炎症的症状为基础。在选择抗生素控制感染之前，应进行溃疡创面细菌培养和药敏试验，细菌培养方法可选择严格清创后的棉拭子及病理组织培养。在细菌培养和药敏试验结果没出来之前，可经验性地选择抗生素。抗生素的替换根据治疗后的临床效果判断，若临床效果明显，即使药敏试验结果对该抗生素耐药，也应该持续使用该抗生素；若临床效果不明显或者无效，且药敏试验结果对该抗生素耐药，则根据药敏试验结果替换抗生素。对于未合并骨髓炎的足溃疡感染，抗生素治疗疗程1～2周；合并骨髓炎的感染，抗生素治疗疗程至少4周。如同时合并严重缺血，抗生素使用时间还需要适当延长1～2周。但是，如果及时手术去除感染的骨组织，抗生素使用可以减少到2周。

14. 糖尿病足的足溃疡创面如何处理？

彻底的清创，有利于溃疡愈合。目前研究证据表明，采用水凝胶清创较纱布敷料、外科清创或蛆虫清创更有利于溃疡愈合。当清创到一定程度后，可选择溃疡局部负压吸引治疗（包括真空辅助闭合及真空封闭引流），可促进肉芽生长和足溃疡的愈合。当溃疡创面有新鲜肉芽组织，感染基本控制，可以选择表皮生长因子和（或）自体富血小板凝胶治疗，可加速肉芽生长和足溃疡的愈合。当溃疡肉芽生长到一定程度且周边有上皮爬行时，可选择适当的敷料和（或）脱细胞真皮基质、皮肤替代物以及脱细胞生物羊膜治疗，促进溃疡愈合。给予患者适当的患足减压（包括减压鞋垫、糖尿病足鞋等）治疗措施，有助于避免足溃疡加重和愈合后的足溃疡复发。

15. 高压氧物理治疗对糖尿病足有益吗？

糖尿病足足溃疡创面高压氧治疗，有助于改善创面的炎症和微循环状况。在合并下肢动脉病变的缺血性足溃疡患者，高压氧治疗不能促进创面愈合，但能够降低大截肢率；在未合并下肢动脉病变的神经性溃疡患者，高压氧治疗既不能加速创面愈合，也不能降低糖尿病足患者的大截肢或小截肢概率。因此，对于糖尿病足患者，尤其是未合并下肢动脉病变的神经性足溃疡患者，应慎重选择高压氧治疗。

六、糖尿病合并症

1. 为什么需要评估糖尿病患者的合并症？

有效的评估可明确患者是否合并动脉粥样硬化性心血管疾病、心力衰竭和慢性肾脏病，对于制订合理的降糖治疗方案具有重要意义。应详细询问患者的临床信息，如年龄、糖尿病及其并发症的症状、既往史、个人史、家族史。

2. 哪些合并症影响糖尿病患者治疗方案的选择？

患者过去体重变化的情况，是否有高血压、血脂异常、冠心病、脑血管病变、周围血管病变、脂肪肝、自身免疫病、肿瘤、睡眠呼吸暂停综合征及治疗情况。

3. 除了疾病，还有哪些因素影响糖尿病患者治疗方案的选择？

糖尿病患者治疗方案制订，除了疾病本身，还应该了解患者的文化、工作、经济及宗教信仰情况，此外还包括吸烟、饮酒、饮食等情况，这些信息有助于制订个体化的综合控制目标和治疗方案。

4. 糖尿病患者的初诊应包括哪些查体项目？

糖尿病患者的初诊应包括常规测量血压、心率、身高、体重、腰围、臀围，并计算体重指数和腰臀比。对肥胖的糖尿病患者（尤其是青少年），应检查是否存在黑棘皮病。2 型糖尿病患者在诊断时即可出现并发症，还应检查视力、神经系统（如踝反射、针刺痛觉、震动觉、压力觉、温度觉）、足背动脉搏动、下肢和足部皮肤。

5. 糖尿病患者的初诊应包括哪些实验室检查？

糖尿病患者的初诊实验室检查应包括空腹和餐后 2 小时（或葡萄糖耐量试验 2 小时）血糖、胰岛素、C 肽、糖化血红蛋白、糖化血清蛋白、肝功能、肾功能、血尿酸、血脂、尿常规、尿蛋白 / 肌酐比值检查，并根据血肌酐水平估算肾小球滤过率。

6. 胰岛素和 C 肽水平较低，应测定什么指标？

当胰岛素水平和（或）C 肽水平较低时，特别是在初发血糖升高或发病年龄小于 60 岁时，推荐测定谷氨酸脱羧酶抗体等自身抗体，其临床意义如下：

（1）谷氨酸脱羧酶抗体是目前发现的胰岛自身抗体中检测灵敏度和特异性最高的指标。

（2）谷氨酸脱羧酶抗体是糖尿病分型的血清学指标。

（3）谷氨酸脱羧酶抗体在 1 型糖尿病发病前数年甚至 10 余年都可升高，其阳性率与病程、年龄无关。

（4）初诊 1 型糖尿病患者约 70% 可检出谷氨酸脱羧酶抗体。

（5）成人起病的 1 型糖尿病患者多以谷氨酸脱羧酶抗体为首个阳性抗体。

（6）谷氨酸脱羧酶抗体是成人隐匿性自身免疫性糖尿病患者最常见的胰岛自身抗体。

（7）谷氨酸脱羧酶抗体滴度可预测胰岛 β 细胞功能受损趋势。

（8）谷氨酸脱羧酶抗体于僵人综合征、不伴 1 型糖尿病的自身免疫性多内分泌腺病综合征及毒性弥漫性甲状腺肿 Graves 病等自身免疫性疾病患者中可检出。

7. 疑有特殊类型糖尿病时，应检测什么指标？

疑有特殊类型糖尿病时，可根据患者临床特征作基因检查或染色体检查。对于青少年发病的成年糖尿病、线粒体型糖尿病、新生儿糖尿病、脂肪萎缩性糖尿病等单基因糖尿病，基因检测是其确诊方法。临床上早期识别单基因糖尿病并完善基因检测对治疗方案的选择意义重大。

8. 糖尿病患者心电图查及心肌缺血，需进一步完善什么检查？

心电图查及心肌缺血或患者有胸闷、心前区疼痛症状，应做运动试验或冠状动脉 CT 血管成像，必要时行冠状动脉造影检查。

9. 糖尿病患者查及心律失常时应做什么检查？

糖尿病患者查及心律失常时应做动态心电图检查。

动态心电图检查的意义如下：

（1）可监测快速性、缓慢性心律失常的发生及终止规律，判断是否存在预激综合征、病态窦房结综合征及房室传导阻滞等。

（2）观察缓慢性心律失常有无窦房结功能障碍、快慢综合征等。

（3）评估心律失常药物的作用、副作用与致心律失常的作用，判断是否调量或停药。

<u>10.</u> 超重或肥胖的糖尿病患者查及肝功能异常应做什么检查？

超重或肥胖的糖尿病患者查及肝功能异常应做腹部超声检查，了解是否伴脂肪肝及胆石症，必要时行上腹部 CT 或磁共振成像检查。必要时可进一步排查其他原因，行乙肝、丙肝等检查。

<u>11.</u> 糖尿病患者需多久复查血生化？

糖尿病患者建议动态复查血生化，如患者病情平稳，建议每年复查 1 次血生化，包括血脂、肝功能、肾功能、血尿酸等；每年复查 1 次尿常规、尿蛋白／肌酐比值。如患者病情进行性变化，建议适时复查。

（一）糖尿病与心血管疾病

1. 糖尿病患者的心血管疾病主要包括什么？

糖尿病患者的心血管疾病主要包括动脉粥样硬化性心血管疾病和心力衰竭，其中动脉粥样硬化性心血管疾病包括冠心病、脑血管疾病和周围血管疾病。

2. 糖尿病患者的主要死亡原因是什么？

糖尿病患者的主要死亡原因是心血管疾病。

3. 糖尿病对心血管疾病有什么危害？

糖尿病是心血管疾病的独立危险因素，糖尿病患者常常合并高血压、血脂异常等心血管疾病的重要危险因素，糖尿病患者发生心血管疾病的风险比正常人增加 2 ～ 4 倍。大量临床证据显示，严格控制血糖对减少 2 型糖尿病患者的心血管疾病发生及死亡风险作用有限，尤其是病程长、年龄大和已经发生过心血管疾病或伴有多个心血管风险因素的患者。然而，对多重危险因素的综合干预可显著改善糖尿病患者心血管疾病的发生和死亡风险。

糖尿病患者的心力衰竭住院风险比正常人增加 2 倍，糖尿病患者可以出现射血分数保留的心力衰竭和射血分数下降的心力衰竭。高血压和动脉粥样硬化性心血管疾病常与两种不同类型的心力衰竭共存，既往有心肌梗死更易发生射血分数下降的心力衰竭。

4. 糖尿病患者的心血管疾病危险因素包括什么?

糖尿病患者并发心血管疾病与多个因素有关，其中包括年龄、超重与肥胖、高血压、血脂异常、吸烟、冠心病家族史、慢性肾病、蛋白尿等。糖尿病患者合并高血压病、高脂血症、脑卒中等疾病发病率均明显升高，因此合理的降压治疗、调脂治疗、抗血小板治疗是很有必要的。

5. 为什么要积极地筛查和治疗心血管疾病危险因素?

目前，我国 2 型糖尿病患者的心血管危险因素发生率高，但控制率较低。在 2 型糖尿病患者中，血糖、血压和血脂控制综合达标率仅为 5.6%，阿司匹林的使用率也偏低。心血管疾病致死率已居死亡疾病前 3 名，无论是疾病的危害性还是该疾病所消耗的经济资源，都值得我们为其有效控制付出努力。

6. 多久评估一次心血管疾病的危险因素?

糖尿病确诊以后（包括确诊当年），至少应每年评估一次心血管疾病的危险因素，从而及时有效地调整治疗方案，合理地控制相关危险因素。

7. 心血管疾病的危险因素评估的内容包括什么?

心血管疾病的危险因素评估的内容包括心血管病史、年龄、吸烟、高血压、血脂异常、肥胖特别是腹型肥胖、早发心血管疾病的家族史、肾脏损害（尿蛋白排泄率增高等）、心房颤动（可导致卒中）等。

8. 如何评估 10 年心血管疾病风险?

可以采用中国缺血性心血管疾病危险评估模型和弗莱明翰风险评估模型。目前临床常用中国缺血性心血管疾病风险评估模型。

9. 什么药可以改善糖尿病患者心衰？

在众多降糖药中，大量的临床研究证实：钠－葡萄糖共转运蛋白2抑制剂可显著改善2型糖尿病患者的心力衰竭住院风险，尤其是对合并动脉粥样硬化性心血管疾病的患者。但改善心力衰竭不仅于此类药，还有数种其他类型非降糖药物可以选择。

10. 什么情况下选用胰高糖素样肽－1受体激动剂和钠－葡萄糖共转运蛋白2抑制剂？

并发症和合并症是2型糖尿病患者选择降糖药的重要依据。基于胰高糖素样肽－1受体激动剂和钠－葡萄糖共转运蛋白2抑制剂的心血管结局研究证据，推荐合并动脉粥样硬化性心血管疾病或心血管风险高危的2型糖尿病患者，不论其糖化血红蛋白是否达标，只要没有禁忌证都应在二甲双胍的基础上加用具有动脉粥样硬化性心血管疾病获益证据的胰高糖素样肽－1受体激动剂或钠－葡萄糖共转运蛋白2抑制剂。合并慢性肾脏病或心力衰竭的2型糖尿病患者，不论其糖化血红蛋白是否达标，只要没有禁忌证都应在二甲双胍的基础上加用钠－葡萄糖共转运蛋白2抑制剂。合并慢性肾脏病的2型糖尿病患者，如不能使用钠－葡萄糖共转运蛋白2抑制剂，可考虑选用胰高糖素样肽－1受体激动剂。如果患者在联合胰高糖素样肽－1受体激动剂或钠－葡萄糖共转运蛋白2抑制剂治疗后3个月仍然不能达标，可启动包括胰岛素在内的三联治疗。

11. 怎么看阿司匹林对心血管事件的治疗？

阿司匹林对心血管事件二级预防的有效性已有共识，早期和一级预防试验结果显示，阿司匹林对高风险患者有低到中等程度获益，但2018年发表的糖尿病心血管事件研究、阿司匹林降低初始血管事件研究以及阿司匹林降低老年人心血管疾病防治事件研究表明，阿司匹林在一级预防中心血管获益较小，且可能增加出血风险，提示阿司匹林对于糖尿病患者心血管事件一级预防的使用应慎重。

在动脉粥样硬化性心血管疾病二级预防中，推荐糖尿病患者单独或联合使用小剂量阿司匹林，氯吡格雷可作为替代药物。

12. 使用阿司匹林有什么限制？

由于可能导致瑞氏综合征，年龄不足 16 岁的患者一般禁止使用阿司匹林，除特殊疾病允许使用（如川崎病）。同时，如患者伴消化性溃疡或者其他原因引起的消化道出血等均禁止使用。

13. 目前推荐什么患者用阿司匹林进行一级预防？

目前推荐用阿司匹林进行一级预防的患者为年龄 ≥ 50 岁且合并至少 1 项主要危险因素（早发动脉粥样硬化性心血管疾病家族史、高血压、血脂异常、吸烟或慢性肾脏病 / 蛋白尿），且无出血高风险。

14. 在动脉粥样硬化性心血管疾病低危患者中如何应用阿司匹林？

不推荐在低危患者（如 < 50 岁患者，糖尿病不伴有动脉粥样硬化性心血管疾病危险因素）中应用阿司匹林，因其有限获益可能会被出血风险抵消。

15. 在动脉粥样硬化性心血管疾病中危患者中如何应用阿司匹林？

中危患者（非老年患者伴 1 个或多个危险因素，或老年患者不伴危险因素）是否应用需要临床具体评估，同时也应考虑患者的意愿。对于年龄 > 70 岁的老年人（伴或不伴有糖尿病）使用阿司匹林作为一级预防获益大于出血风险。年龄 > 70 岁或 < 50 岁的人群，目前证据尚不足以作出一级预防推荐，需个体化评估。

16. 阿司匹林应用的合适剂量是多少？

在包括糖尿病患者的大多数临床研究中，阿司匹林的平均剂量为 50 ～ 650 mg/d，但集中在 100 ～ 325 mg/d 范围。鲜有证据支持某一特定剂量，但用最低剂量会有助于减少不良反应。阿司匹林的合适剂量是 75 ～ 150 mg/d。2016 年的一项随机对照试验显示，阿司匹林每日多次给药较相同剂量单次给药更能抑制糖尿病患者血小板的反应性。2018 年的荟萃分析发现，小剂量阿司匹林仅对体重不足 70 kg 的患者（伴或不伴有糖尿病）有效，而对于体重 ≥ 70 kg 的患者则需更高剂量的阿司匹林。因此，对于糖尿病患者阿司匹林的给药方式及给药剂量仍需进一步研究。

17. P2Y12 受体拮抗剂应用指征是什么？

阿司匹林过敏的动脉粥样硬化性心血管疾病患者，需用氯吡格雷（75 mg/d）作为二级预防。急性冠状动脉综合征患者需应用 1 种 P2Y12 受体拮抗剂与阿司匹林联用至少 1 年，延长可能获益更多。证据支持非经皮冠状动脉介入治疗患者应用替格瑞洛或氯吡格雷或普拉格雷。糖尿病合并心肌梗死病史患者，替格瑞洛加阿司匹林可以显著减少缺血性事件包括心血管病和冠心病死亡的发生。尚需更多研究明确这些治疗对糖尿病合并急性冠状动脉综合征患者的长期疗效。

（二）糖尿病与高血压病

1. 糖尿病合并高血压病的危害是什么？

我国 2 型糖尿病患者中约 60% 伴有高血压。1 型糖尿病合并高血压常与肾脏损害加重相关，而 2 型糖尿病患者合并高血压常有多种心血管代谢危险因素并存。糖尿病合并高血压使大血管与微血管并发症的发生和进展风险明显增加，也使患者死亡风险增加。

2. 糖尿病患者控制血压的好处是什么？

控制血压可显著降低糖尿病并发症和心血管事件发生的风险，从而提高患者生存质量并延长生命周期。

3. 糖尿病患者伴高血压病患者应做什么检查？

糖尿病患者伴高血压病患者宜做动态血压监测以了解全天血压波动情况。动态血压监测可以识别和诊断高血压，辅助评估降压治疗效果。其与动态心电图同时进行，还可以观察冠心病、心绞痛、心律失常与血压升高或降低的因果关系和时间顺序，不仅利于评估心脑血管风险，还有利于制订合理的治疗方案。

4. 糖尿病患者什么时候监测血压？

糖尿病患者首次就诊时及随访过程中应常规测量血压，应推荐糖尿病患者监测家庭血压，以提高糖尿病患者的高血压知晓率、治疗率与控制率。

5. 什么时候建议患者进行家庭血压测量和必要时 24 小时动态血压监测?

当诊室血压测量确诊高血压后,鉴于糖尿病患者易出现夜间血压增高和清晨高血压现象,建议患者进行家庭血压测量和必要时 24 小时动态血压监测,便于有效地进行血压管理。

6. 糖尿病患者的血压干预依照什么而定?

对糖尿病患者血压增高的初始干预方案应视血压水平而定。同时也需参考患者年龄、基础疾病、认知情况等因素综合拟定。

7. 糖尿病伴高血压病患者查及心脏听诊异常时应做什么检查?

糖尿病伴高血压病患者查及心脏听诊异常时应做超声心动图检查。该检查可以体现:心脏形态及大小、血管形态、心脏收缩功能、心脏舒张功能、心脏瓣膜是否反流及反流范围与反流程度、心脏瓣膜血流速度及压力差等指标。

8. 糖尿病患者什么时候开始生活方式干预以预防高血压病的发生?

当糖尿病患者的血压水平超过 120/80 mmHg 就应开始生活方式干预以预防高血压病的发生。

9. 糖尿病患者什么时候开始降压药物治疗?

当糖尿病患者血压 ≥ 140/90 mmHg 时可考虑开始降压药物治疗,当血压 ≥ 130/80 mmHg,同时危险分层属高风险时建议开始口服降压药物治疗。

10. 糖尿病合并高血压病患者什么时候启动联合用药治疗方案?

当糖尿病患者血压 ≥ 160/100 mmHg 或者高于目标值 20/10 mmHg 时启动双联降压方案。

11. 糖尿病患者的血压控制目标是多少?

目前国内外指南及循证证据仍存在不一致的情况。一般糖尿病合并高血压病患者,在安全达标的前提下,血压目标 < 130/80 mmHg 较合适。对于特殊人

群，比如孕妇、老年患者、动脉夹层或动脉瘤患者、难治性高血压患者需个性化制订方案。

12. 患有高血压病的糖尿病孕妇的血压目标是多少？

建议将高血压病合并糖尿病的孕妇患者血压控制在 ≤ 135/85 mmHg，以降低母体高血压病加速进展的风险，并尽量减少对胎儿生长的影响。

13. 老年或伴有严重冠心病的糖尿病患者的血压目标是多少？

考虑到血压过低会对患者产生不利影响，可确定相对宽松的降压目标值，血压控制目标可放宽至 < 140/90 mmHg。

14. 糖尿病合并高血压病患者如何选择降压药物？

降压药物选择时应综合考虑降压疗效、对心脑肾的保护作用、安全性和依从性以及对代谢的影响等因素。糖尿病患者降压治疗的获益主要与血压控制本身有关。由于糖尿病患者易出现夜间血压升高，可在 24 小时动态血压评估的基础上指导及调整药物使用，必要时可考虑睡前服药。优选长效制剂有效平稳控制 24 小时血压（包括夜间血压与晨峰血压），以减少血压昼夜波动，预防心脑血管事件发生。

15. 六类降压药物包括什么？

血管紧张素转化酶抑制剂、血管紧张素 Ⅱ 受体拮抗剂、钙离子通道阻滞剂、利尿剂、选择性 β 受体阻滞剂和 α 受体阻滞剂，均可用于糖尿病患者。

16. 糖尿病合并蛋白尿或慢性肾脏病的降压药怎么选？

首选药物血管紧张素转换酶抑制剂或血管紧张素 Ⅱ 受体拮抗剂。为达到降压目标，通常需要多种降压药物联合应用。联合用药可以血管紧张素转换酶抑制剂或血管紧张素 Ⅱ 受体拮抗剂为基础，联合钙通道阻滞剂、小剂量利尿剂或选择性 β 受体阻滞剂。

17. 联合降压方案推荐什么样的降压药？

在联合降压方案中更推荐单片固定复方制剂（血管紧张素Ⅱ受体拮抗剂／钙通道阻滞剂、血管紧张素Ⅱ受体拮抗剂或血管紧张素转换酶抑制剂／利尿剂）。固定复方制剂在疗效、依从性和安全性方面均优于上述药物自由联合。

18. 糖尿病患者不推荐的联合降压方案是什么？

糖尿病患者一般不推荐血管紧张素转换酶抑制剂联合血管紧张素Ⅱ受体拮抗剂、利尿剂联合选择性β受体阻滞剂的治疗。因血管紧张素转换酶抑制剂与血管紧张素Ⅱ受体拮抗剂作用通路基于一致，无增效或减轻副作用的效果。同时利尿剂和β受体阻滞剂均有轻微升高血糖的作用，故不做推荐。

19. 如何治疗糖尿病合并难治性高血压病？

难治性高血压病是指充分足量使用三种不同类型的降压药物至少1个月以上仍未到达目标血压水平，其中一种包括利尿剂。此时可在三种降压药联用的基础上，加用螺内酯。

20. 新近系列临床试验结果推荐哪种药物？

钠－葡萄糖共转运蛋白2抑制剂能改善糖尿病合并高血压病的心力衰竭、终末期肾病和心血管病死亡风险。不少研究数据表示其对体重、尿酸、血压均有减轻作用，值得进一步关注。

21. 血管紧张素转换酶抑制剂的代表药物是什么？

血管紧张素转换酶抑制剂的代表药物有卡托普利、苯那普利、培哚普利、福辛普利等。

22. 血管紧张素转换酶抑制剂的特点是什么？

此类药物不仅有较强的降压作用，而且对心脏和肾脏具有保护作用，可以逆转心室重塑、减少蛋白尿。长期应用对糖、脂代谢无不良影响，并能改善胰岛素抵抗。

23. 糖尿病合并高血压病患者的首选用药是什么?

血管紧张素转换酶抑制剂是糖尿病合并高血压病患者的首选用药,尤其适用于伴有早期糖尿病肾病、蛋白尿、心力衰竭、左心室肥大和心肌梗死后的高血压病患者。

24. 血管紧张素转换酶抑制剂的主要不良反应是什么?

血管紧张素转换酶抑制剂可引起刺激性干咳,容易被患者误认为是咽炎或感冒而滥用抗生素,停药后(或换用血管紧张素Ⅱ受体拮抗剂后)咳嗽症状可自行消失。此外,血管紧张素转换酶抑制剂和血管紧张素Ⅱ受体拮抗剂都可引起血钾升高,在肾功能下降时更易发生。

25. 哪类患者禁用血管紧张素转换酶抑制剂?

血管紧张素转换酶抑制剂对合并肾血管狭窄、严重肾功能不全、高钾血症、服用后出现干咳的患者禁用。

26. 血管紧张素Ⅱ受体拮抗剂的代表药物有哪些?

血管紧张素Ⅱ受体拮抗剂的代表药物有氯沙坦、缬沙坦、厄贝沙坦和替米沙坦等。

27. 血管紧张素Ⅱ受体拮抗剂的特点有哪些?

血管紧张素Ⅱ受体拮抗剂与血管紧张素转换酶抑制剂相似,此类药物不仅可以降低血压,而且对心血管和肾脏具有保护作用,也可增加胰岛素的敏感性,与血管紧张素转换酶抑制剂一起被推荐为糖尿病合并高血压的首选治疗药物。

血管紧张素Ⅱ受体拮抗剂与血管紧张素转换酶抑制剂相比,该类药不良反应少,不会引起干咳,对于不能耐受血管紧张素转换酶抑制剂的患者可选用血管紧张素Ⅱ受体拮抗剂。

28. 哪类患者禁用血管紧张素Ⅱ受体拮抗剂?

伴有高钾血症患者禁用血管紧张素Ⅱ受体拮抗剂。

29. 钙离子拮抗剂的代表药物有哪些?

短效钙离子拮抗剂有硝苯地平片,长效钙防子拮抗剂有硝苯地平控释片、氨氯地平、非洛地平、尼群地平等。钙离子拮抗剂还能分为二氢吡啶类与非二氢吡啶类。二氢吡啶类,例如某某地平,主要有很强的扩血管作用。非二氢吡啶类,例如地尔硫䓬、维拉帕米,主要用于冠心病、心绞痛、心律失常。

30. 钙离子拮抗剂的特点是什么?

钙离子拮抗剂具有扩张血管作用,降压效力居各类降压药物之首。不影响糖、脂代谢,适用于中、重度高血压和老年单纯收缩期高血压。

31. 钙离子拮抗剂的缺点是什么?

钙离子拮抗剂的缺点是部分患者服用后会出现头部胀痛、颜面潮红、心慌、脚踝水肿及牙龈增生,停药后症状可消失。其中,又以服用短效钙离子拮抗剂(如心痛定)者最突出。因此,目前主张最好选择降压作用更平稳、副作用相对较小的缓释剂或长效制剂,如硝苯地平控释片、氨氯地平、非洛地平、尼群地平等。

32. β 受体阻滞剂的代表药物有哪些?

β 受体阻滞剂的代表药物有普萘洛尔、美托洛尔、比索洛尔等。其中,普萘洛尔属于非选择性 β 受体阻滞剂,而美托洛尔、比索洛尔属于选择性 β 受体阻滞剂。

33. β 受体阻滞剂的特点有哪些?

此类药物降压作用和缓,适用于轻、中度高血压。尤其适用于心率较快同时伴有冠心病或心绞痛(特别是心肌梗死后)的糖尿病合并高血压患者。相比之下,选择性 β 受体阻滞剂对糖、脂代谢影响很小,而且可降低糖尿病患者的冠心病事件,因此应优先选择。

34. 为什么 β 受体阻滞剂一般不作为糖尿病合并高血压患者的首选降压药?

β 受体阻滞剂可抑制交感神经兴奋、降低心率,从而掩盖低血糖反应。因此,对于反复发生严重低血糖的患者,应慎用 β 受体阻断剂,因为它可能掩盖低血糖症状，延长低血糖的持续时间。

35. 利尿剂的代表药物有哪些?

利尿剂的代表药物有氢氯噻嗪、呋噻米、螺内酯、吲达帕胺等。

36. 利尿剂的特点有哪些?

此类药物适用于轻、中度高血压。小剂量使用时对糖、脂肪及电解质代谢无不良影响。如果长期大剂量使用可引起电解质紊乱（如低血钾）以及血糖、血脂和血尿酸升高，故一般不作为糖尿病患者高血压的一线用药。

37. 利尿剂吲达帕胺的特点是什么?

目前认为吲达帕胺是一种兼有利尿及钙离子拮抗作用的药物，对糖、脂代谢无不利影响，主要经胆汁排泄，故可用于高血压病合并肾功能不全的患者。

38. α受体阻滞剂的代表药物有什么?

α受体阻滞剂的代表药物是哌唑嗪、特拉唑嗪、多沙唑嗪等。

39. α受体阻滞剂的特点是什么?

此类药物通过阻滞血管平滑肌的α受体，使外周血管舒张从而有效地降低血压。此类药物除可有效地降压外，对糖、脂肪等代谢无不良影响，甚至还可以升高高密度脂蛋白，还能减轻前列腺增生患者的排尿困难，故适用于伴有前列腺增生的糖尿病合并高血压患者。

40. α受体阻滞剂的缺点是什么?

α受体阻滞剂的缺点是容易引起直立性低血压，长期应用可出现耐药现象。

41. 糖尿病患者如何选择降压药?

在药物选择上，除考虑降压药的疗效外，还应考虑有无靶器官保护作用，能否降低大血管及微血管并发症，药物对糖代谢控制或低血糖症状有无影响等。

42. 为什么血管紧张素转换酶抑制剂或血管紧张素 II 受体拮抗剂常被各种指南推荐为糖尿病合并高血压病，尤其合并不同程度的糖尿病肾病时的首选？

因为这两类药物不仅降压效果明确，对糖、脂肪代谢无不良影响，而且可减少尿蛋白排泄，对心、脑、肾等重要器官具有保护作用。此外，血管紧张素转换酶抑制剂或血管紧张素 II 受体拮抗剂也是联合应用降压药物时必须包含的药物。如糖尿病合并心衰的患者，可考虑采取血管紧张素转换酶抑制剂或血管紧张素 II 受体拮抗剂和利尿剂的联合治疗方案；同样，对于糖尿病合并冠心病心绞痛的高血压患者，血管紧张素转换酶抑制剂或血管紧张素 II 受体拮抗剂联合 β 受体阻滞剂治疗可以使患者从中获得更大的益处；对于重度高血压患者，血管紧张素转换酶抑制剂或血管紧张素 II 受体拮抗剂联合钙离子拮抗剂不失为一种理想的选择。此外，也可根据具体情况，加用钙离子拮抗剂 + β 受体阻滞剂、利尿剂 + β 受体阻滞剂、α 受体阻滞剂 + β 受体阻滞剂的联合。

43. 糖尿病合并高血压病降压药物选药原则是什么？

在高血压病的药物治疗上，宜优先选择服用简单、效果平稳、一日一次的长效降压制剂。避免血压陡降引发的缺血性事件及血压陡升的出血性事件，特别是在高血压急症或亚急症时的药物选择须谨慎。

44. 降压药应用注意事项有哪些？

降压药用药时应从小剂量开始，根据病情逐渐调整，防止血压降得过快、过低。但如果患者血压较高，也可以从一开始就选择两种（或两种以上）降压药物联合治疗。

（三）糖尿病与高脂血症

1. 2 型糖尿病患者的血脂异常主要表现是什么？

2 型糖尿病患者的血脂异常的主要表现为甘油三酯、低密度脂蛋白、游离脂肪酸水平升高，高密度脂蛋白水平下降，持续性餐后高脂血症以及低密度脂蛋白水平轻度升高、低密度脂蛋白和高密度脂蛋白均增加。这些血脂异常是引起糖尿病血管病变的重要危险因素。

2. 降低总胆固醇和低密度脂蛋白胆固醇水平的好处是什么？

糖尿病患者通过降低总胆固醇和低密度脂蛋白胆固醇可显著降低糖尿病患者大血管病变和死亡风险。

3. 糖尿病调脂治疗的主要目标是什么？

糖尿病患者调脂治疗的主要目标是降低总胆固醇和低密度脂蛋白胆固醇水平，非高密度脂蛋白胆固醇是次要干预靶点。对有动脉粥样硬化性心血管疾病高风险的 2 型糖尿病人群，在他汀类药物治疗的基础上，若仍有甘油三酯升高和（或）高密度脂蛋白胆固醇降低，联用其他调脂药物，有可能进一步降低糖尿病患者发生心血管事件及死亡风险。

4. 降血脂的治疗目标是什么？

进行调脂药物治疗时，推荐将降低低密度脂蛋白胆固醇作为治疗目标。依据患者动脉粥样硬化性心血管疾病风险等级，推荐将低密度脂蛋白胆固醇降至目标值。

如果低密度脂蛋白胆固醇基线值较高，现有调脂药物标准治疗 3 个月后，难以使低密度脂蛋白胆固醇降至所需目标值，则可考虑将低密度脂蛋白胆固醇至少降低 50% 以上作为替代目标。

5. 高血压伴糖尿病患者心血管危险分层包括什么？

（1）高危：无动脉粥样硬化性心血管疾病的糖尿病患者。
（2）极高危：有明确动脉粥样硬化性心血管疾病病史的糖尿病患者。

6. 动脉粥样硬化性心血管疾病病史包括什么？

动脉粥样硬化性心血管疾病病史包括既往有心肌梗死或不稳定型心绞痛、稳定型心绞痛、冠状动脉血运重建术后、卒中和短暂性脑缺血发作以及外周动脉疾病。

7. 糖尿病患者检查血脂的频率是多少？

糖尿病患者每年至少应检查 1 次血脂（包括总胆固醇、甘油三酯、低密度脂蛋白胆固醇、高密度脂蛋白胆固醇）。接受调脂药物治疗者，4～12周后检查患者的依从性和生活方式、血脂改变的情况，通过复查血脂了解患者对降脂药的反应，及早发现药物的不良反应，根据需要每3～12个月重复1次。

8. 维持合适血脂水平和控制血脂异常的重要措施是什么？

要求患者保持健康生活方式，主要包括减少饱和脂肪酸、反式脂肪酸和胆固醇的摄入；增加 ω−3 脂肪酸的摄入；减轻体重；增加运动及戒烟、限酒等。

9. 低密度脂蛋白胆固醇基线指什么？

低密度脂蛋白胆固醇基线是指未接受降脂药物治疗时的低密度脂蛋白胆固醇水平，而正在接受降脂治疗的患者中，则外推计算基线的低密度脂蛋白胆固醇水平。

10. 甘油三酯升高怎么办？

低密度脂蛋白胆固醇达标后，若甘油三酯仍高，可在他汀治疗的基础上加用降低甘油三酯药物。如果空腹甘油三酯 ≥ 5.7 mmol/L，为预防急性胰腺炎，首先使用降低甘油三酯的药物。

（四）糖尿病与阻塞性睡眠呼吸暂停低通气综合征

1. 什么是阻塞性睡眠呼吸暂停低通气综合征？

阻塞性睡眠呼吸暂停低通气综合征是指在睡眠中因上气道阻塞而反复出现呼吸暂停，表现为口鼻腔气流停止而胸腹呼吸存在，是一种累及多系统并造成多器官损害的睡眠呼吸疾病，近年来发病呈上升及年轻化趋势。

2. 阻塞性睡眠呼吸暂停低通气综合征与 2 型糖尿病的关系？

阻塞性睡眠呼吸暂停低通气综合征是 2 型糖尿病常见的共病之一。一方面，阻塞性睡眠呼吸暂停低通气综合征可导致间歇性缺氧和睡眠碎片化，进而增加交感神经兴奋、诱发氧化应激、激活炎症通路、造成下丘脑 - 垂体 - 肾上腺轴改变，是胰岛 β 细胞功能受损、胰岛素抵抗、糖耐量受损和 2 型糖尿病的独立危险因素。另一方面，高血糖可抑制颈动脉感受器敏感性，糖尿病控制不佳、糖尿病自主神经病变、糖尿病足是糖尿病患者群发生阻塞性睡眠呼吸暂停低通气综合征的危险因素。糖尿病与阻塞性睡眠呼吸暂停低通气综合征互相影响，两者严重程度呈正相关。

3. 糖尿病合并阻塞性睡眠呼吸暂停低通气综合征的患病率是多少？

糖尿病患者中阻塞性睡眠呼吸暂停低通气综合征的患病率显著高于一般人群。国外资料显示，2 型糖尿病患者合并阻塞性睡眠呼吸暂停低通气综合征的患病率约为 55%（24%～86%），发病风险比非 2 型糖尿病患者高 50%。国内研究显示，住院 2 型糖尿病患者阻塞性睡眠呼吸暂停低通气综合征的患病率在 60% 以上。而阻塞性睡眠呼吸暂停低通气综合征患者中糖尿病患病率亦明显高于正常人，肥胖的 2 型糖尿病患者阻塞性睡眠呼吸暂停低通气综合征的患病率高达 86%。

4. 阻塞性睡眠呼吸暂停低通气综合征的筛查人群是哪些人？

2 型糖尿病患者合并阻塞性睡眠呼吸暂停低通气综合征发生率高、知晓率低，推荐对有以下症状的糖尿病患者群进行阻塞性睡眠呼吸暂停低通气综合征筛查，包括打鼾、白日嗜睡、肥胖、腹型肥胖、严重胰岛素抵抗、血糖变异度大、多囊卵巢综合征、顽固难治性高血压（以晨起高血压为突出表现）、夜间心绞痛、难以纠正的心律失常、顽固性充血性心力衰竭、反复发生脑血管疾病、癫痫、痴呆、夜尿增多、性功能障碍、性格改变、胃食管反流、不明原因的慢性咳嗽、红细胞增多症和阻塞性睡眠呼吸暂停低通气综合征家族史等。

5. 阻塞性睡眠呼吸暂停低通气综合征的诊断标准是什么？

阻塞性睡眠呼吸暂停低通气综合征的诊断主要依赖相关症状及睡眠监测。对于成人 2 型糖尿病患者，睡眠期间或记录时间内每小时出现 5 次以上以阻塞为主的"呼吸事件"（呼吸暂停低通气指数或呼吸紊乱指数 ≥ 5 次/小时）即可诊断阻塞性睡眠呼吸暂停低通气综合征。典型症状包括日间嗜睡、疲劳、失眠、鼾声响亮、呼吸暂停、苏醒时喘憋感、睡眠后无法恢复活力等。呼吸事件包括阻塞或混合性呼吸暂停、低通气和呼吸努力相关觉醒。睡眠呼吸暂停事件定义为睡眠过程中口鼻呼吸气流信号幅度值下降 ≥ 90% 基础值，持续时间 ≥ 10 秒。低通气定义为睡眠过程中口鼻气流较基线水平降低 ≥ 30% 并伴动脉氧饱和度较基线下降

≥ 4%，持续时间 ≥ 10 秒；或口鼻气流较基线水平降低 ≥ 50% 并伴动脉氧饱和度下降 ≥ 3% 或伴有微觉醒，持续时间 ≥ 10 秒。呼吸努力相关性觉醒指未达到呼吸暂停或低通气标准，但有时间 ≥ 10 秒的异常呼吸努力并伴有相关微觉醒。呼吸暂停低通气指数指平均每小时呼吸暂停与低通气的次数之和。呼吸紊乱指数是平均每小时呼吸暂停、低通气和呼吸相关性觉醒事件的次数之和。

6. 阻塞性睡眠呼吸暂停低通气综合征的诊断方法是什么？

（1）多导睡眠监测：整夜多导睡眠监测是确诊阻塞性睡眠呼吸暂停低通气综合征的金标准，可进行严重程度分级，定量评估睡眠结构、睡眠中呼吸紊乱及低氧情况、心电及血压的变化，识别同时存在的其他睡眠呼吸障碍。

（2）便携式睡眠监测设备：操作简单易行，可由内分泌科医技人员在门诊或病房进行检查和初步判读。选择设备时应包括鼻压力、胸腹部呼吸感应体积描记及血氧测定等传感器。若便携式睡眠监测设备阴性但临床仍怀疑阻塞性睡眠呼吸暂停低通气综合征，应行多导睡眠监测检查以明确诊断。

（3）新型诊断技术：人工智能系统在阻塞性睡眠呼吸暂停低通气综合征诊断中与多导睡眠监测具有较好的符合率，有助于减轻临床压力。计算机算法自动分析下颌运动所得呼吸暂停低通气指数与多导睡眠监测亦有较高一致性，且能够用于阻塞性睡眠呼吸暂停低通气综合征严重程度分级。新型诊断技术未来将有助于内分泌科医技人员的阻塞性睡眠呼吸暂停低通气综合征诊疗工作。

7. 糖尿病合并阻塞性睡眠呼吸暂停低通气综合征的生活方式干预是什么？

减重对于阻塞性睡眠呼吸暂停低通气综合征以及糖尿病都有积极作用，同时能够使其他治疗方式发挥更好的效果。戒烟、酒，戒辛辣刺激食物以免气道水肿、通气不畅加剧。慎用镇静催眠药物以免加重上气道的塌陷和降低呼吸中枢敏感性。白天适当运动，避免过度劳累和睡眠剥夺。许多阻塞性睡眠呼吸暂停低通气综合征是体位依赖性的，侧卧位睡眠和适当抬高床头可在一定程度上降低呼吸暂停低通气指数。

8. 糖尿病合并阻塞性睡眠呼吸暂停低通气综合征的药物治疗是什么？

目前不推荐药物用于睡眠呼吸暂停本身的治疗。常用降糖药物均可用于阻塞性睡眠呼吸暂停低通气综合征伴发 2 型糖尿病患者，但应尽可能使用不增加体重的药物。钠－葡萄糖共转运蛋白 2 抑制剂和胰高血糖素样肽 –1 受体激动剂均可降低阻塞性睡眠呼吸暂停低通气综合征伴发 2 型糖尿病患者的呼吸暂停低通气指数、体重和糖化血红蛋白。由于阻塞性睡眠呼吸暂停低通气综合征易发生夜间缺氧，所以对于低氧血症严重者慎用或禁用双胍类药物。

9. 改善阻塞性睡眠呼吸暂停低通气综合征的治疗是什么？

持续气道正压通气是阻塞性睡眠呼吸暂停低通气综合征患者的一线治疗方法，总体耐受性好，无绝对禁忌证。国内外多项研究结果均显示，持续气道正压通气治疗可显著改善阻塞性睡眠呼吸暂停低通气综合征合并 2 型糖尿病患者的胰岛素抵抗，显著降低糖化血红蛋白、空腹及餐后血糖水平，改善血糖波动。对于持续气道正压通气不耐受、压力过高或有其他特殊情况者，可考虑双水平气道正压通气（BiPAP）或自动持续气道正压通气（APAP）。积极治疗其他导致阻塞性睡眠呼吸暂停低通气综合征的疾病，如对甲状腺功能减退症所致阻塞性睡眠呼吸暂停低通气综合征进行甲状腺激素补充治疗。

10. 哪类阻塞性睡眠呼吸暂停低通气综合征患者可手术？

对于上气道阻塞患者可行手术治疗，包括扁桃体和腺样体切除术、鼻中隔偏曲矫正术、鼻息肉切除术、悬雍垂腭咽成形术或正畸手术等。对于同时合并肥胖及阻塞性睡眠呼吸暂停低通气综合征的糖尿病患者，当体重指数 ≥ 27.5 kg/m^2 且呼吸暂停低通气指数 ≥ 30 次/小时可考虑代谢减重手术治疗。

11. 轻度阻塞性睡眠呼吸暂停低通气综合征患者如何治疗？

口腔矫正器相对经济，对轻度阻塞性睡眠呼吸暂停低通气综合征患者有一定使用价值。

12. 糖尿病与阻塞性睡眠呼吸暂停低通气综合征是如何互相影响的？

糖尿病与阻塞性睡眠呼吸暂停低通气综合征均为复杂异质性疾病且互相影响，应充分考虑患者主诉与感受、疾病的病理生理特点及严重程度，从多方面进行干预和治疗，实现精准治疗。治疗阻塞性睡眠呼吸暂停低通气综合征有利于改善糖尿病患者的血糖控制，而治疗糖尿病及其并发症（如自主神经病变）也有利于改善阻塞性睡眠呼吸暂停低通气综合征的病情。

（五）糖尿病与感染

1. 糖尿病与感染如何相互影响？

糖尿病容易并发各种感染，细菌感染最为常见，真菌及病毒感染也易发生于血糖控制不佳的糖尿病患者。糖尿病并发感染可形成一个恶性循环，即感染导致难以控制的高血糖，而高血糖进一步加重感染。糖尿病患者手术部位的感染概率大。感染可诱发糖尿病急性并发症，也是糖尿病患者的重要死因之一。

2. 糖尿病患者的泌尿系统感染有哪些风险？

糖尿病患者的泌尿系统感染有时可导致严重并发症，如肾盂肾炎、肾及肾周脓肿、肾乳头坏死和败血症。无症状菌尿和其他尿路感染并发症的风险亦增加。常见的致病菌是大肠杆菌及肺炎克雷白杆菌，其次为革兰阳性球菌和真菌。

3. 糖尿病患者的呼吸道感染有哪些常见致病菌？

肺炎常见的致病菌包括葡萄球菌、链球菌及革兰氏阴性菌。糖尿病是肺炎球菌感染的菌血症高风险人群。毛霉菌病及曲霉菌等呼吸道真菌感染亦多见于糖尿病患者。流感病毒、新型冠状病毒也可导致糖尿病患者呼吸道感染。糖尿病患者发生院内菌血症的风险很高，病死率高达50%。

4. 糖尿病患者的结核发生率高不高？

糖尿病患者结核的发生率显著高于非糖尿病患者，并且多见非典型的影像学表现。

5. 糖尿病患者的消化系统感染有哪些需要注意？

糖尿病患者感染幽门螺杆菌、肝炎病毒（包括乙型肝炎病毒和丙型肝炎病毒）的风险更高。糖尿病也是肝脓肿发病的重要危险因素。

6. 糖尿病患者的常见感染有哪些？

糖尿病患者的常见感染有泌尿系统感染、呼吸道感染、结核，消化系统感染，其他感染。

皮肤葡萄球菌感染也是糖尿病患者的常见感染之一，多见于下肢。足部溃疡的常见致病菌包括葡萄球菌、链球菌、革兰氏阴性菌。糖尿病患者牙周炎的发生率增加，易导致牙齿松动，糖尿病合并颌面部感染亦不少见。外耳炎常见，但常被忽略。糖尿病也增加了慢性骨髓炎的感染风险。糖尿病与霉菌性生殖器感染（女性多数为阴道炎，男性多数为龟头炎）的风险增加相关。

7. 如何预防糖尿病合并感染？

良好的血糖控制：加强自身卫生及必要的免疫接种在一定程度上可有效预防严重感染的发生。建议两岁以下糖尿病患者接种 13 价肺炎球菌结合疫苗。建议所有两岁以上糖尿病患者接种 23 价肺炎球菌多糖疫苗。65 岁以上的患者都需接种 23 价肺炎球菌多糖疫苗，接种时间超过 5 年者需再接种一次。年龄 ≥ 6 个月的糖尿病患者每年都要接种流感疫苗。

8. 如何治疗糖尿病合并感染？

严格控制血糖为首要措施，胰岛素治疗为首选；进行有效的抗感染治疗，并根据药物敏感试验结果，及时调整抗生素的种类，必要时行外科手术治疗，特别是在糖尿病足的治疗过程中更为重要。

（六）糖尿病与口腔疾病

1. 糖尿病与口腔疾病的关系是怎样的？

糖尿病与口腔疾病呈相互影响的双向关系。一方面，糖尿病是口腔疾病发生的危险因素，糖尿病患者的唾液量减少、流率减慢，唾液内葡萄糖浓度升高，唾液 pH 值下降，使口腔的自洁力下降，口腔内环境改变，易引起各种病原微生物的滋生和繁殖，导致口腔发生多种疾病（如舌炎、口腔黏膜炎、龋病等）。另外，糖尿病患者有着特异性的血管病变，血糖升高，血小板黏附、聚集增强，抗凝血因子减少，红细胞脆性增加，造成牙龈等口腔组织缺血缺氧，血管内皮损伤，容易受到细菌及其产物（如内毒素）的侵袭。同时，糖尿病患者伤口愈合障碍，导致口腔病变迁延难愈。急性感染（如颌面部间隙感染）若不及时治疗可能危及生命。另一方面，口腔疾病是 2 型糖尿病及妊娠期糖尿病发病的重要危险因素，对糖尿病的代谢控制有负面影响，当这些问题控制后，糖尿病病情可以得到改善。

2. 糖尿病合并口腔疾病的种类有哪些？

糖尿病合并口腔疾病有牙龈炎和牙周炎，口腔黏膜病变，龋齿，牙槽骨吸收和牙齿松动脱落，颌骨及颌周感染等。

3. 糖尿病患者牙龈炎和牙周炎的表现是什么？

糖尿病患者牙周组织易发生感染，临床表现为牙龈肿胀充血、水肿、疼痛，牙周部位可发生牙周脓肿、牙周袋形成，并有脓性渗出。

4. 糖尿病患者口腔黏膜病变的表现是什么？

糖尿病患者唾液减少，表现为口腔黏膜干燥，失去透明度，有触痛和烧灼痛，味觉障碍。由于口腔黏膜干燥，自洁能力下降，易受到微生物侵入，临床多见感染性口炎、口腔白念珠菌病、口腔扁平苔藓、口腔白斑病。

5. 龋齿在糖尿病患者中多发吗？

龋齿在糖尿病患者中普遍存在。糖尿病患者唾液质和量发生改变，自洁能力下降，助长菌斑形成并黏附在牙齿表面上。

6. 糖尿病患者牙槽骨吸收和牙齿松动脱落的原因是什么？

糖尿病患者龋缘出现肉芽肿及形成牙周袋，牙周袋内可有积脓，随之牙齿周围牙槽骨吸收，导致牙齿松动、脱落。随患者年龄增大，牙槽骨吸收和牙齿松动脱落现象更为普遍。

7. 糖尿病会加重颌骨及颌周感染吗？

口腔颌面部有互相连通的筋膜间隙，上至颅底，下达纵隔，内含疏松结缔组织，抗感染能力低，在发生化脓性炎症时可以迅速蔓延。进展的龋齿根尖炎及齿龈炎极易波及颌骨及颌周软组织。糖尿病患者免疫机能下降致炎症扩展更加严重，出现皮肤红肿、局部剧烈疼痛、张口受限、高热、白细胞计数升高，可诱发糖尿病酮症酸中毒。

8. 糖尿病口腔疾病如何治疗？

糖尿病口腔疾病治疗包括：糖尿病口腔疾病一般治疗；控制血糖；控制感染；切开引流，手术治疗；对症支持治疗。

9. 糖尿病口腔疾病一般治疗包括什么？

保持口腔环境清洁，去除局部刺激因素，如牙石、不良修复体、用口呼吸、食物嵌塞等。保持口腔卫生有助于减少感染，提倡患者养成良好的卫生习惯，定期进行口腔检查。

10. 糖尿病口腔疾病控制血糖有何益处？

加强血糖控制，有助于口腔病变的治疗，建议患者进行自我血糖监测。

11. 糖尿病口腔疾病如何控制感染？

因口腔颌面部感染极易扩散，对牙龈炎、颌面部感染等应积极控制，防止炎症进一步蔓延导致病情恶化，可在病原微生物检查的基础上选择合适的抗生素。

12. 糖尿病口腔疾病如何手术治疗？

存在牙周脓肿、急性牙髓炎、口腔颌面部蜂窝组织炎的患者，需要切开引流，避免病情加重。其他手术治疗包括拔牙、根管治疗术、牙结扎固定术等。

（七）糖尿病与糖皮质激素

1. 糖皮质激素与糖尿病之间的关系是什么？

内源性（库欣综合征）和外源性（糖皮质激素治疗）类固醇激素增多与高血糖尤其是餐后高血糖密切相关。库欣综合征患者中有 60%～90% 出现糖耐量异常，30%～40% 伴发类固醇糖尿病。长期使用糖皮质激素治疗的患者，发生糖尿病的风险增加 36% ～ 131%。目前全球范围内 2% ～ 3% 的人群在使用糖皮质激素，类固醇糖尿病的患病率与日俱增。类固醇糖尿病的发生、发展与糖皮质激素使用剂量和时间密切相关。此外，类固醇糖尿病与糖尿病家族史、妊娠糖尿病史、糖调节异常、肥胖、多囊卵巢综合征以及既往糖皮质激素应用后高血糖病史等危险因素有关。长期局部外用糖皮质激素也可增加糖尿病发生的风险。另外，糖皮质激素可加重糖尿病患者的高血糖状态，增加其并发症发生和死亡的风险。

2. 糖皮质激素导致血糖升高的机制是什么？

糖皮质激素可通过多种病理生理学机制损害糖代谢，导致高血糖，干扰血糖控制。糖皮质激素分解蛋白质导致骨骼肌量的丢失、细胞内脂质沉积及循环游离脂肪酸增高，以上因素干扰葡萄糖的利用，造成胰岛素抵抗。糖皮质激素也干扰胰岛素受体、葡萄糖转运以及过氧化物酶体增殖物活化受体信号通路。其次，糖皮质激素对肝脏的直接刺激作用和胰岛素抵抗增高，导致肝脏糖异生增加。再者，糖皮质激素还会以剂量依赖的方式损害胰岛 β 细胞。早期胰岛 β 细胞体积增大，产生更多的胰岛素补偿糖皮质激素诱导的胰岛素抵抗，但长期糖皮质激素刺激，胰岛 β 细胞分泌的胰岛素逐渐失代偿，最终出现高血糖。

3. 什么是类固醇糖尿病？

类固醇糖尿病属于特殊类型糖尿病。类固醇性糖尿病是由体内糖皮质激素过多导致的一种继发性糖尿病。具体来说，引起类固醇性糖尿病的原因分为两方面：内源性肾上腺类固醇皮质激素分泌增多，如库欣综合征；外源性应用糖皮质激素，如因某些疾病需大剂量应用糖皮质激素治疗的患者。

4. 类固醇糖尿病诊断标准是什么？

类固醇糖尿病诊断标准与 2 型糖尿病相同，即空腹血糖 ≥ 7.0 mmol/L 或随机血糖或口服葡萄糖耐量试验血糖 ≥ 11.1 mmol/L。

5. 糖皮质激素使用者如何筛查血糖？

既往无糖尿病史者，在起始中等剂量糖皮质激素治疗前 3 天，建议监测餐前和餐后血糖；既往有糖尿病病史或糖尿病前期者，即使应用低剂量糖皮质激素，也应密切监测血糖。临床上最常采用的清晨一次激素疗法常引起午餐后至睡前血糖升高，夜间血糖逐渐下降，空腹血糖可以正常。动态血糖分析亦显示患者血糖以午餐后至睡前血糖升高为主，且容易出现空腹低血糖。因此，对于使用糖皮质激素或相关疾病患者，推荐在午、晚餐前或午、晚餐后 1～2 小时筛查血糖，如发现血糖异常（英国共识推荐切点为 ≥ 12.0 mmol/L）则开始每日 4 次以上（三餐前、睡前）的血糖监测。随着疾病进展或糖皮质激素持续的使用，患者空腹血糖也会逐渐增高。短期应用糖皮质激素的患者，停药后血糖可逐渐恢复。而对于长期接受外源性糖皮质激素治疗者或内源性糖皮质激素增多疾病（如库欣综合征）的患者，在停药或原发病治疗后仍然有持续高血糖风险。停用糖皮质激素六周后监测空腹血糖或进行口服葡萄糖耐量试验，即可判断是否演变为持续性糖尿病，而糖化血红蛋白会因近期产生的高血糖影响结果准确性，可于停用糖皮质激素 3 个月后检测糖化血红蛋白进行评估。

6. 类固醇糖尿病的血糖控制目标是多少？

不论采取何种治疗方案，其血糖控制目标均推荐为餐前血糖 < 7.0 mmol/L，餐后 2 小时血糖 < 10.0 mmol/L，糖化血红蛋白 < 7.0%。重症及临终患者可放宽为随机血糖 < 15.0 mmol/L。

7. 类固醇糖尿病治疗方式是什么？

类固醇糖尿病患者的生活方式干预包括饮食和运动治疗，应根据患者的具体情况制订个体化方案。对于所有外源性糖皮质激素应用者，应在病情能得到控制的前提下尽量采用最小有效剂量。对于由原发疾病导致内源性糖皮质激素分泌过多者，其治疗以解除原发疾病为主，如治疗库欣综合征的原发病以纠正皮质醇增多的病理生理改变。

8. 给予糖皮质激素治疗的糖尿病患者如何合理选择胰岛素？

在给予糖皮质激素治疗的糖尿病患者中需考虑根据糖皮质激素的效应时间合理选择胰岛素。如使用泼尼松或氢化可的松等中短效激素，可考虑选择中效或预混胰岛素；而使用地塞米松或持续性激素给药，则选用长效胰岛素。使胰岛素的持续时间尽量覆盖糖皮质激素的效应时间，减少糖皮质激素失效后的低血糖风险。

9. 早上 1 次顿服糖皮质激素，如何给予胰岛素治疗？

可考虑的初始给药方案为：

（1）早上 1 次按体重给予起始中效胰岛素，每 10 mg 泼尼松给予中效胰岛素 0.1 U/kg，直到最大剂量 0.4 U/kg。

（2）早上 1 次中效胰岛素按 10 U 起始，日增剂量 10% ~ 20%。如果高血糖持续至夜间，可考虑给予基础胰岛素。在每日 1 次的胰岛素不足以控制高血糖的情况下，可考虑每日 2 次预混胰岛素或每日多次短效胰岛素加基础胰岛素的方案，每日胰岛素总量参考初始给药方案。

10. 非胰岛素类药物治疗包括什么？

非胰岛素类药物对糖皮质激素所致高血糖的降糖效果尚缺乏大规模随机对照试验，建议临床在严密监测下使用。对于血糖轻度或中度升高（随机血糖 11.1 mmol/L 以下）的患者，可使用非胰岛素降糖药。对于短期应用糖皮质激素引起血糖轻度升高者，口服降糖药物宜选择起效迅速和降低餐后血糖为主的药物。

（八）糖尿病与抑郁、焦虑

1. 糖尿病与抑郁、焦虑障碍的关系是什么？

与普通人群相比，2 型糖尿病人群中患抑郁、焦虑障碍的患者更为常见，糖尿病患者患抑郁、焦虑障碍的风险是正常人群的 2 倍。约 1/4 的 2 型糖尿病或 1 型糖尿病患者存在不同程度的抑郁状况。2 型糖尿病和抑郁、焦虑障碍之间可能存在一种双向关系，即 2 型糖尿病加重抑郁、焦虑障碍的发生，而抑郁、焦虑障碍增加 2 型糖尿病的风险。流行病学资料显示，女性抑郁焦虑的发生率显著高于男性，妊娠期糖尿病患者或产后糖尿病患者也是抑郁、焦虑发生的高危人群。此外，糖尿病发病年龄、并发症、病程、血糖控制情况及社会经济地位均与抑郁焦虑的发生相关。

2. 糖尿病患者合并常见的焦虑相关障碍包括什么？

糖尿病患者合并焦虑相关障碍包括：有广泛性焦虑障碍、躯体变形障碍、强迫障碍、特定恐惧症和创伤后应激障碍。

3. 引起糖尿病患者焦虑的常见因素有哪些?

对高血糖、未达降糖目标、胰岛素注射或输液(针头恐惧症、血液恐惧症、低血糖)以及对发生并发症的担忧。

4. 除抑郁、焦虑外,常见于糖尿病患者的其他心理行为障碍有什么?

除抑郁、焦虑外,糖尿病患者亦可见其他心理行为障碍:如认知障碍、人格改变、饮食习惯改变、睡眠障碍、性功能障碍等。很多患者存在多种精神心理问题。

5. 糖尿病伴抑郁焦虑障碍的危害是什么?

有证据表明,抑郁、焦虑等负性情绪可加重糖尿病的病情。糖尿病患者合并抑郁、焦虑障碍可使生活质量降低,自我护理能力降低,血糖水平控制不佳,大血管及微血管并发症增加,甚至使患者死亡率增加3倍。同时,糖尿病合并抑郁、焦虑障碍的患者,医疗保健支出显著增加。

6. 焦虑使糖尿病患者生活和管理复杂化的主要原因有哪些?

(1)严重的焦虑表现与低血糖症状有很大重叠,使糖尿病患者难以区分焦虑症状和需要即刻治疗的低血糖症状。

(2)确诊糖尿病后对于注射和抽血的焦虑可能会进一步加重或达到特定的焦虑障碍诊断标准。

(3)对低血糖的恐惧,可能是糖尿病患者焦虑障碍的来源,会导致患者刻意将血糖水平维持在目标值以上的水平。

7. 心理状态的评估重要吗?

心理状态的评估应始终贯穿糖尿病的治疗。抑郁、焦虑评估是一种快速、简单的方法,可以帮助患者判断自身的感受是否存在精神心理问题。早期筛查、评估及监测心理状况,尤其是对有抑郁焦虑病史的糖尿病患者,在病情变化(如出现并发症)或存在其他心理社会因素时,应特别注意情绪评估。

8. 重度精神障碍患者患糖尿病的概率与预后如何？

研究表明，大约 10% 的重度精神障碍患者（包括精神分裂症、分裂情感障碍、双相障碍等）共病糖尿病，重度精神疾病患者罹患 2 型糖尿病的概率是普通人的 2～3 倍，女性高于男性。共病糖尿病的患者结局更差，且年龄越大结局越差。

9. 抗精神病药物与糖尿病之间的关系如何？

抗精神病药物（尤其是第二代药物）可增加肥胖、2 型糖尿病和血脂异常的风险，至少 12% 的接受药物治疗的重度精神障碍患者罹患 2 型糖尿病。事实上，几乎所有的精神药物（阿立哌唑和氨磺必利例外）都有诱发或加重 2 型糖尿病的风险。

10. 为何需要精神科医生参与糖尿病的治疗？

心理健康是糖尿病管理中的一部分，尽早发现和缓解糖尿病患者的抑郁焦虑情绪，帮助患者及早摆脱不良心理、恢复自信，不但有助于提高患者的生活质量，也有助于糖尿病的控制，降低糖尿病并发症的风险。但是在接受治疗的糖尿病患者中，有高达 45% 患者的心理健康状况和严重的心理困扰没有被发现。据估计，仅有约 1/3 的糖尿病合并精神心理问题的患者得到诊断和治疗。因此，糖尿病管理团队中应加入精神科医生或心理治疗师共同参与。

11. 糖尿病伴抑郁焦虑障碍患者的管理内容包括哪些？

除糖尿病及并发症的治疗外，还包括心理状态的评估和心理治疗方法的确定。

12. 心理治疗方法主要包括什么？

心理治疗方法主要包括认知行为疗法，认知部分推动对生活有益的信念，行为方面帮助患者学习采取更为健康的行动。心理治疗尤其是认知行为疗法和协作护理对抑郁、焦虑等情绪障碍有效。糖尿病管理团队成员最好有专业的心理治疗师或有经验的精神科医生加盟，以便提供更为专业的心理治疗服务。在糖尿病合并抑郁、焦虑障碍的初级护理中，协作护理模式证实能显著改善抑郁、焦虑障碍和血糖控制，节省医疗费用。

13. 当糖尿病患者有抑郁症、焦虑症等表现时该怎么办？

当糖尿病患者有抑郁症、焦虑症、人格障碍、药物成瘾、认知功能障碍等表现时应将其转至具备糖尿病知识的精神科医生就诊。伴有抑郁、焦虑障碍的糖尿病患者血糖不易得到满意控制，微血管和大血管并发症发生的风险可能高于普通糖尿病患者。

14. 糖尿病患者的抗抑郁药物治疗包括什么？

抗抑郁药物治疗包括5-羟色胺再摄取抑制剂、5-羟色胺和去甲肾上腺素再摄取抑制剂，常作为糖尿病合并抑郁焦虑障碍患者的一线选择药物，同时可能改善患者血糖控制。有研究显示，服用抗抑郁药可使糖尿病患者血糖得到控制的概率提高95%。但某些抗抑郁药物可能对血糖控制和体重造成不良影响。

（九）糖尿病与甲亢

1. 甲亢如何导致糖尿病？

甲状腺激素具有拮抗胰岛素的作用，可以促进肠葡萄糖的吸收及促进糖原异生，从而引起血糖增高，导致糖尿病。这种糖尿病是由于甲亢引起，属于继发性糖尿病。由甲亢引起的糖尿病在甲亢病情控制后，血糖即可完全恢复正常，无须长期给予降血糖药物治疗。

2. 甲亢合并糖尿病的原因是什么？

甲亢和糖尿病都与家族性遗传有一定的关系。这两种病的基因缺陷往往发生在同一对染色体上，因此可能会连锁在一起遗传给后代。临床上这两种疾病同时发生在一个人身上的例子并不少见，两者属于"1+1"的叠加关系。

3. 甲亢合并糖尿病有什么关系？

甲亢合并糖尿病中的糖尿病属于原发性，不是继发于甲亢，在甲亢病情控制后，糖尿病依然存在，不予降血糖药物治疗，血糖不能降至正常。但是，甲亢可以加重糖尿病，使血糖进一步增高，故控制甲亢对减轻糖尿病也很重要。

4. 甲亢影响糖尿病的机制是什么？

甲亢患者甲状腺激素分泌增多，后者可加速肝糖原分解和糖原异生，促进肠道对葡萄糖的吸收，导致血糖升高；甲亢往往合并交感神经兴奋，儿茶酚胺分泌增多、活性增强，而儿茶酚胺属于胰岛素拮抗激素，可对抗胰岛素的降糖作用；甲亢患者代谢旺盛，胰岛素降解加速，导致体内胰岛素相对不足。甲亢通过上述机制，导致糖耐量异常或糖尿病加重。

5. 糖尿病与甲亢在同一患者身上同时出现的影响是什么？

糖尿病与甲亢同时合病可以相互影响加重病情，同时也给临床治疗增加难度。

6. 糖尿病与甲亢的相似之处是什么？

由于糖尿病与甲亢在症状上多有相似之处，两者均可表现为多食、消瘦及乏力，所以当两病并存时，其中之一常常会被漏诊或误诊，故需引起临床高度重视。

7. 糖尿病与甲亢在同一患者身上同时出现的征象是什么？

当糖尿病患者无明显诱因出现病情加重，"三多一少"症状明显，并出现用糖尿病发病原理无法解释的心慌、怕热、出汗、手颤、烦躁、失眠等症状；或者患者虽然血糖控制良好，但仍有明显的多食、消瘦、乏力症状；或者原本没有心脏病的糖尿病患者，不明原因出现心动过速或房颤；患者出现甲状腺肿大、突眼、胫前黏液性水肿等，需询问患者是否患过甲亢或者是否有甲亢家族史。有以上情况的糖尿病患者，要特别留意是否合并了甲亢，及时检查甲状腺功能，以明确诊断。反之，如果甲亢患者经过正规治疗，甲状腺功能已恢复正常，但消瘦、乏力、食欲亢进等临床症状无好转甚至加重，也要及时检查血糖，排除糖尿病。

8. 为什么胰岛素增敏剂可能会加重甲亢患者的突眼、胫前黏液性水肿？

其原因可能与胰岛素增敏剂可引起水钠潴留、眼球后脂肪组织增生和自身免疫病加重有关。

9. 糖尿病合并甲亢的患者药物用量特点是什么？

由于甲状腺激素具有拮抗胰岛素的作用，因此，糖尿病合并甲亢的患者药物用量一般较单纯患糖尿病患者要大，疗程更长（1～2倍）。随着甲亢的好转，血糖也会随之好转，此时需及时减少降糖药的用量，以免出现低血糖。用药期间要注意经常监测肝功能、血象和甲状腺功能等。

10. 甲亢合并糖尿病如何治疗？

糖尿病合并甲亢的患者应在积极治疗甲亢的基础上兼治糖尿病，方可收到满意的疗效。

11. 甲亢合并糖尿病的饮食需注意什么？

糖尿病合并甲亢的患者，由于代谢消耗明显增加，因此，与单纯糖尿病患者相比，饮食控制宜适当放宽，热量摄入增加 10% 左右。多吃富含蛋白质、维生素、钙质的食物。此外，还要注意限制摄入含碘丰富的食物，如海带、紫菜等要限制食用。

12. 甲亢合并糖尿病患者的降糖药物治疗原则是什么？

应视病情轻重采取相应的治疗措施，轻者可口服降糖药治疗，重者则需采用胰岛素治疗。具体选用哪种口服药或胰岛素根据患者其他基础病而选定。

13. 甲亢合并糖尿病患者的口服降糖药应注意什么？

一般选择胰岛素促泌剂或 α–糖苷酶抑制剂。慎用双胍类药物及胰高血糖样肽–1 受体激动剂，这是因为这些药物会加重患者的消瘦。慎用胰岛素增敏剂，这是因为胰岛素增敏剂可能会加重甲亢患者的突眼、胫前黏液性水肿等。

14. 甲亢合并糖尿病患者如何治疗甲亢？

有效地控制甲亢有助于患者血糖保持稳定。应根据病情选择抗甲状腺药物、手术或碘 –131（^{131}I）治疗。

15. 抗甲状腺药物治疗的优点和缺点是什么？

优点：疗效肯定、相对安全。缺点：疗程长、易复发、患者依从性差。

16. 碘 131 治疗的优点是什么？

碘 131 治疗甲亢，治疗过程简便，见效快（一般 3 ～ 4 个月甲状腺功能即可恢复正常），治愈率高。

17. 碘 131 治疗适合哪些人？

对那些服用抗甲状腺药物后出现明显肝功能异常、白细胞减少以及药物过敏的甲亢患者，不失为一个很好的选择。

18. 碘 131 治疗的缺点是什么？

碘 131 治疗的缺点是远期甲状腺功能减退的发生率较高。

19. 症状较重、甲状腺肿大较明显的成人甲亢能否手术？

对症状较重、甲状腺肿大较明显的成人甲亢，可采取手术治疗，但这种患者手术风险相对较大，甚至可能诱发甲亢危象。

20. 普萘洛尔可以用于甲亢合并糖尿病患者吗？

普萘洛尔作为辅助用药在甲亢治疗中普遍使用，但它可掩盖糖尿病患者的低血糖症状，应尽量避免使用。

（十）糖尿病与缺血性卒中

1. 糖尿病与缺血性卒中的关系是什么？

糖尿病是缺血性卒中的危险因素，许多缺血性卒中患者会合并血糖问题。缺血性卒中也会引发血糖异常，有些可引起空腹血糖调节受损，或继续发展成为糖尿病。卒中患者的血糖问题该如何处理，是临床中常见的问题。

2. 高血糖与卒中的关系是怎样的?

血糖增高多发生在卒中发病后的 12 小时内，血糖升高的水平与卒中的严重程度有关。1 周内死亡的患者常血糖最高。脑出血的血糖改变高于脑梗死患者。

3. 低血糖与卒中的关系是怎样的?

低血糖对卒中患者也是不利的。当机体发生低血糖时，脑组织最先受损，大脑中血糖水平远远低于循环。一旦血糖降低，最先受影响的就是脑细胞。

4. 低血糖引起脑损伤的临床表现有哪些?

低血糖引起脑损伤的临床表现有：饥饿感、心悸、多汗、头晕、眼花、颤抖、无力等；行为异常、烦躁不安、定向力下降、视力障碍、木僵、昏迷和癫痫、意识障碍等。

5. 既往无糖代谢异常（包括糖尿病和糖尿病前期）病史的缺血性卒中患者初诊时需要检查什么?

既往无糖代谢异常的卒中（TIA）患者仍应常规检测空腹血糖。对于空腹血糖小于 7 mmol/L 的患者，在病情稳定后应常规行口服葡萄糖耐量检查。

6. 缺血性卒中患者降糖治疗需要注意什么?

对于缺血性卒中患者，在降糖治疗的同时，应充分考虑患者自身的情况和药物安全性，制定个体化的血糖控制目标，更要警惕低血糖事件带来的危害，避免低血糖的发生。缺血性卒中患者在控制血糖的同时，还应对患者的其他危险因素（血压、血脂等）进行综合管理，合理用药，避免药物间的相互作用。

7. 卒中患者的血糖该如何管理?

一般情况下，建议糖化血红蛋白治疗目标 < 7.0%。具体至个人需根据患者具体病情制订个体化目的。避免低血糖；既往无糖代谢异常（包括糖尿病和糖尿病前期）病史的缺血性卒中患者初诊时应常规检测空腹血糖。

8. 卒中患者为何血糖控制目标要个体化?

对于糖尿病病史较长、有严重低血糖史、预期寿命有限、已发生明显微血管或大血管并发症、并存多种疾病的患者,应采取相对宽松的降糖治疗策略与目标值。反之,对于糖尿病病程短、预期寿命长、并发症及合并症少的患者,应采取相对严格的降糖治疗策略与目标值。卒中患者的降糖治疗应根据患者的自身情况制订个体化的治疗方案,避免低血糖的发生。

(十一)糖尿病与冠心病

1. 什么是稳定型心绞痛合并糖尿病正确的生活方式?

糖尿病合并稳定型心绞痛患者的管理始于健康的生活方式。均衡低血糖指数饮食,食用足够的蔬菜,以及不饱和脂肪摄入。切忌久坐少动,建议每周至少进行 150 分钟的中等强度锻炼或 75 分钟的高强度锻炼。

2. 为什么稳定型心绞痛合并糖尿病患者的体重控制非常重要?

因为肥胖会加剧胰岛素抵抗。研究表明,体重减轻 5%～ 10%可以显著降低血压、糖化血红蛋白、甘油三酯水平,升高高密度脂蛋白胆固醇水平。对于体重指数 ≥ 35 kg/m² 的糖尿病患者,建议接受减重手术。

3. 稳定型心绞痛合并糖尿病患者可以吸烟吗?

强烈建议所有人群戒烟,必要时进行戒烟咨询以及接受尼古丁替代疗法。

4. 为什么稳定型心绞痛合并糖尿病患者需要抗栓治疗?

糖尿病患者的血小板功能和凝血功能发生改变,血栓形成风险增加。抗栓治疗可以降低糖尿病患者的心血管风险。

5. 为何要管理糖尿病合并冠心病患者的血脂?

与非糖尿病患者相比,糖尿病患者甘油三酯水平、低密度脂蛋白胆固醇更高,高密度脂蛋白胆固醇水平较低,动脉粥样硬化风险增加。

6. 前蛋白转化酶枯草溶菌素 9 抑制剂对于心血管疾病患者的优点有哪些?

对于心血管疾病患者,前蛋白转化酶枯草溶菌素 9 抑制剂可使心血管细胞死亡、心肌梗死、卒中、不稳定型心绞痛住院或血运重建相对风险降低 27%。

7. 长期服用二甲双胍会有心血管获益吗?

二甲双胍长期服用心血管获益的证据有限。当服用二甲双胍血糖仍然不能控制时,应调整用药,通常胰岛素和磺脲类降糖药为二线药物,但这两类药物同样缺乏心血管获益证据。

8. 合并动脉粥样硬化性心血管疾病的糖尿病患者有无新药选择?

钠 – 葡萄糖共转运蛋白 2 抑制剂和胰高血糖素样肽 –1 受体激动剂成为新的选择。对于已经患有动脉粥样硬化性心血管疾病的糖尿病患者,美国糖尿病协会目前推荐使用钠 – 葡萄糖共转运蛋白 2 抑制剂(例如恩格列净和卡格列净)或胰高血糖素样肽 –1 受体激动剂(例如利拉鲁肽、索马鲁肽、艾塞那肽)。如果使用二甲双胍加钠 – 葡萄糖共转运蛋白 2 抑制剂 / 胰高血糖素样肽 –1 受体激动剂后仍不能充分控制血糖,在加用其他药物之前先考虑钠 – 葡萄糖共转运蛋白 2 抑制剂 + 胰高血糖素样肽 –1 受体激动剂联合用药。

美国食品药品监督管理局最近批准达格列净用于合并或不合并糖尿病的心功能Ⅳ级、射血分数降低的心衰患者,以降低心血管疾病死亡率或心衰住院风险。来自达格列净和预防心衰不良结局的试验的最新数据显示,达格列净降低了 32% 的新发糖尿病风险。

9. 改善心绞痛症状的药物治疗包括哪些?

糖尿病患者的心绞痛症状可能不典型,常常被忽视。心绞痛症状与身体机能和生活质量下降相关,需要及时治疗。目前缓解症状及改善缺血的药物主要包括三类:β 受体阻滞剂、硝酸酯类药物和钙通道阻滞剂(CCB)。

10. 选择哪种药物进行血管疾病二级预防?

强烈建议糖尿病患者使用阿司匹林进行心血管疾病二级预防,75 ～ 100 mg/d

长期服用。

11. 长期抗栓治疗的首选药物是什么?

与其他抗血小板药物相比,阿司匹林的出血风险最低,是长期抗栓治疗的首选药物。

12. 哪种患者可以双抗治疗?

对于心血管疾病风险高且出血风险低的患者,以及接受经皮冠状动脉介入手术治疗的患者,可以谨慎地进行双抗治疗。COMPASS 试验亚组分析显示,小剂量利伐沙班联合阿司匹林与单用阿司匹林相比心血管疾病死亡率、卒中或心肌梗死风险降低 23%。

13. 糖尿病合并冠心病患者的血压目标是多少?

在糖尿病患者中,血压升高和微血管、大血管并发症风险增加相关。血压升高的糖尿病患者患慢性肾脏病、卒中并死于心血管疾病的概率更高。

糖尿病合并冠心病患者的血压目标值为 < 130/80 mmHg。

14. 糖尿病合并冠心病患者的降压药如何选择?

降压药的选择取决合并症。血管紧张素转换酶抑制剂 / 血管紧张素 II 受体拮抗剂是一线药物,尤其是在合并蛋白尿或慢性肾脏病的情况下。如果有血管紧张素转换酶抑制剂 / 血管紧张素 II 受体拮抗剂使用禁忌证,可以考虑噻嗪类利尿剂或二氢吡啶类钙通道阻滞剂。但是需要注意,噻嗪类利尿剂可能影响血糖控制。

β 受体阻滞剂在降压的同时,还可以降低患者心肌需氧量,改善心绞痛症状。但由于这类药物可能掩盖低血糖症状,因此使用时应注意。

15. 如何选用不同强度的他汀?

对于没有稳定型心绞痛的糖尿病患者,2018AHA/ACC 指南建议给予中等强度他汀。对于动脉粥样硬化性心血管疾病风险较高(10 年估计动脉粥样硬化性心血管疾病风险 > 20%)或合并多个动脉粥样硬化性心血管疾病风险因素者,使用高强度他汀是合理的。对于合并稳定型心绞痛的糖尿病患者,强烈建议给予中高强度或最大耐受剂量他汀。经过最大耐受剂量他汀治疗后低密度脂蛋白胆固醇 ≥ 0.7 g/L 者，加用依折麦布是合理的。如果两药联合低密度脂蛋白胆固醇仍 ≥ 0.7 g/L，或患者不能耐受他汀，则需要使用前蛋白转化酶枯草溶菌素 9 抑制剂。

16. 糖尿病合并冠心病患者的血糖控制的一线药物是哪个？

改变生活方式但仍不能控制血糖在理想水平时，二甲双胍仍然是一线药物。

17. 改善心绞痛症状的一线药物是哪个？

β 受体阻滞剂或钙通道阻滞剂通常是一线药物。扩血管的 β₂ 受体阻滞剂（例如卡维地洛、拉贝洛尔）优于不能扩血管的 β₁ 受体阻滞剂，前者对糖代谢和血脂水平具有中性作用。低血糖风险高的患者，使用 β 受体阻滞剂应谨慎。

18. 什么时候应用舌下含服或喷雾用硝酸甘油？

舌下含服或喷雾用硝酸甘油仅作为心绞痛急性发作时缓解症状用药，也可在运动前数分钟预防使用。长效硝酸酯类不适用于心绞痛急性发作，而适用于慢性长期治疗。

19. 唯一可控制血糖的抗心绞痛药物是什么？

雷诺嗪可以通过直接作用于细胞代谢来减少心肌缺血，并且是唯一可改善血糖控制的抗心绞痛药物。

20. 其他抗心绞痛药物包括哪些？

曲美他嗪、尼可地尔和伊伐布雷定等。

21. 什么时候需要两种或更多抗心绞痛药物联合治疗？

当心绞痛发作频率中等及以上时，需要两种或更多抗心绞痛药物联合治疗。

22. 稳定型心绞痛合并糖尿病患者何时进行血运重建？

稳定型心绞痛合并糖尿病患者通常冠状动脉病变是弥散和广泛的，进行血运重建存在挑战。对于稳定的糖尿病合并中重度缺血性心脏病患者，不常规推荐血运重建，先从保守治疗开始是安全有效的。对于药物治疗后仍有顽固性心绞痛的患者，可采用侵入性治疗策略。

23. 什么患者建议一般血糖控制目标?

伴有稳定心脑血管疾病的高危人群〔具有高危心脑血管疾病风险（10 年心血管风险＞10%）者，包括大部分＞50 岁的男性或＞60 岁的女性合并 1 项危险因素者（即心血管疾病家族史、高血压、吸烟、血脂紊乱或蛋白尿）〕、使用糖皮质激素的患者、择期行手术治疗的患者以及外科重症监护室的危重症患者建议选择一般血糖控制目标。

（十二）住院患者血糖管理

1. 什么是院内高血糖?

院内高血糖是指住院患者随机血糖水平＞7.8 mmol/L，若血糖水平持续而明显地高于此水平则提示患者有可能需要接受治疗。

2. 为什么会有院内高血糖?

造成高血糖的原因既可以是由于已知的或未诊断的糖尿病，也可以是由于急危重症所致的应激性高血糖。

3. 为什么要重视院内高血糖?

不论高血糖的原因如何，也不论患者是否伴有糖尿病，高血糖均会增加住院患者的并发症和死亡风险。

4. 如何发现入院患者高血糖?

对所有的患者在入院时均应检测血糖并询问是否有糖尿病病史，必要时检测糖化血红蛋白水平以明确患者住院前是否已经存在糖尿病。

5. 怎么区分糖尿病和应激性高血糖?

糖尿病患者的诊断采用糖化血红蛋白≥6.5%；而应激性高血糖患者的糖化

血红蛋白水平一般不高，随着急危重症的发生和发展，血糖会应激性升高，并随急危重症的缓解血糖逐步恢复正常。

6. 住院患者的血糖监测主要采用什么方式?

住院患者的血糖监测主要采用便携式血糖仪进行床旁快速血糖监测，必要时也可使用持续葡萄糖监测。

7. 什么患者需严格控制血糖?

对于新诊断、非老年、无并发症及伴发疾病、降糖治疗无低血糖风险的糖尿病患者，以及拟行整形手术等精细手术的患者，住院期间建议严格控制血糖。

8. 住院患者低血糖标准是多少?

低血糖是代谢紊乱和（或）糖尿病治疗的严重后果，住院患者必须尽量减少低血糖。每个医院都应该设立标准化的低血糖预防和管理方案。血糖低于3.9 mmol/L 时应采取措施或改变降糖方案，预防血糖进一步降低。此外，还应针对每个患者制订个体化预防和治疗低血糖的方案。

9. 常见的低血糖原因是什么?

除了胰岛素使用不当外，突然减少糖皮质激素剂量、减少进食、呕吐、静脉葡萄糖输注速度降低、肠内或肠外营养意外中断以及患者对低血糖反应减弱或不能及时表达，都可能导致医源性低血糖。

10. 从哪几个方面对内分泌科住院糖尿病患者进行病情评估?

需综合采集住院患者病因及病理生理特点，血糖控制情况，代谢综合征相关指标，糖尿病并发症评估，糖尿病伴发症评估。

11. 如何从病因及病理生理特点对内分泌科住院糖尿病患者进行病情评估?

病因包括糖尿病病因及血糖控制不佳的原因，如家族史、胰岛相关抗体、生活方式、目前降糖方案及治疗依从性等；对于怀疑单基因突变糖尿病的患者可进行基因诊断；病理生理特点包括胰岛素抵抗、胰岛 α 及胰岛 β 细胞功能、尿糖水平等。

12. 如何从血糖控制情况对内分泌科住院糖尿病患者进行病情评估?

所有患者如 3 个月内未检测糖化血红蛋白,应进行糖化血红蛋白检测;所有患者在住院期间均常规每天检测毛细血管血糖 7 次,必要时加测夜间血糖;对于使用胰岛素静脉输注的患者可每 0.5 ～ 2.0 小时监测 1 次血糖;对于血糖控制稳定的患者可监测早晚餐前、餐后 2 小时及睡前的 5 点血糖。有条件的患者可以使用持续葡萄糖监测进行血糖监测。

13. 如何从代谢综合征相关指标对内分泌科住院糖尿病患者进行病情评估?

糖尿病患者常伴随其他代谢异常,住院期间应评估血压、血脂、血尿酸、脂肪肝等情况。

14. 如何进行住院糖尿病患者病情评估?

对于怀疑合并急性并发症者,应评估血气分析、电解质、心肌酶谱、肾功能、血常规、尿常规、粪常规。对于所有糖尿病患者,住院期间应完成各种糖尿病慢性并发症评估。大血管并发症检查如颈动脉超声、四肢血管超声、经皮氧分压;微血管并发症检查如眼底、尿微量白蛋白;神经病变如神经电生理、感觉阈值等。

15. 如何评估合并症?

糖尿病患者易合并感染、肿瘤、心理疾病及其他内分泌科疾病(如骨质疏松、甲状腺疾病等),住院期间可针对患者情况完善相应评估。

16. 内分泌科住院糖尿病患者的血糖治疗包括哪些内容?

入院的糖尿病患者血糖治疗:应积极完善患者的糖尿病健康宣教,更好地指导患者生活方式及更个体化的降糖药物方案。

17. 住院糖尿病患者的血糖管理分层目标是什么?

住院糖尿病患者的血糖管理有宽松、一般、严格三层目标。根据患者具体情况而定。相对宽松的目标是：空腹或餐前血糖 7.8 ～ 10.0 mmol/L；餐后 2 小时或随机血糖 7.8 ～ 13.90 mmol/L。一般目标是：空腹或餐前血糖 6.1 ～ 7.8 mmol/L；餐后 2 小时或随机血糖 7.8 ～ 10.0 mmol/L。严格目标是：空腹或餐前血糖 4.4 ～ 6.1 mmol/L；餐后 2 小时或随机血糖 6.1 ～ 7.8 mmol/L。但目前我们更趋向于任何时候指尖血糖＜ 5 mmol/L。

18. 什么患者建议宽松的血糖控制目标？

对于低血糖高危人群［糖尿病病程＞ 15 年、存在无感知性低血糖病史、有严重伴发病（如肝肾功能不全）、全天血糖波动大并反复出现低血糖］，以及因心脑血管疾病入院、有中重度肝肾功能不全、75 岁以上老年人、预期寿命＜ 5 年（如癌症等）、存在精神及智力障碍、行急诊手术、行胃肠内或外营养以及内科重症监护室的危重症患者，可使用宽松的血糖控制目标。

19. 在医院发生的低血糖事件如何处理？

在医院发生的低血糖事件应记录在病历中并进行跟踪。对所有低血糖发作应当查找原因。在患者出现低血糖时，应立即处理，给予 15 ～ 20 g 葡萄糖并于 15 分钟后检测血糖。

20. 哪些患者推荐采用持续静脉胰岛素输注？

对于合并酮症酸中毒、高渗性昏迷、乳酸酸中毒及因其他危重疾病在重症监护室住院治疗的急危重症患者，推荐采用持续静脉胰岛素输注，并根据患者病情及血糖波动情况随时调整输液速度及胰岛素剂量。

21. 哪些患者推荐采用皮下胰岛素注射？

对于非急危重症患者，可考虑皮下胰岛素注射。胰岛素注射剂量根据进餐和睡眠时间进行设定。

22. 哪种患者可考虑以基础胰岛素为主，辅以短效或速效胰岛素注射？

对于进食差或无法正常进食的患者，可考虑以基础胰岛素为主，辅以短效或速效胰岛素注射。与基础＋餐时胰岛素治疗方案相比，预混胰岛素治疗可能增加住院患者低血糖风险，因此，对于住院患者推荐基础＋餐时胰岛素治疗方案。部分血糖平稳的患者在严格血糖监测的情况下可选择预混胰岛素治疗，如发生低血糖则改用基础＋餐时胰岛素治疗方案。

23. 非内分泌科住院的糖尿病或高血糖患者如何选用口服降糖药物？

如果患者的临床状况比较稳定、进食规律并且没有药物的禁忌证，则在入院后可以考虑继续应用入院前已经使用的口服降糖药物或胰高血糖素样肽﹣1受体激动剂。对于存在心脑血管疾病高危因素的患者，可加用胰高血糖素样肽﹣1受体激动剂或钠﹣葡萄糖共转运蛋白2抑制剂治疗；对于存在慢性肾脏病或心功能不全的患者，可加用钠﹣葡萄糖共转运蛋白2抑制剂。钠﹣葡萄糖共转运蛋白2抑制剂应该避免在病情严重或存在酮症的患者以及长时间的禁食和外科手术中使用。在确定安全性和有效性之前，不建议将钠﹣葡萄糖共转运蛋白2抑制剂用于常规住院治疗。对于存在心功能不全的患者，应停止使用沙格列汀和阿格列汀。

24. 内分泌科住院糖尿病患者的出院准备包括什么？

（1）制订并告知院外降糖及综合治疗方案。院外降糖方案在住院期间逐步形成，或胰岛素强化治疗转为院外非胰岛素强化治疗方案时需要至少监测1天的7次血糖，以评估治疗方案的有效性和安全性。

（2）告知患者出院后血糖监测频率和控制目标。

（3）制订体重管理与生活方式计划。

（4）告知随访时间和内容。

25. 非内分泌科住院的血糖异常患者的管理有哪些方面？

主要疾病的治疗；血糖管理模式；血糖管理原则；出院随访。

26. 非内分泌科住院的糖尿病或高血糖患者治疗原则是什么？

非内分泌科糖尿病患者的住院治疗以治疗主要疾病为主，降糖治疗为辅。

27. 非内分泌科住院的糖尿病或高血糖患者管理模式有几种？

对于非内分泌科住院的糖尿病或高血糖患者的管理模式主要有三种：科室自

我管理模式；会诊专业管理模式；互联网系统管理模式。

28. 非内分泌科住院的糖尿病或高血糖患者科室自我管理模式是什么？

科室自我管理模式：住院患者血糖由患者所在科室医护人员、健康教育工作者、营养师、患者等共同参与血糖管理的模式。

29. 非内分泌科住院的糖尿病或高血糖患者会诊专业管理模式是什么？

会诊专业管理模式：非内分泌科住院糖尿病患者血糖除由患者所住科室医护人员、健康教育工作者、营养师、患者等参与血糖管理外，血糖控制不良、控糖方案制订困难时，内分泌科医生通过会诊方式参与血糖管理的模式。

30. 非内分泌科住院的糖尿病或高血糖患者互联网系统管理模式是什么？

互联网系统管理模式：利用住院患者互联网管理系统，与患者血糖监测数据管理系统相结合，使院内任一科室糖尿病患者都能及时接受糖尿病医护的远程系统管理，包括糖尿病教育、监测及治疗方案制订与调整。医院可根据现有的医院管理现状及设施条件配置选择合适的血糖管理模式。

31. 非内分泌科住院的糖尿病或高血糖患者血糖管理原则是什么？

（1）对血糖控制未达标的非内分泌科住院高血糖患者，尤其在合并有糖尿病酮症、糖尿病酮症酸中毒和高渗性高血糖状态等急性并发症的患者，建议邀请内分泌专科协同诊治，可以减少住院时间，改善血糖控制，并改善预后，降低30 天内因糖尿病再次入院的概率，减少经济费用。

（2）非内分泌科糖尿病患者的血糖控制目标以一般及宽松的目标为主，应注意避免出现低血糖。

（3）对于大多数的非内分泌科住院高血糖患者而言，胰岛素是控制血糖的首选治疗方法。对于血糖持续 > 10.0 mmol/L 的糖尿病住院患者，建议启用胰岛素治疗。

（4）选择合理的降糖方案。

32. 非内分泌科住院的糖尿病或高血糖患者如何进行降糖方案选择?

基本与内分泌科住院患者一致。根据患者具体合并症、并发症选择合适的降糖目标;再根据患者的胰岛功能、胰岛素抵抗及依丛性等多个方面综合拟定降糖方案。

33. 非内分泌科住院的糖尿病或高血糖患者出院时应注意什么?

出院小结应包括高血糖的病因信息,相关并发症与合并症,推荐的后续治疗方案等。出院时向患者及家属交代清楚降糖方案,确保新处方的安全性;正确使用并处置胰岛素皮下注射针头和注射器;提供购买相关医疗设备或耗材的信息(如胰岛素笔、便携式血糖仪);对药物的服用方法、药品的管理、血糖监测、高血糖和低血糖的识别、预防。建议所有糖尿病或高血糖患者在出院 1 个月后至内分泌科随访。糖尿病患者根据出院后的血糖水平,由内分泌专科医师进行降糖方案的调整并制订长期随访方案。对于住院新发现的高血糖患者更有必要在出院后重新进行糖代谢状态的评估。对于需要长期共同随访的患者,如糖尿病视网膜病变、糖尿病肾病、妊娠期糖尿病等,可由相关科室与内分泌科设立共同门诊。

(十三)糖尿病与高尿酸血症

1. 目前已明确具有降尿酸作用的降糖药物有哪些?

目前已明确具有降尿酸作用的降糖药物主要有 α-糖苷酶抑制剂、胰岛素增敏剂、二肽基肽酶Ⅳ抑制剂、钠-葡萄糖共转运蛋白 2 抑制剂和二甲双胍等。

2. 胰高血糖素样肽-1 受体激动剂对尿酸有何影响?

胰高血糖素样肽-1 受体激动剂利拉鲁肽和艾塞那肽均不影响血尿酸水平,但艾塞那肽可增加 24 小时尿酸排泄量和排泄分数,并改善尿 pH 值。

3. 糖尿病的治疗为什么要优先选择兼有降尿酸作用的降糖药?

胰岛素通过激活尿酸选择性重吸收转运因子促进肾近端小管尿酸重吸收。痛风合并糖尿病患者,胰岛素治疗后血尿酸水平平均升高 75 μmol/L,因此建议合并糖尿病时,降糖药物优先选择兼有降尿酸作用的药物,次选对血尿酸水平无不良影响的药物。

4. 痛风合并糖尿病如何进行科学饮食管理?

（1）痛风急性发作期，嘌呤摄入量＜ 150 mg/d。

（2）蛋白质以奶蛋类为主，辅以少量肉类和豆制品。

（3）每日喝水 2 000 ～ 3 000 ml，促进尿酸排出。

（4）多吃富含钾的食物，减少尿酸沉淀。

（5）酒精可抑制尿酸排出，应戒酒。

（6）摄入维生素 C 含量高的果蔬。

5. 痛风急性发作期时，如何选择食物?

痛风急性发作期时，关节及关节周围红、肿、热、痛的症状明显，而过高的嘌呤可转化成为尿酸，加速痛风急性发作，所以痛风急性发作期每天摄入的嘌呤量应严格限制在 150 mg 以下，禁用高嘌呤类食物，少用中嘌呤类食物，以低嘌呤类食物为主。蔬菜中的荚豆类，如扁豆、黄豆芽等含嘌呤较高，急性期应限制食用。

6. 糖尿病合并痛风者如何选择蛋白?

蛋白质以奶蛋类为主，辅以少量肉类和豆制品。糖尿病合并痛风者补充蛋白质，急性期应以谷类、牛奶、蛋类等低嘌呤食物为主；慢性期根据病情，在限量范围内，安排一些含少量或中等量嘌呤的食物，如禽肉、鱼肉（煮过弃汤）及豆制品（豆浆、豆腐、豆腐干等），少吃红肉，避免吃炖肉或卤肉。提醒：糖尿病合并痛风者吃肉时可以将肉先用水煮一遍，然后弃汤再进一步配菜烹调后食用。

7. 糖尿病合并痛风者如何饮水?

痛风者应多饮水，以利于尿液的稀释，促进尿酸的排出。心肾功能正常者，每日饮水 2 000 ～ 3 000 ml。

8. 糖尿病合并痛风者为何要多吃富含钾的食物?

多吃富含钾的食物可减少尿酸沉淀。大部分食物中都含有钾，蔬菜和水果是钾的最好来源。吃高钾食物有什么意义呢? 研究发现，钾可减少尿酸沉淀，有助于将尿酸排出体外。所以，痛风者可适当多吃高钾食物。

9. 什么是高钾食物?

土豆、西芹、菠菜、空心菜、油菜、桃、杏、黑木耳等均是高钾食物,在心肾功能正常者中,推荐食用。

10. 糖尿病合并痛风者为何要戒酒?

酒精在肝脏代谢时伴随嘌呤分解代谢增加,导致其终产物尿酸的增高;同时,酒精能造成体内乳酸堆积,对尿酸排出有抑制作用。另外,酒本身含有大量嘌呤物质,尤其是啤酒比其他酒类所含嘌呤要高 10 倍多。因此,痛风者应严格控制酒类,最好戒酒。

11. 糖尿病合并痛风者为何要摄入维生素 C 含量高的果蔬?

维生素 C 能降低血液中的尿酸水平,所以多从食物中摄取维生素 C,可降低发生痛风的风险。维生素 C 的主要来源是新鲜蔬菜与水果,痛风者可以多吃含丰富维生素 C 的果蔬。

(十四)糖尿病与非酒精性肝病

1. 糖尿病与非酒精性脂肪肝有什么关系?

2 型糖尿病是推动非酒精性脂肪肝发展的重要因素,一项在 20 个国家进行的患病率调查发现,在 2 型糖尿病患者中,非酒精性脂肪肝的患病率高达 55%。

2. 为什么要重视非酒精性脂肪肝?

虽然大多数人的非酒精性脂肪肝进展速度相对较慢,但合并危险因素(如肥胖、2 型糖尿病、年龄大于 50 岁、胰岛素抵抗、代谢综合征等)意味着疾病进展可能更快,约三分之一的糖尿病患者最终进展为非酒精性脂肪肝,其中约 20% 患者的肝脏进一步纤维化,进而增加肝外并发症、肝硬化和肝衰竭的风险。非酒精性脂肪肝是慢性肝病最常见的病因,影响全球约 25% 的人口,其中 12% ~ 14% 的非酒精性脂肪肝患者进展为非酒精性脂肪肝,而后者是导致肝癌的首要原因。

3. 发生在糖尿病患者身上的肝功能异常主要有几方面的原因?

患者合并慢性肝病(如慢性病毒性肝炎等);非酒精性脂肪肝;酒精性肝损

害；药源性肝损害（如他汀类药物）等。

4. 为什么以非酒精性脂肪肝所致的肝功能异常最为常见？

这是因为 2 型糖尿病与非酒精性脂肪肝具有共同的发病基础——胰岛素抵抗（IR），后者可引起高胰岛素血症及脂质代谢紊乱，大量的脂肪堆积在肝脏组织中，引起非酒精性脂肪肝及肝功能异常。据统计，2 型糖尿病患者发生非酒精性脂肪肝的风险是常人的 2 ～ 4 倍。

5. 降糖药究竟是否会伤肝？

目前上市的降糖药物无肝肾毒性，仅通过肝肾代谢。

肝脏是人体最重要的消化及代谢器官，有种类繁多的代谢酶，是三大物质（糖、脂肪和蛋白质）代谢的重要场所，我们平常所吃的降糖药物，许多都是先经过肝脏代谢，然后再由肾脏排泄。当患者肝功能不好时，势必会影响药物代谢，进而影响药物的疗效或增加药物的不良反应。

6. 怎样看降糖药与肝功能之间的关系？

目前临床使用的各种口服降糖药（包括二甲双胍）安全性良好，之所以在肝功能不好时要慎用甚至禁用，并不是说这些降糖药物对肝脏具有直接毒性作用，而是用了之后有可能会增加患者肝脏代谢负担。有些患者因噎废食，因为害怕药物的副作用而不敢用药，致使血糖长期居高不下。事实上，长期高血糖对患者肝肾的损害要远远大于药物的影响。

7. 肝功能异常的糖尿病患者只能选择胰岛素吗？

胰岛素本身就是人体自身分泌的一种生理激素，对肝肾无损害，因此，对肝肾功能异常的糖尿病患者，一般建议停用口服降糖药，改用胰岛素治疗，但这也不是绝对的，有部分降糖药通过肠道代谢，如格列喹酮。

8. 既可降糖又能改善肝功能的药物是哪些？

肝损害如果不是特别严重（转氨酶不超过正常上限的 2.5 倍），可以酌情选择具有减轻体重及改善胰岛素抵抗作用的口服降糖药物，如双胍类、噻唑烷二酮类、胰高血糖素样肽 –1 受体激动剂、钠 – 葡萄糖共转运蛋白 2 抑制剂等，起到既降糖又改善肝功能的治疗效果。

9. 糖尿病合并非酒精性脂肪肝患者可用二甲双胍降糖吗？

二甲双胍可以降低血糖、减轻体重、改善胰岛素抵抗，而且不经过肝脏代谢，主要以原型经肾脏排泄，因此，可用于 2 型糖尿病合并脂肪肝、肝功能轻度异常的患者。但是，二甲双胍会使乳酸生成增加，而肝功能不全又会降低乳酸的清除能力，因此，肝功能超过正常值上限 3 倍的患者禁用二甲双胍。

10. 糖尿病合并非酒精性脂肪肝患者可用磺脲类降糖吗？

磺脲类降糖药物主要经过肝脏代谢，严重肝功能异常（转氨酶超过正常上限 3 倍）者禁用。轻度肝功能不全者可以使用，但要注意从小剂量起始，逐渐调整用量，用药期间应定期监测肝功能。

11. 糖尿病合并非酒精性脂肪肝患者可用格列奈类降糖吗？

（1）瑞格列奈：轻度肝功能异常者能用，中度肝功能异常者慎用，重度肝功能异常患者禁用。

（2）那格列奈：轻、中度肝病患者可以用且无须调整剂量，重度肝病患者慎用。

12. 糖尿病合并非酒精性脂肪肝患者可用 α – 糖苷酶抑制剂降糖吗？

（1）阿卡波糖：阿卡波糖相关的肝损伤报道较少，轻度的肝功能异常并非使用禁忌，严重肝功能不全或转氨酶进行性升高时禁用。

（2）伏格列波糖：由于有伏格列波糖上市后出现暴发性肝炎的报道，故使用伏格列波糖应监测肝功能，出现异常时应停止给药，并给予适当处理。

13. 糖尿病合并非酒精性脂肪肝患者可用噻唑烷二酮类降糖吗？

吡格列酮可以增加肝脏对胰岛素的敏感性和改善胰岛素抵抗，减少脂肪在肝脏的堆积，因此，可用于 2 型糖尿病合并脂肪肝的患者。但若患者有活动性肝病、转氨酶超过正常上限 2.5 倍，不宜服用吡格列酮。

14. 糖尿病合并非酒精性脂肪肝可用二肽基肽酶抑制剂类降糖吗？

（1）西格列汀：轻、中度肝功能受损的患者无须调整剂量，重度肝功能不全无用药经验，不推荐使用。

（2）沙格列汀：轻、中度肝功能受损的患者无需进行剂量调整，不推荐用于严重肝功能受损的患者。

（3）阿格列汀：轻、中度肝功能受损的患者不需调整剂量。目前尚无严重肝功能受损患者的临床用药经验。

（4）利格列汀：利格列汀在体内较少被代谢，主要以原形经胆汁从粪便排泄，因此，在轻、中度和重度肝功能不全时均可使用且不需调整剂量。

（5）维格列汀：转氨酶超过正常上限 3 倍的患者不宜使用。

15. 糖尿病合并非酒精性脂肪肝患者可用钠 - 葡萄糖协同转运蛋白 -2 抑制剂类降糖吗？

轻、中度肝功能不全时可以使用，无须调整剂量，在重度肝功能不全的 2 型糖尿病患者中数据有限，不建议使用。

16. 糖尿病合并非酒精性脂肪肝患者可用胰高血糖素样肽 -1 受体激动剂类降糖吗？

胰高血糖素样肽 -1 受体激动剂能够作用于脂肪细胞，抑制肝脏脂肪生成，减轻肝脏脂肪变性，适用于合并脂肪肝、肝功能轻中度异常的糖尿病患者，且无须调整剂量。

17. 合并肝功异常的糖尿病患者如何选择降糖药？

合并肝功异常的糖尿病患者能否选择口服降糖药，首先要看患者的具体病情，如果患者合并非酒精性脂肪肝，许多降糖药物（如二甲双胍、钠 - 葡萄糖共转运蛋白 2 抑制剂、胰高血糖素样肽 -1 受体激动等）都是可以用的，而且不仅不会影响肝功能，反而会改善肝功能。但如果是合并慢性病毒性肝炎（活动期）、肝硬化，原则上最好是选择胰岛素。另外，注意尽可能选择那些不经过肝脏代谢的口服降糖药物。

（十五）糖尿病与甲状腺功能异常

1. 糖尿病合并甲状腺功能异常是否常见？

糖尿病与甲状腺功能异常是临床最常见的两种内分泌代谢异常疾病，两者看似无关联，但事实上，糖尿病患者合并甲状腺功能异常的情况在临床上并不少见。

2. 糖尿病合并甲状腺功能异常有哪些类型？

1 型糖尿病患者常存在抗甲状腺自身抗体的异常。自身免疫反应异常可以解释两种疾病共存的状态。而 2 型糖尿病患者合并甲状腺功能异常的情况较为复杂。甲亢本身可导致糖耐量异常，而 2 型糖尿病患者合并亚临床甲状腺功能减退症（甲减）的情况也不少见。

3. 为何说糖尿病合并甲状腺功能异常的治疗复杂？

如果患者存在两种疾病，不仅会增加患者的治疗难度，还会促进患者的病情进展。在治疗时，不仅需要加强合理用药，还需要对患者采取科学的护理干预，才能更好地控制患者的病情进展。

4. 甲状腺功能异常包括哪些？

甲状腺功能异常也是需要终身监测及治疗的疾病，主要包括甲状腺功能减退、亢进或者甲状腺功能正常但抗甲状腺自身抗体（TPOAb，TGAb）阳性。

5. 糖尿病合并甲状腺功能异常包括哪几种类型？

（1）1 型糖尿病患者合并甲状腺功能异常

1 型糖尿病患者常合并自身免疫性甲状腺疾病，主要表现为抗甲状腺自身抗体阳性合并或不合并甲状腺功能异常。17% ～ 30% 1 型糖尿病患者可能合并自身免疫性甲状腺疾病。

（2）2型糖尿病患者合并甲状腺功能异常

2型糖尿病可合并亚临床或显性甲亢、亚临床或者显性甲减等不同形式的甲状腺功能异常。甲减是2型糖尿病患者合并甲状腺功能异常的常见形式。女性患者，年龄＞65岁的糖尿病患者更容易出现甲减。

6. 糖尿病合并甲状腺功能异常为何容易漏诊？

糖尿病可以通过抑制促甲状腺激素释放、影响外周组织 T_4 向 T_3 转化而影响甲状腺功能，因此糖尿病本身增加了甲状腺功能异常的诊断难度。高血糖的临床表现和甲状腺功能异常的临床表现可能会有重叠。糖尿病患者会出现"三多一少"的症状，表现为多饮、多食、多尿及消瘦，而甲状腺功能亢进患者也可有消瘦、多食的表现。因此两种疾病如果同时存在，甲亢的临床表现可能不典型，临床上有可能会出现漏诊的情况。

7. 为什么甲状腺功能亢进可能使糖尿病患者的血糖管理变得更加困难？

甲亢可导致糖耐量异常，因为甲状腺激素使内源性葡萄糖生成增多，肝脏的胰岛素敏感性下降，胰岛素需求增加，而且过多的甲状腺激素还可以增加胰岛素的降解，促进胰岛 β 细胞凋亡。综上因素，甲亢可能使糖尿病患者的血糖管理变得更加困难。

8. 甲状腺功能减退对糖尿病的影响是什么？

甲减可使胰岛素清除减少，因此糖尿病合并甲减的患者胰岛素需求量可能降低，未被控制的甲减有可能诱发糖尿病患者发生反复的低血糖。

9. 为什么要重视糖尿病和甲状腺功能异常？

糖尿病和甲状腺功能异常都可以增加患者的病死率和心血管疾病的发生风险，如果两者同时存在，患者死亡及患有心血管疾病的风险则进一步增加。除此之外，有研究认为，亚临床甲减与糖尿病视网膜病变、糖尿病肾病风险增高有关，也是周围血管疾病发生的高危因素。因此糖尿病合并甲减的患者，应加强对慢性并发症的筛查和管理。

10. 糖尿病合并甲状腺功能异常可以选用二甲双胍吗？

二甲双胍是 2 型糖尿病患者的一线用药，有文献报道，二甲双胍具有降低促甲状腺素水平，降低甲状腺癌发生风险以及减小甲状腺结节的作用。因此对于 2 型糖尿病合并甲状腺功能异常的患者，二甲双胍仍可以作为一线治疗用药。

11. 糖尿病合并甲状腺功能异常可以选用磺脲类药物吗？

第一代磺脲类药物可能具有增加甲状腺癌、增大甲状腺结节或者增加甲状腺功能减退症的发生风险，第二代及以上的磺脲类药物对甲状腺功能未见明显影响。

12. 糖尿病合并甲状腺功能异常可以选用噻唑烷二酮类药物吗？

有报道称噻唑烷二酮类药物有可能抑制甲状腺素受体活性，增加促甲状腺素水平，降低游离甲状腺素水平，加重甲状腺相关眼病，因此噻唑烷二酮类药物应避免在活动性甲状腺眼病患者中使用。

13. 糖尿病合并甲状腺功能异常可以选用肠促胰素类药物吗？

肠促胰素这一类药物在人体研究中未发现对甲状腺功能产生影响，但不推荐有甲状腺髓样癌或者家族史的患者使用。胰岛素具有增加游离甲状腺素水平、降低 T_3 的作用，甲减患者的胰岛素治疗需要注意及时进行剂量调整。

14. 糖尿病合并甲状腺功能异常应用咪唑类抗甲状腺药物的风险是什么？

咪唑类抗甲状腺药物如甲巯咪唑和卡比马唑有诱发胰岛素自身免疫综合征的风险，在糖尿病患者中可能诱发低血糖反应。

15. 糖尿病合并甲状腺功能异常应用左旋甲状腺素片时应注意什么？

左旋甲状腺素片则有降低血糖和糖化血红蛋白的作用。糖尿病患者在合用左旋甲状腺素片时需要注意根据血糖水平调整降糖药物的剂量。

（十六）糖尿病与肺炎

1. 糖尿病合并肺炎的病原体是什么？

糖尿病患者因宿主免疫受损易合并各种感染，其中肺炎尤为多见。糖尿病合并社区获得性肺炎（CAP）的常见病原体包括肺炎链球菌、肺炎支原体、流感嗜血杆菌、肺炎克雷伯菌和金黄色葡萄球菌，流感病毒和腺病毒也是糖尿病合并社区获得性肺炎易感的病原体。此外，糖尿病患者合并特殊病原体感染如结核分枝杆菌、军团菌、奴卡菌、放线菌、曲霉、毛霉的机会也显著升高。糖尿病合并医院获得性肺炎（HAP）的常见病原体为铜绿假单胞菌和鲍曼不动杆菌，碳青霉烯耐药肺炎克雷伯菌（CRKP）和耐甲氧西林金黄色葡萄球菌（MRSA）感染也很常见。

2. 什么是糖尿病合并肺炎的易感因素？

高血糖是引发肺炎的重要因素，长期血糖控制不佳及糖尿病病程 ≥ 10 年的患者发生肺炎风险明显增加，男性较女性更易出现肺炎；入院后血清蛋白 ≤ 40 g/L 增加糖尿病患者医院获得性肺炎发生的风险；糖尿病患者合并神经系统疾病导致反复误吸及合并其他疾病（如慢性呼吸系统疾病、慢性肾功能不全、营养不良、充血性心力衰竭等）都可以增加肺炎风险；医疗干预措施如肾脏透析增加感染耐甲氧西林金黄色葡萄球菌肺炎的风险。

3. 影响糖尿病合并肺炎预后的危险因素是什么？

患者入院血糖过高或过低、高糖化血红蛋白、高龄、基础疾病情况等影响着患者预后。

4. 糖尿病合并肺炎如何鉴别是感染性疾病还是非感染性疾病？

首先需详细询问病史，进行体格检查。感染性疾病的临床特征包括发热、咳嗽伴有脓痰，可有肺实变体征或闻及湿啰音等，实验室检查可有血白细胞升高或降低、中性粒细胞核左移、降钙素原或 C 反应蛋白升高等，影像学表现为片状影、斑片状影、实变影或结节影伴有空洞或晕征，可伴有胸腔积液。如病毒性感染可表现为间质性渗出。病原学检查有助于鉴别。

需注意的是，感染性疾病与非感染性疾病可以合并存在。

5. 糖尿病合并肺炎如何鉴别是肺内原发感染还是肺外感染累及肺？

糖尿病患者除易并发肺部感染之外，其他多部位感染也较常见，如糖尿病足、皮肤软组织感染、肝脏及尿道感染等，这些感染均可通过血行播散到肺，或腹腔脏器感染直接累及肺。肺部感染性疾病亦有可能发生播散累及肺外其他脏器。鉴别感染来源的要点是进行详细的病史询问和体格检查，根据症状和阳性体征选择相应的检查。如浅表器官超声鉴别皮肤软组织感染，腹腔脏器超声或 CT 鉴别深部脏器感染如肝脓肿等，胸腔超声评估是否合并脓胸等，如出现肺外感染需进行积极对症处理，如肝脓肿需要穿刺引流等。

6. 糖尿病合并肺炎常有哪些影像学表现？

肺炎最常见的胸部影像学表现为实质性渗出病变，伴或不伴有胸腔积液。虽然根据影像学表现难以确定是哪种病原体感染，但可以给临床重要的提示。病毒性肺炎通常表现为磨玻璃样阴影，而腺病毒肺炎可表现为实变影；大片肺实变伴叶间裂下坠、蜂窝状脓肿提示肺炎克雷伯菌肺炎可能；肺叶浸润、液气囊腔，早期出现空洞、脓胸，需警惕金黄色葡萄球菌肺炎。

7. 糖尿病合并肺部感染还有哪些特殊类型病原体？

糖尿病除了常见病原体感染外，合并机会性感染病原体的概率增加。肺部真菌病以曲霉最常见，多表现为以胸膜为基底的楔形影、结节或团块影，内有空洞；如有"反晕征"需考虑肺毛霉病的可能。糖尿病患者易并发肺结核，其影像学改变可不同于典型肺结核表现，临床抗感染效果欠佳时应进一步完善相关检查以明确病因。

8. 怎样预防糖尿病合并肺炎？

首先对于免疫力低下的患者建议定期接种疫苗，可避免在流感病毒流行时出现病情加重，葡萄球菌去定植方案也有一定疗效，具体可咨询专科医生执行。

9. 糖尿病合并肺炎患者的治疗原则是什么?

轻症肺炎患者建议尽早经验性抗感染治疗,无须行病原学检测,中、重度肺炎患者需根据临床特征选择病原学检测方法,同时行经验性治疗。48～72小时对初始抗感染治疗反应及病原学检查结果进行评估。当病情无改善、病原学检查阳性时,应仔细评估阳性结果的临床意义,是否有并发症及其他部位感染,必要时调整抗菌药物治疗方案;病情无改善且病原学检查阴性时,需要进一步完善病原学检查及排查非感染性疾病。

10. 怎样评估糖尿病合并肺炎的严重程度?

糖尿病合并肺炎的严重程度评估可参考我国社区获得性肺炎诊疗指南关于重症肺炎的诊断标准,符合下列1项主要标准或 ≥ 3项次要标准者可诊断为重症肺炎。

主要标准:

(1)气管插管需要机械通气。

(2)脓毒症休克需要血管活性药物。

次要标准:

(1)呼吸频率 ≥ 30次/min。

(2)PaO_2/FiO_2 ≤ 250 mmHg。

(3)多肺叶浸润。

(4)意识障碍和(或)定向障碍。

(5)血尿素氮 ≥ 7 mmol/L。

(6)低血压需要积极的液体复苏。

11. 糖尿病合并肺炎初始经验性治疗抗感染药物选择的原则是什么?

(1)首先确定患者发病的场所是社区还是院内,然后根据临床及影像学特征推测最有可能的病原体,并根据患者病情严重度及耐药风险进行分层治疗;覆盖常见病原体兼顾患者基础疾病、器官功能状态、药物的药动学/药效学特性、药物过敏史等选择恰当的抗感染药物和给药方案。

(2)我国不同地区病原流行病学分布和抗感染药物耐药率差异明显,所以治疗推荐仅仅是原则性的。经验性治疗应根据本地区及本医院的病原体分布及耐药特点选择抗感染药物。

（3）选择抗感染药物时还要注意患者糖尿病相关的脏器损害程度，如糖尿病肾病，要注意抗菌药物在肺组织局部的浓度和抗菌活性，注意是否可能与降糖药物产生相互作用，从而导致血药浓度降低或血糖代谢异常等。如果初始治疗失败或病情反复，需要特别关注糖尿病患者是否伴有肺外感染病灶，如皮肤软组织感染（包括糖尿病足）、肺外脓肿（如肝脓肿）或伴发血流感染形成迁徙性病灶。此外，还需要关注机会性病原体感染风险增加（如分枝杆菌、军团菌、曲霉、毛霉及肺孢子菌等）；如经验性选用喹诺酮类药物，需要警惕其可能带来的肺结核诊断的延误及血糖异常波动等问题。

12. 糖尿病合并肺炎治疗选择哪些药物？

门诊轻症患者常见病原体有肺炎链球菌、流感嗜血杆菌、卡他莫拉菌、肺炎支（衣）原体、流感病毒等，推荐口服药，选用青霉素类 / 酶抑制剂复合物，二代、三代头孢菌素，上述药物联合大环内酯类，喹诺酮类，多西环素 / 米诺环素，流感流行季节考虑口服奥司他韦等。需住院患者但不入住 ICU 常见病原体有金黄色葡萄球菌、肺炎链球菌、流感嗜血杆菌、卡他莫拉菌、肺炎克雷伯菌、厌氧菌、支原体、军团菌、流感病毒、呼吸道合胞病毒等，推荐静脉用药，选用青霉素类 / 酶抑制剂复合物，三代头孢菌素或其酶抑制剂复合物，上述药物单用或者联合大环内酯类，喹诺酮类，流感流行季节考虑口服奥司他韦等。入住 ICU 患者常见病原体有肺炎链球菌、肺炎克雷伯菌、军团菌、肠杆菌科菌、金黄色葡萄球菌、厌氧菌、流感病毒、腺病毒等，推荐静脉用药，选用青霉素类 / 酶抑制剂复合物，三代头孢 / 酶抑制剂复合物，四代头孢，氧头孢烯类，碳青霉烯类，β 内酰胺类联合大环内酯类或喹诺酮类，流感流行季节考虑口服奥司他韦等。

13. 糖尿病合并肺炎患者血糖管理目标是什么？

年龄较轻、血糖发生风险较低者的血糖管理目标：空腹或餐前 4.4 ～ 6.1 mmol/L，餐后 2 小时或随机 6.1 ～ 7.8 mmol/L。合并心脑血管疾病、心血管疾病高风险、使用糖皮质激素的血糖管理目标：空腹或餐前 6.1 ～ 7.8 mmol/L，餐后 2 小时或随机 7.8 ～ 10.0 mmol/L。高龄、低血糖发生较高且无法耐受低血糖、存在多器官功能不全、预期生存期低于 5 年、需重症监护者的血糖管理目标：空腹或餐前 7.8 ～ 10.0 mmol/L，餐后 2 小时或随机血糖 10.0 ～ 13.9 mmol/L。

14. 糖尿病合并肺炎患者血糖管理的主要措施是什么?

对于大多数糖尿病合并肺炎患者,胰岛素是控制血糖的首选治疗,需进行重症监护的患者推荐采用持续静脉小剂量胰岛素输注,监护期间可根据血糖波动情况随时调整胰岛素剂量;病情稳定拟改用胰岛素皮下注射时,需在停止静脉输注胰岛素前 1～2 小时开始接受皮下胰岛素注射,同时,每日皮下胰岛素注射的总剂量可以在原每日静脉胰岛素注射的总剂量基础上减少 20%～40%。如糖尿病合并肺炎患者入院前接受口服降糖药物,入院后一般情况良好,血糖较平稳,进食规律,且没有使用口服降糖药物的禁忌证,可以考虑继续应用其入院前的降糖方案,注意密切监测血糖并及时调整方案。

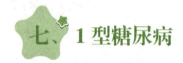

七、1 型糖尿病

(一)成人 1 型糖尿病

1. 1 型糖尿病的流行病学史有哪些特点?

1 型糖尿病是由自身免疫介导胰岛 β 细胞受损,导致严重内源性胰岛素缺乏的疾病,占所有糖尿病患者的 5%～10%。尽管 1 型糖尿病的发病高峰在青春期和成年早期,但由于 1 型糖尿病可以发生在任何年龄段,且成人基数大,成人 1 型糖尿病患者例数反而高于儿童青少年。在过去的一百年中,胰岛素和血糖监测等新技术快速发展,极大地改善了 1 型糖尿病患者的预后,但仍有许多 1 型糖尿病患者血糖水平未达标。

2. 1 型糖尿病的发病与季节有关系吗?

1 型糖尿病的发病具有一定的季节性,北半球的病例发病高峰多在 12 月至次年 2 月,而南半球多在 6 月至 12 月。研究发现,春季出生的儿童更容易患 1 型糖尿病。这种季节性升高的发病趋势可能与感染、日照有关。

3. 1 型糖尿病的发病与环境因素有关吗?

环境因素包括感染、地域、气候及日照时间等。感染已被证实与 1 型糖尿病发病率升高相关。环境因素中的病毒感染,包括风疹病毒、巨细胞病毒、柯萨奇 B 病毒、腮腺炎病毒、腺病毒以及脑炎、心肌炎病毒等与 1 型糖尿病发病关系较为密切。1 型糖尿病在不同地区的发病率亦有所不同。高纬度地区 1 型糖尿病患病率显著高于低纬度地区,可能与日照或生活环境有关。亦有报道显示,海滨地区与内陆地区的 1 型糖尿病患病率有所不同,是否与不同的饮食习惯有关仍有待深入研究。

4. 糖尿病的发病与年龄性别有关吗?

1 型糖尿病多于儿童或青少年时期起病。6 月龄以内婴儿很少发病,而发病一般从 9 月龄开始并持续升高。我国 11 个地区的资料显示,10 ～ 14 岁年龄段的发病率最高。随着胰岛自身抗体检测技术的推广,部分既往临床诊断为 2 型糖尿病患者被重新诊断为成人隐匿性自身免疫性糖尿病,这提示很大一部分大于 18 岁的成人糖尿病患者应被诊断为 1 型糖尿病。

5. 1 型糖尿病的发病与种族有关吗?

世界各国的 1 型糖尿病发病率不一致,北欧国家尤其以芬兰发病率最高,约占全球发病的 20%;东亚、中国及委内瑞拉发病率最低,相差可达 365 倍之多。我国是一个多民族的国家,Diamond 研究显示我国 8 个民族的 1 型糖尿病发病率也存在 10 倍以上的差距,维吾尔族、哈萨克族和回族的发病率较高。

6. 1 型糖尿病的发病机制是什么?

1 型糖尿病的发病机制为自身免疫抗体和免疫细胞异常攻击胰岛 β 细胞,导致胰岛 β 细胞凋亡或失去功能,包括分泌胰岛素和感知血糖水平变化等功能出现缺损或缺失,最终导致血糖异常升高。具体来说,机体免疫系统无法正确识别胰岛细胞表面的自身抗原或将胰岛 β 细胞识别为异常组织,其表面或分泌的抗原被树突状细胞或巨噬细胞呈递给 CD4$^+$T 细胞或 CD8$^+$T 细胞,CD4$^+$T 细胞激活胰岛 β 细胞的增殖分化,并释放特异性抗体攻击胰岛 β 细胞。

7. 如何定义 1 型糖尿病?

特指因胰岛 β 细胞破坏而导致胰岛素绝对缺乏、具有酮症倾向的糖尿病,患者需要终身依赖胰岛素维持生命。1 型糖尿病是一种针对胰岛 β 细胞的自身免疫性疾病,相对于 2 型糖尿病,患者多饮、多尿、多食和体重减轻的"三多一少"症状更为典型,以年轻患者居多,急、慢性并发症(以酮症酸中毒、糖尿病肾病以及心血管疾病等为主)的发生率更高,病情进展更快,患者的预后和生存质量也更差。

8. 1 型糖尿病的诊断依据是什么?

1 型糖尿病主要依据临床表现而诊断,由于胰岛 β 细胞破坏所致的依赖胰岛素治疗是诊断 1 型糖尿病的"金标准"。

支持 1 型糖尿病诊断的临床特征包括以下几个方面。

(1)起病年龄:大多数患者 20 岁以前起病,但也可以在任何年龄发病;20 岁以前发病的患者中约 80% 是 1 型糖尿病。

(2)起病方式:起病较急,多数患者的口干、多饮和多尿、体重下降等"三多一少"症状较为典型,有部分患者直接表现为脱水、循环衰竭或昏迷等酮症酸中毒的症状。

(3)治疗方式:依赖胰岛素治疗。一般在临床上,初发疾病或糖尿病分型不清,先给予胰岛素治疗,定期观察患者对胰岛素治疗的依赖程度,同时注意与其他类型的糖尿病相鉴别,最终根据治疗后的临床表现特别是对胰岛素治疗的依赖程度确定分型。

9. 成人 1 型糖尿病诊断的难点有哪些?

成人 1 型糖尿病的诊断存在一定的困难:一方面,由于患者可同时具有 1 型糖尿病和 2 型糖尿病的特征,难以用单一的临床特征对 1 型糖尿病进行划分;另一方面,单基因糖尿病患者由于起病年龄低,易被误诊为 1 型糖尿病。尽管缺乏公认的金标准,《糖尿病分型诊断中国专家共识》(简称《共识》)提出了针对成年 1 型糖尿病的临床操作性强的诊断流程,建议首先通过临床特征识别出疑似成年 1 型糖尿病患者,随后通过胰岛自身抗体、年龄、C 肽水平等进一步确诊。

10. 哪些患者要考虑成人 1 型糖尿病？

一般认为疑诊为成年 1 型糖尿病患者主要临床特征包括：起病年龄 < 35 岁；非肥胖，体重指数 < 25 kg/m²；起病时伴有体重减轻；起病时伴有糖尿病酮症酸中毒；起病时血糖 > 20 mmol/L。其中起病年龄是诊断 1 型糖尿病最重要的特征。

11. 胰岛功能在 1 型糖尿病诊断中的意义是什么？

起病初期患者的胰岛功能对糖尿病的分型诊断具有参考意义。临床上常用的评价胰岛功能的方法为测定空腹及餐后（或其他刺激后）的 C 肽水平。这尤其适用于使用外源性胰岛素的糖尿病患者。目前尚无界定 1 型糖尿病患者的 C 肽节点，但国内外学者倾向于认为多数经典 1 型糖尿病患者发病 1 年后，其血清 C 肽水平多低于检测下限值。若起病初期，患者的空腹 C 肽 < 200 pmol/L，应疑诊为 1 型糖尿病，然后随访观察 C 肽的变化，进行最终分型。

12. 胰岛抗体在 1 型糖尿病诊断中的作用是什么？

在糖尿病患者中，出现一种或多种胰岛自身抗体阳性的患者，可诊断为 1 型糖尿病。此外，抗体可能会随着时间的推移而消失，胰岛自身抗体阴性并不能排除 1 型糖尿病。因此，胰岛自身抗体阴性患者仍需要进一步诊断。在中国人群中，胰岛自身抗体阳性的比例较低，有 50% ～ 70% 的患者体内可检测到胰岛自身抗体，在病因上属于自身免疫性 1 型糖尿病。但有少数患者起病初期胰岛自身抗体阴性，随着病程进展，可出现抗体转阳，这同样归属于自身免疫性糖尿病。有 30% ～ 50% 的患者体内一直检测不到胰岛自身抗体或其他的免疫学证据，不排除为特发性 1 型糖尿病。首选谷氨酸脱羧酶抗体，若谷氨酸脱羧酶抗体阴性则进一步检测蛋白酪氨酸磷酸酶 2 抗体（IA-2A）/ 锌转运体 8 抗体。

13. 年龄对糖尿病分型有什么参考价值？

若胰岛自身抗体阴性的患者起病年龄 < 35 岁，且无 2 型糖尿病特征和单基因糖尿病特征，则考虑 1 型糖尿病诊断。其中 2 型糖尿病特征主要体现为超重或肥胖，无体重减轻，无糖尿病酮症酸中毒，高血糖不显著。单基因糖尿病特征

包括诊断时糖化血红蛋白＜7.5%，父母一方患糖尿病，有特定单基因疾病的特征。若胰岛自身抗体阴性患者年龄≥35岁，主要考虑2型糖尿病诊断，也可以针对胰腺来源或其他类型糖尿病做进一步检查。

14. C 肽在糖尿病分型中的作用是什么？

在通过病史、家族史及年龄等因素排查下仍不能明确1型糖尿病诊断的患者中，建议行随机 C 肽检测辅助糖尿病分型。在具有单基因病特征的患者中，如随机 C 肽＜200 pmol/L，考虑诊断为1型糖尿病；若随机 C 肽＞200 pmol/L，建议行基因检测予以确诊。在具有2型糖尿病特征的患者中，建议首选非胰岛素的试验性治疗，同时严密监测血糖并做好糖尿病教育，以便血糖恶化时迅速启动胰岛素治疗。若诊断糖尿病3年后，分型仍不明确，应考虑 C 肽检测；若 C 肽＞600 pmol/L，提示2型糖尿病诊断；若 C 肽＜200 pmol/L，提示1型糖尿病诊断；若 C 肽介于200～600 pmol/L，则考虑2年后重复 C 肽检测。

15. 1 型糖尿病的血糖控制目标是什么？

降低高血糖和防止低血糖是1型糖尿病血糖控制的两大目标，因此目前公认的血糖控制标准为：在最少发生低血糖风险的情况下应使患者的血糖尽可能接近正常水平。

对于个体患者而言，血糖控制目标的制订应考虑到以下方面：患者的年龄、患者本人或其家庭管理和认识糖尿病的能力、血糖监测频率及就诊的方便性与积极性。我国1型糖尿病血糖控制目标是：在尽量避免低血糖基础上，儿童和青春期糖化血红蛋白＜7.5%，成人糖化血红蛋白＜7.0%，老年人糖化血红蛋白＜7.5%，不同年龄阶段的1型糖尿病患者的血糖控制目标不同。

16. 1 型糖尿病患者如何进行床旁血糖检测？

住院期间进行的床旁血糖监测可以强化血糖监测，如持续的每日三餐前＋三餐后＋睡前；或在分阶段血糖控制原则（先控制血糖到一般水平，再控制到理想水平；先控制空腹血糖，再控制餐后血糖；先调整基础胰岛素，再调整餐前胰岛素；先避免低血糖，后控制高血糖）的基础上，灵活采用不同的血糖监测模式。由于1型糖尿病患者的胰岛功能差，血糖波动大，因此应特别强调餐前血糖监测的重要性，以便及时调整餐前胰岛素剂量。

17. 1 型糖尿病患者如何进行自我血糖监测?

在患者进行自我血糖监测时,可以根据监测时点和模式的适用范围,灵活按需地应用各种血糖监测模式。通常建议每天监测 3 ～ 4 次。如果条件限制,每周 2 ～ 3 天、每天 3 ～ 4 次血糖监测也比每周 7 天每天监测 1 次血糖可以提供更多的血糖控制信息。如病情需要可增加监测次数。

18. 糖化血红蛋白在血糖监测中的作用是什么?

糖化血红蛋白反映 2 ～ 3 月平均血糖水平,是反映长期血糖控制水平的金标准,但存在不能精确反映患者低血糖的风险和不能反映血糖波动特征的局限性。建议在避免低血糖和个体化的基础上,糖化血红蛋白的控制目标是儿童和青春期 < 7.5%,成人 < 7.0%。值得注意的是糖化血红蛋白测定应采用标准化的检测方法。测定频率是年龄较小的儿童应每年检测 6 次,年龄较大的儿童应每年检测 3 ～ 4 次;条件限制时,每个儿童患者应该至少每 6 个月检测 1 次。

19. 动态血糖监测在血糖监测中的作用是什么?

采用连续血糖监测:血糖监测可以在减少低血糖风险情况下,将血糖和糖化血红蛋白控制到接近正常的水平。血糖波动大、反复低血糖、无症状性低血糖或者无法解释的高血糖患者应进行动态血糖监测。

20. 血、尿酮体在血糖监测中的作用是什么?

在下列情况下应该监测酮体水平:伴有发热和(或)呕吐的疾病期间;持续血糖 ≥ 14 mmol/L 时;持续多尿伴血糖升高,尤其出现腹痛或呼吸加快时。清晨空腹的血酮正常值为 < 0.6 mmol/L,当血酮 > 3.0 mmol/L 时,高度提示存在酸中毒可能,须密切监测生命体征、血糖,必要时监测血 pH 值、电解质等。

1 型糖尿病患者在空腹、低碳水化合物饮食、持续运动锻炼、妊娠期间、肠胃炎及酒精中毒时,血、尿酮水平会出现生理性升高。因此发现尿酮阳性和血酮升高时,在给予或调整胰岛素治疗之前,必须先检测血糖,如血糖正常或偏低,不应增加胰岛素剂量。

21. 1 型糖尿病的胰岛素治疗方案是什么?

1 型糖尿病患者的胰岛素治疗方案主要包括胰岛素强化治疗和非胰岛素强化治疗控制血糖,但大多数仍推荐 1 型糖尿病患者首先采取胰岛素强化治疗,能更好地控制血糖。如患者依从性好、低血糖风险小、血糖波动较小、无明显酮症倾向,可建议非胰岛素强化治疗方案。

22. 什么是强化胰岛素治疗方案?

推荐所有的 1 型糖尿病患者采用强化胰岛素治疗方案,主要包括以下两种方案。

(1)基础加餐时胰岛素治疗: 也称每天多次胰岛素注射方案,是目前 1 型糖尿病患者最常用的强化方案。根据正常人的胰岛素分泌模式,一般三餐前用短效胰岛素或胰岛素类似物,睡前用中效(有些患者需要早餐前也注射一次)或长效胰岛素或其类似物。

(2)持续皮下胰岛素输注:也称胰岛素泵治疗,是采用人工智能控制的胰岛素输入装置,通过持续皮下输注胰岛素的方式,模拟胰岛素的生理性分泌模式从而控制高血糖的一种胰岛素治疗方法。胰岛素泵输注治疗模式适合每天多次胰岛素注射方案控制不佳的 1 型糖尿病,尤其是血糖波动大、反复发生酮症酸中毒、频繁的严重低血糖和(或)低血糖昏迷及"黎明现象"明显的患者。胰岛素泵治疗时可选用的胰岛素为短效胰岛素或速效人胰岛素类似物,中效胰岛素、长效以及预混胰岛素不能用于胰岛素泵输注治疗。

23. 什么是非强化胰岛素治疗方案?

每天两次预混胰岛素:尽管推荐所有 1 型糖尿病患者均应尽早以及长期使用强化胰岛素治疗方案,但在部分患者,如处于蜜月期或不能坚持强化胰岛素治疗方案的患者,可短期使用预混胰岛素治疗。目前可以提供的超短效、短效和中效胰岛素的预混制剂比例有 25∶75、30∶70 和 50∶50。预混胰岛素使用便捷,但由于比例固定,不易进行剂量调节,可能影响血糖达标。

近年来,有学者提出每天 3 次预混胰岛素方案可达到与基础加餐时胰岛素方案类似的血糖控制效果,但目前该方案仍缺乏在儿童青少年 1 型糖尿病患者中循证医学的证据。

每天一次中效或长效胰岛素方案:不推荐 1 型糖尿病患者使用一天一次的胰

岛素注射方案，仅少数蜜月期患者短期内通过每天使用一次中效或长效胰岛素来控制血糖。

24. 1 型糖尿病患者每日所需胰岛素总量如何计算？

一般来说，缓解阶段 1 型糖尿病患者每日胰岛素总量通常 < 0.5 U/（kg·d），青春期前儿童通常需要 0.7 ～ 1.0 U/（kg·d），青春期需求可能使胰岛素量大幅上升，超过 1.0 U/（kg·d），甚至高达 2.0 U/（kg·d）。

25. 胰岛素总量在一天中如何分配？

强化多次胰岛素注射治疗方案中，中效或长效胰岛素可能占日总剂量的 30% ～ 50%，其余的 50% ～ 70% 的常规或超短效胰岛素分配在 3 ～ 4 次餐前给药。初始时可以按照三餐 1/3，1/3，1/3 或 1/5，2/5，2/5 分配。餐前大剂量的准确计算要根据饮食种类、数量特别是碳水化合物含量以及进食后体力活动量的大小来确定。

26. 胰岛素泵在 1 型糖尿病患者中如何使用？

使用胰岛素泵治疗方案的患者，可根据平时血糖水平以及体重情况确定初始推荐剂量，一般为 0.4 ～ 0.5 U/（kg·d），如已接受胰岛素治疗，可根据患者血糖控制情况进行调整。按照全天胰岛素总量的 40% ～ 60% 设定基础量，根据血糖控制的需要可设置为一个或多个时间段，在运动或某些特殊情况时，可相应地设定临时基础输注率。剩余胰岛素可按照 1/3，1/3，1/3 或者 1/5，2/5，2/5 分配至三餐前注射。临时进餐前可根据食物中碳水化合物含量和碳水化合物系数（即该患者每 1 U 胰岛素所能平衡的碳水化合物克数）计算临时胰岛素注射量，血糖高于目标血糖值时可以通过校正胰岛素注射量来加强血糖的控制。

27. 初始启动预混胰岛素治疗方案如何实施？

每天两次预混胰岛素治疗方案中，通常早晨需要胰岛素的量较多（约 2/3）而晚上较少（约 1/3）。这个和胰岛素的分解代谢半衰期有很大关系，晚餐前注射有药物蓄积原因，但还是应结合每位患者的环境和饮食习惯适时调整。

28. 如何根据 1 型糖尿病患者病情调整胰岛素的剂量？

一般根据患者进食碳水化合物情况及与目标血糖的差异为基准进行胰岛素剂量调整。在非夜间低血糖所致的晨起空腹血糖升高时应增加前一日晚餐前或者睡前的中效或长效胰岛素用量。餐后血糖高则增加餐前速效或短效胰岛素用量。午餐前及晚餐前血糖水平升高，如果使用基础胰岛素，则增加早餐前基础胰岛素剂量／午餐前常规或速效胰岛素的用量。当使用速效胰岛素作为餐前大剂量注射方式时，也可调整饮食中碳水化合物的比例。

29. 胰岛素治疗的全身副作用是什么？

胰岛素治疗的全身副作用主要包括低血糖反应、水肿、屈光不正和过敏反应。低血糖是最常见的胰岛素副反应。强化治疗的患者发生严重低血糖的风险增加 2～3 倍。发生低血糖的原因有胰岛素用量过大、注射胰岛素后未按时进食或进食量太少、活动量过大或时间过长等。部分患者可出现水肿，多见于面部及四肢，继续使用一段时间后常可自行消失。初治患者常出现屈光不正，表现为视物模糊、远视，当血糖控制稳定后，症状迅速消失，常无须处理。极少数患者使用胰岛素后可出现荨麻疹、血管神经性水肿、紫癜等，个别甚至可出现过敏性休克。

30. 胰岛素治疗的局部副作用是什么？

胰岛素治疗的局部副作用主要包括皮下脂肪增生以及注射部位疼痛。一旦发现注射部位有疼痛、凹陷、硬结的现象出现，应立即停止在该部位注射，直到症状消失。少数患者会出现注射部位疼痛。避免和减轻疼痛的方法有：室温保存正在使用的胰岛素，待消毒部位酒精彻底挥发后进行注射，避免在体毛根部注射，选用直径较小、长度较短的针头，每次使用新针头等。

31. 自身免疫性 1 型糖尿病的治疗方案有哪些？

自身免疫性 1 型糖尿病是胰岛细胞特异性自身免疫性疾病，主要治疗方案是终身外源性胰岛素治疗。胰腺移植和胰岛移植干细胞治疗目前还未广泛应用临床，数据及疗效需进一步研究。胰腺移植和胰岛移植是目前唯一可部分或完全恢复生理性胰岛素分泌的治疗方法，使自身免疫性 1 型糖尿病患者在一定时间无需药物，血糖依旧正常。

32. 胰腺移植有哪些类型?

临床上胰腺移植分为三种类型:胰肾联合移植(SPK),包括分期胰肾移植和同期胰肾联合移植;肾移植后胰腺移植(PAK);单纯胰腺移植(PTA)。

33. 推荐胰腺移植用于治疗 1 型糖尿病的指征是什么?

糖尿病合并尿毒症或即将进展为尿毒症准备接受肾移植术患者,这类患者可以行胰肾联合移植或肾移植后胰腺移植手术,其中胰肾联合移植的胰腺存活率高于肾移植后胰腺移植。单纯胰腺移植手术仅适于下列情况:频繁出现严重的急性并发症包括低血糖、严重高血糖、酮症酸中毒;由于临床或精神原因导致外源胰岛素无法使用者。

34. 胰腺移植术后有哪些并发症?

胰腺移植术后并发症有血栓形成、移植局部感染、移植胰腺炎、吻合口瘘和排斥反应等,占胰腺移植失败原因的 9%。急性排异反应和慢性排异反应是引起移植胰岛功能丧失的主要原因。尽管随着新型免疫抑制剂的应用、移植技术的日臻成熟,胰腺移植受体及器官存活率有所提高,但由于创伤性大和术后潜在的严重并发症风险,故胰腺移植绝大多数用于同时需要接受肾脏移植的患者。

35. 什么是胰岛移植?

胰岛移植是将供者胰腺中的胰岛经体外提取和纯化后通过门静脉移植到肝脏,以弥补严重胰岛功能丧失,改善不稳定型糖尿病状态,稳定糖代谢。胰岛移植方式更接近生理状态下的胰岛素代谢途径,较胰腺移植具有安全、简单、不良反应轻等优点。胰岛细胞移植能使 1 型糖尿病患者长期获益,包括长期微血管并发症发生风险降低,生活质量改善,严重低血糖反应显著减少或消除。临床上胰岛移植分为三种类型:胰岛细胞移植;肾移植后胰岛移植;胰岛细胞联合肾脏移植。

36. 哪些 1 型糖尿病患者可以接受胰岛移植?

胰岛移植用于治疗 1 型糖尿病的指征包括:年龄 18 岁至 65 岁;血清 C 肽 < 0.3 ng/mL 或 < 100 pmol/L;需要强化糖尿病治疗(血糖测定 ≥ 3 次 /d,注射胰岛素 ≥ 3 次 /d,或需装置胰岛素泵);近 12 个月内发生 1 次以上严重低血

糖事件；糖尿病患者因肾功能不全行肾移植时间≥3个月，目前采用钙抑制剂免疫抑制治疗，肾功能稳定，胰岛移植前3个月肌酐不超过正常上限的1.3倍。

37. 影响胰岛移植效果的因素有哪些?

同其他器官移植类似，胰岛移植后仍存在受体对胰岛移植因慢性免疫排斥而导致的胰岛功能随移植时间延长而逐渐降低的问题。目前影响胰岛移植效果的主要因素有：①移植胰岛的数量；②移植胰岛的质量；③移植部位；④免疫排斥。胰岛移植成功指胰岛移植接受者脱离胰岛素注射治疗或胰岛素用量减少伴不稳定型糖尿病改善。胰岛移植失败指胰岛移植后仍无胰岛素分泌，血清空腹C肽< 0.3 ng/mL 或< 100 pmol/L。在我国，仅有个别医院报道了短期胰岛移植成功的病例，长期、大样本的胰岛移植成功尚没有报道。

38. 干细胞治疗可以治疗 1 型糖尿病吗?

目前干细胞治疗糖尿病尚处于临床应用前的研究和观察阶段，不能用于临床常规治疗。胰岛素是治疗 1 型糖尿病的基石，患者需依赖胰岛素维持生命。1 型糖尿病不能单独采用口服降糖药物治疗。目前不推荐用口服药物治疗 1 型糖尿病。

39. 1 型糖尿病的三级预防是什么?

1 型糖尿病的三级预防主要根据 1 型糖尿病的自然病程制订，1 型糖尿病的一级预防针对的是一般人群或 1 型糖尿病的一级亲属，目的是防止自身免疫反应的启动；二级预防针对的是已有免疫学指标异常但尚未发病的人群，目的是阻止自身免疫介导的胰岛 β 细胞损害并防止临床发病；三级预防针对的是已发病的 1 型糖尿病患者群，目的是保护残存的胰岛 β 细胞，加强血糖控制并且防止并发症的发生。

40. 如何进行 1 型糖尿病一级预防?

（1）饮食：主要包括避免食用牛乳蛋白和维生素 D。

（2）避免病毒及细菌感染：目前已证实一系列病毒感染，如柯萨奇病毒、流感病毒、单纯疱疹病毒等与诱发 1 型糖尿病有关。适时接受相关的疫苗接种可以减少或缓解环境触发所致的自身免疫反应。

41. 如何进行 1 型糖尿病二级预防？

二级预防的主要目的是阻滞正在进行的自身免疫进程，防止临床发病。

（1）胰岛素：目前 DPT-1 研究发现部分研究对象在疾病发展到一定程度后（高抗体水平、多个抗体存在、C 肽低水平）通过胰岛素治疗获得了部分改善。

（2）抗 CD_3 单抗：目前应用 CD_3 抗体（泰普利单抗）延缓了高危血临床 1 型糖尿病的进展。

42. 如何进行 1 型糖尿病三级预防？

强调糖尿病早期的规范治疗和管理，加强血糖控制，保护残存的胰岛 β 细胞功能，减少 1 型糖尿病并发症的发生，降低致残率和死亡率。三级预防的主要对象是 1 型糖尿病患者，尤其是新发病的患者。

43. 给成人 1 型糖尿病患者的营养建议是什么？

1 型糖尿病患者应该接受注册营养师提供的个性化营养治疗，有效的医学营养治疗可以使患者糖化血红蛋白降低 1.0% ～ 1.9%。由于碳水化合物是影响餐后血糖最主要的因素，直接影响餐时胰岛素剂量，应在健康饮食模式的基础上结合碳水化合物计数、碳水化合物系数和血糖监测，调整餐时胰岛素剂量以改善血糖结局。尽管蛋白质和脂肪对血糖的影响较小，但高蛋白或高脂肪可能导致延迟性高血糖，需要测量餐后 3 小时血糖指导调整胰岛素剂量。

44. 给成人 1 型糖尿病患者的运动建议是什么？

鼓励 1 型糖尿病患者适度运动，定期运动不仅可以增加胰岛素敏感性，减少胰岛素剂量，还能降低微血管并发症、骨质疏松等风险。适度运动应在保障患者的安全下进行，《共识》建议在运动期间使用动态血糖监测系统监测血糖，根据血糖变化趋势及时调整胰岛素剂量和碳水化合物摄入，避免急性低血糖风险。同时，患者应根据病情和并发症情况制订个性化的运动方案，如合并周围神经病变的患者，需避免负重运动，还需选择舒适的鞋袜，以降低溃疡发生的风险；而合并增殖性或严重非增殖性糖尿病视网膜病变的患者存在玻璃体出血或视网膜脱离的风险，应禁止剧烈运动。

45. 吸烟、饮酒对 1 型糖尿病有影响吗？

现有指南基本都建议所有 1 型糖尿病患者需戒烟限酒，吸烟会增加糖尿病大血管和微血管并发症的风险，过量饮酒会显著增加酮症酸中毒和严重低血糖风险。然而以往在 1 型糖尿病患者的血糖管理过程中，酒精的不良影响并未受到足够的重视，而且患者不会主动向临床医师报告酒精和药物使用情况，增加了这部分患者血糖管理难度。建议对 1 型糖尿病患者过量饮酒情况进行系统筛查，告知患者酒精可能增加酮症酸中毒等风险并进行干预，应减少饮酒。

46. 睡眠对血糖有什么影响？

1 型糖尿病患者的睡眠可能因血糖监测、夜间高血糖和低血糖发作等事件而中断，伴有睡眠障碍。另外，睡眠障碍与血糖水平恶化有关。因此，保持良好的睡眠对 1 型糖尿病患者至关重要。

47. 驾驶对血糖的要求是什么？

对于驾驶时血糖，目前认为大于 5 mmol/L 是合理的。尽管 1 型糖尿病患者驾驶风险会因为可能出现的低血糖事件而增加，其急慢性并发症也会限制患者进入少部分行业的就业机会，但只要患者在驾驶前以及每隔两小时测一次血糖，就可以显著降低驾驶风险。目前已有一些国家在为支持 1 型糖尿病患者安全从事各行业工作付诸行动。

（二）儿童 1 型糖尿病

1. 儿童 1 型糖尿病在我国的现状如何？

1 型糖尿病约占儿童期各型糖尿病总数的 90%，是危害儿童健康的重大儿科内分泌疾病，我国近年发病率为 2/10 万～ 5/10 万，小于 5 岁儿童发病率年平均增速 5%～ 34%，提示发病呈现低龄化趋势。儿童期 1 型糖尿病发病越早，慢性并发症导致的死亡风险就越大，即使在西方发达国家，1 型糖尿病患儿的平均预期寿命也减少了 12 年。

2. 儿童 1 型糖尿病的诊断标准是什么？

（1）空腹血糖≥ 7.0 mmol/L。

（2）口服糖耐量试验 2 小时血糖≥ 11.1 mmol/L，葡萄糖负荷量 1.75 g/kg，葡萄糖最大量 75 g。

（3）糖化血红蛋白≥ 6.5%（糖化血红蛋白测定方法需美国糖化血红蛋白标准化计划认证）。

（4）随机血糖≥ 11.1 mmol/L 且伴糖尿病症状体征，符合上述标准但对于无症状者建议在随后的 1 天重复检测以确认诊断。此外，血糖 5.6 ～ 6.9 mmol/L 为空腹血糖受损，口服糖耐量试验 2 小时血糖 7.8 ～ 11.0 mmol/L 为糖耐量异常（说明：以上血糖，均指代静脉血浆血糖值）。

3. 儿童 1 型糖尿病有什么特点？

儿童发病的 1 型糖尿病患儿多数起病急，可伴酮症酸中毒；起病初期 C 肽低于正常或检测下限；抗谷氨酸脱羧酶、胰岛抗原 −2、ZnT8 转运体或胰岛素抗体阳性；无黑棘皮病；家族史 2% ～ 4%。可伴其他自身免疫性疾病，如 Graves 病、桥本甲状腺炎等。

4. 儿童 1 型糖尿病启动胰岛素治疗的时机是什么？

初发 1 型糖尿病患儿应尽快开始胰岛素治疗，尿酮体阳性者应在 6 小时内使用胰岛素；当糖尿病分型不清时，如患有糖尿病酮症酸中毒、随机血糖浓度为 13.9 mmol/L 和（或）糖化血红蛋白为 8.5% 以上患儿，初始治疗也应使用胰岛素。

5. 儿童 1 型糖尿病起始胰岛素治疗方案如何制订？

胰岛素替代治疗的目的是模拟正常的生理胰岛素分泌模式。胰岛素的剂量取决于年龄、体重、糖尿病持续时间、营养、体育锻炼等众多因素。合理的胰岛素剂量是指在不引起明显低血糖的情况下，使血糖控制达到最佳水平以确保儿童的正常生长和发育。

以患儿病情的个体化需要为基础，参考患儿家庭经济水平、知识层次、患儿及家长的接受度综合分析，由医生和家长详细沟通，帮助患儿选择个体化治疗方案，从每日两次到每日多次胰岛素注射方案以及胰岛素泵治疗。

6. 儿童 1 型糖尿病胰岛素剂量怎么设置？

儿童新发 1 型糖尿病每日胰岛素总量一般为 0.5～1.0 U/（kg·d），但 3 岁以下建议 0.5 U/（kg·d）起始；蜜月期通常＜0.5 U/（kg·d），青春期前（部分缓解期外）为 0.7～1.0 U/（kg·d）；青春期为 1.0～1.5 U/（kg·d），个别可达 2 U/（kg·d）。

7. 两次胰岛素注射治疗方案剂量如何分配？

每日两次注射胰岛素（早餐前短效或速效＋中效，晚餐前短效或速效＋中效），中效胰岛素占每日总量的 40%～60%，初次使用短效或速效与中效用量比约为 1：2（中效是短效的 1～3 倍）。起始剂量分配为早餐前胰岛素占每日总量约 2/3，晚餐前约占 1/3，后根据血糖酌情加减。该方法操作方便，但由于药代动力学的原因，血糖波动大，建议应用于经济不发达、糖尿病蜜月期、生活作息规律、治疗依从性较差、不愿采用其他方法或强烈要求保护隐私的患儿。

8. 多次胰岛素注射治疗方案如何制订？

餐时＋基础方案，常用三餐前短效＋睡前中效胰岛素或三餐前速效＋睡前长效胰岛素，中效或长效胰岛素可酌情互换，青春发育期可能需要将基础胰岛素分成早餐前和睡前两次用药。以短效作为餐时胰岛素其比例可达每日总量的 70%（50%～70%，早、中、晚三餐前等量分配，后视血糖调整），睡前中效胰岛素约占 30%（10%～30%）。以速效胰岛素作为餐时胰岛素时占总量的 50%～70%（早、中、晚等量分配，后视血糖调整），长效胰岛素类似物可达 30%～50%，在睡前和（或）晨起时使用（初次使用建议 30%以预防夜间低血糖）。

9. 儿童 1 型糖尿病胰岛素注射器械有哪些？

胰岛素注射针和笔，常用的一次性无菌胰岛素注射器和注射笔主要为刻度为 1 U 或 0.5 U 两种，不同胰岛素注射器均须注意剂量是否准确以及胰岛素是否滴漏。有研究发现，注射 1 U 胰岛素，笔的实际注射量为 0.89 U 而注射器为 1.23 U，注射剂量越小误差会呈现指数式增加。建议笔注射后保持原位放置 10～15 秒拔出以减少滴漏。

10. 胰岛素持续皮下注射治疗的适应证是什么？

胰岛素持续皮下注射可最大程度模拟生理性的胰岛素分泌模式。胰岛素泵可减少胰岛素用量、低血糖、糖尿病酮症酸中毒和慢性并发症的发生，但长期有效性受生活方式、运动等多因素的影响。胰岛素泵适应证有：① 1 型糖尿病患儿；②血糖波动大，采用胰岛素强化治疗方案但血糖仍无法得到平稳控制者；③黎明现象严重导致血糖总体控制不佳者；④频发低血糖，尤其夜间低血糖、无感知低血糖和严重低血糖者；⑤作息时间不规律，不能按时就餐者；⑥不愿接受每天多次胰岛素注射方案；⑦胃轻瘫或进食时间长的患儿。

11. 从胰岛素强化调整为胰岛素泵剂量如何换算？

使用胰岛素泵持续皮下泵入速效胰岛素可分时段调整胰岛素的基础量，使得血糖达标率及低血糖风险明显下降。如患儿在既往使用胰岛素强化时血糖控制良好、无低血糖发生，可调整剂量为原日总剂量 ×（75% ～ 85%）；若患儿在胰岛素强化时低血糖频发甚至发生严重低血糖事件，则建议调整剂量为原日总剂量 ×70%；如使用胰岛素强化方案仍血糖控制不佳、高血糖、极少或无低血糖，建议调整胰岛素剂量为原日总剂量 ×100%。

12. 胰岛素持续皮下注射治疗如何合理分配剂量？

胰岛素泵仍需分别设置基础总剂量及三餐前大剂量。如患者既往未使用胰岛素，建议全天基础量：日总剂量 ×（40% ～ 50%）；全天餐时总剂量：日总剂量 ×（50% ～ 60%）。如已在使用胰岛素强化患者可根据现有基础胰岛素剂量进行剂量设置，检测三餐前后血糖及睡前、夜间 3 点血糖，视情况调整患者胰岛素使用剂量。

13. 胰岛素持续皮下注射治疗如何合理设置基础量？

大多数初始使用胰岛素泵的可直接将每小时基础量 = 全天基础总量 /24，同时将患者基础胰岛素率分时段设定，如经典的 6 段法时间划分 0：00，3：00，7：00，12：00，16：00，20：00，24：00。但为更好地管控血糖，减少低血糖发生率，多模仿生理胰岛素分泌设定基础率。举例：患儿基础总量为 6 U，建议按 6 段法设定基础胰岛素量为：0.1，0.4，0.3，0.2，0.3，0.1。

14. 胰岛素持续皮下注射治疗如何调整基础量?

患儿基础率设定完毕后检测患儿多时段血糖:三餐前、三餐后 2 小时、睡前及夜间 3 点血糖,根据患儿具体情况可加测血糖次数。根据检测血糖情况调整剂量。需保持睡前血糖 ≥ 5.6 mmol/L。在血糖上升或下降前 2 ～ 3 小时调整基础率:如患儿血糖上升 ≥ 1.7 mmol/L,调高基础率 10% ～ 20%;血糖值下降 > 1.7 mmol/L 或低于目标范围,调低基础率 10% ～ 20%,必要时加餐。日间基础率调整(餐后至餐前法):餐后 2 小时血糖应比餐前高 1.7 ～ 3.3 mmol/L,两餐间不进食;餐后 2 小时至下一餐前血糖下降 > 3.3 mmol/L 或低于目标值范围,调低基础率 10% ～ 20%;血糖值下降 < 1.7 mmol/L,调高基础率 10% ～ 20%。

15. 胰岛素持续皮下注射治疗如何合理设置餐时大剂量?

首先对患儿进行餐前大剂量设置。全天餐时总剂量:早餐占 40%,午餐占 30%,晚餐占 30%,可视饮食情况增减。连续 2 ～ 3 天餐后 2 小时血糖比同餐前高 3.3 mmol/L 以上,餐前大剂量增加 10% ～ 20%;餐后 2 小时血糖比同餐前血糖低 1.7 mmol/L 以上,餐前大剂量减少 10% ～ 20%。双波大剂量:常规大剂量输注后紧跟输注一个方波大剂量,适于进食快速和缓慢吸收的混合食物如西餐。

16. 如患儿血糖过高,如何临时追加胰岛素?

如查及患儿血糖过高,可通过临时追加胰岛素,以帮助血糖更快平稳。具体需要追加多少胰岛素,可根据(实测血糖 – 目标血糖)/ 胰岛素敏感系数即可计算出追加胰岛素剂量(U)。具体(实测血糖 – 目标血糖)/ 胰岛素敏感系数如何计算,与具体使用的胰岛素品种有着直接的关系,如患儿使用速效胰岛素,则通过胰岛素敏感系数 =100/ 日总胰岛素剂量 [mmol/(L·U)]。加入公式进行计算,如患儿使用短效胰岛素控制血糖,则计算胰岛素敏感系数 =83/ 日总胰岛素量 [mmol/(L·U)]。

17. 1 型糖尿病患儿如何检测血糖?

推荐指尖血糖监测。初发患儿建议每日 3 餐前、餐后 2 ～ 3 小时、睡前和夜间 2:00 ～ 3:00、加餐前后共测血糖 6 ～ 10 次;剧烈运动前、中、后需加测,以确定是否需要加餐；有低血糖症状时及纠正后及时复测。蜜月期或慢性期但血糖平稳者可酌情减少测定次数，在每天不同时间段轮流测减少痛苦。如患儿血糖波动大，则推荐动态血糖监测。

18. 糖化血红蛋白及糖化血清蛋白怎么评估患儿血糖？

糖化血红蛋白及糖化血清蛋白监测：糖化血红蛋白建议每 3 个月随访 1 次。对于合并影响血红蛋白代谢的疾病，其不能正确反映血糖情况，不作临床推荐。糖化血清蛋白反映 2 ～ 3 周前平均血糖浓度，用于短期血糖控制水平评价，对合并患有其他可导致红细胞寿命异常疾病的患儿也可采用。

19. 儿童 1 型糖尿病动态血糖监测如何合理运用？

动态血糖监测系统（CGMS）可反映全天患儿血糖波动全貌，国产已上市的动态血糖系统需要每 12 小时进行指血血糖校正。进口的动态血糖仪除在极端天气如过冷或过热时需要调试，若血糖相对平稳，则不需调试。对于出现以下情况的患儿可推荐动态血糖监测：①监测无症状性低血糖的发生；②提供血糖波动信息，指导临床治疗。动态血糖系统单用或联合胰岛素泵可显著减少低血糖时间，可作为改善血糖控制、减少低血糖风险及提高治疗长期依从性的辅助工具。

20. 动态血糖监测系统如何判断血糖管理良好？

国际共识建议动态血糖监测系统下血糖控制目标为平均葡萄糖水平 < 6.6 mmol/L，目标范围内血糖 3.9 ～ 10.0 mmol/L 时间 ≥ 70%；目标范围外血糖 < 3.9 mmol/L 时间低于 4%，血糖 < 3.0 mmol/L 时间低于 1%，血糖 > 10.0 mmol/L 时间低于 25%，血糖 > 13.9 mmol/L 时间低于 10%。但患者血糖管理的目标血糖值存在个体差异性，需要结合多重因素拟定适合患者的目标血糖，这时医生需根据患儿具体情况判断患儿血糖情况。

21. 什么是个体化儿童 1 型糖尿病血糖控制？

血糖控制目标需差异化、个体化制订；对使用持续胰岛素输注、有能力进行规律血糖监测或使用动态血糖监测的患儿以及具有部分残存 β 细胞功能的新发 1 型糖尿病患儿，建议糖化血红蛋白控制目标值 < 7%；对于不能准确识别低血

糖及较频繁低血糖、既往有严重低血糖或医疗资源落后地区的 1 型糖尿病患儿，建议糖化血红蛋白控制目标值 < 7.5%。

22. 儿童 1 型糖尿病的低血糖怎么定义？

糖尿病患儿血糖 < 3.9 mmol/L 即为需临床干预的阈值，血糖 < 3.0 mmol/L 可出现中枢神经系统及认知功能障碍。严重低血糖指低血糖发作同时伴有认知功能障碍（包括昏迷、抽搐），需有其他人协助补充葡萄糖、碳水化合物或注射胰高血糖素等以纠正低血糖。发生低血糖的主要原因有胰岛素注射过多、进食偏少、运动或睡眠过多。既往有严重低血糖发作或病程较长、合并自身免疫性疾病（如乳糜泻、艾迪生病等）、心理问题等是低血糖发生的危险因素。

23. 儿童 1 型糖尿病发生低血糖如何处理？

当患儿发生低血糖时，若血糖 < 3.9 mmol/L 且意识清醒，给予葡萄糖 10 ~ 15 g 或其他含等量葡萄糖碳水化合物，如 15 分钟后仍低血糖则需重复上述剂量；使用持续胰岛素输注治疗如血糖低于 2 mmol/L 则需暂停胰岛素泵。严重低血糖不伴昏迷予 10% 葡萄糖注射液 2 ml/kg 静脉推注，伴抽搐昏迷予 10% 葡萄糖 4 ml/kg 静脉推注；胰高血糖素静脉推注、肌内注射或皮下注射（体重 25 kg 以上为 1 mg，小于 25 kg 为 0.5 mg）。反复低血糖给予 10% 葡萄糖 2 ~ 5 mg/（kg·min）维持，治疗过程中需密切监测患儿血糖以及有无其他症状。

24. 儿童 1 型糖尿病酮症酸中毒与酮体如何合理监测？

1 型糖尿病初发患儿糖尿病酮症酸中毒发病率 15% ~ 75%，5 岁以下较易发生，其导致死亡的原因 60% ~ 90% 为脑水肿。血酮体和尿酮体测定均有助于糖尿病酮症酸中毒的监测，血酮体主要成分 β – 羟丁酸 ≥ 0.6 mmol/L 预示着代谢失代偿状态。不同血酮和血糖水平的糖尿病患儿建议如下处理：

（1）血酮 0 ~ 0.6 mmol/L 时，常规测血糖；若血糖 > 15 mmol/L，加测血酮体。

（2）血酮 0.6 ~ 1.5 mmol/L 且血糖 > 15 mmol/L 时，每两小时复查血糖和血酮，若血酮无下降，需考虑调整胰岛素剂量。

（3）血酮 1.6 ~ 3.0 mmol/L 且血糖 > 15 mmol/L 时，需评估是否有糖尿病酮症酸中毒，每 2 小时复查血糖和血酮。

（4）血酮 ≥ 3 mmol/L 且血糖 > 15 mmol/L 时，需评估是否糖尿病酮症酸中毒，每 1 小时或 30 分钟复查血糖和血酮。

25. 儿童 1 型糖尿病慢性并发症有什么？

儿童 1 型糖尿病慢性并发症是影响患儿长期生存率的主要因素，常见有糖尿病肾病、糖尿病眼病、糖尿病神经病变、其他大血管并发症。糖尿病肾病发生率为 25%～ 40%，约占终末期肾脏疾病的 50%。

26. 1 型糖尿病肾病的分期有哪些？

1 型糖尿病临床表现为：阶段 I 肾小球滤过率增加和肾脏肥大；阶段 II 肾脏轻微结构改变伴有尿微量蛋白排泄增加，但是尿蛋白排出量在正常范围之内；阶段 III 肾脏结构改变更加严重，尿微量蛋白排泄率为 30 ～ 300 mg/24 h 或 20 ～ 200 μg/min；阶段 IV 出现大量蛋白尿（尿蛋白肌酐比 > 200 μg/min 或 > 300 mg/24 h）伴肾小球滤过率持续下降；阶段 V 为终末期肾病。

27. 1 型糖尿病肾病如何诊断？

诊断 1 型糖尿病肾病需满足以下条件：血糖控制平稳情况下 6 个月内连续 3 次定时收集尿液，至少 2 次 24 小时尿蛋白在 20 ～ 200 μg/min，或随机尿微量蛋白 / 肌酐男性为 30.0 ～ 300.0 mg/g、女性在 42.0 ～ 300.0 mg/g。

28. 1 型糖尿病肾病如何治疗？

首选强化血糖控制、限制过多蛋白摄入，通过生活方式干预及药物治疗将血压持续控制在同年龄、同性别和相应身高的第 90 百分位数以下。3 次尿检中两次尿微量蛋白 / 肌酐 > 30 mg/g 时建议使用血管紧张素转化酶抑制剂（常用福辛普利钠 10 mg，每日 1 次，口服）。如患者不能耐受，可给予血管紧张素 II 受体拮抗体控制蛋白尿。

29. 什么是 1 型糖尿病眼病变？

1 型糖尿病眼病变包括糖尿病视网膜病变（增生型糖尿病视网膜病变，非增生型糖尿病视网膜病变）、并发性白内障、继发性青光眼、眼球运动神经麻痹以及视神经病变等，糖尿病视网膜病变是糖尿病特有并发症。

（1）增生型糖尿病视网膜病变临床表现特征是视网膜新生血管形成和（或）纤维血管膜形成。血管破裂出血进入玻璃体视网膜间隙或玻璃体腔，纤维血管膜收缩牵拉引起牵引性视网膜脱离均可导致视功能障碍；黄斑区视网膜渗出和水肿。

（2）非增生型糖尿病视网膜病变临床表现特征是毛细血管瘤样膨出改变、视网膜前和视网膜内出血，与缺血和微梗死相关的棉絮斑、蛋白质和脂质渗漏导致的硬性渗出，视网膜内微血管异常、静脉串珠样改变等，严重的非增生型糖尿病视网膜病变儿童甚少见。

30. 1型糖尿病眼病变如何诊断？

1型糖尿病眼病诊断包括直接和间接眼底镜检查、荧光血管造影、立体数字和彩色胶片眼底摄影。荧光血管造影可发现血管功能异常（血管通透性）和结构异常。

31. 1型糖尿病眼病变如何治疗？

目前1型糖尿病眼病缺乏特异性治疗，强化血糖控制是防止早期眼病加重的最基本措施，血管紧张素转化酶抑制剂正在进行临床试验；对重度非增殖期和增殖期患儿进行血管拱环外的外层视网膜多点不连续激光治疗可控制疾病的进展，减少或减缓玻璃体出血及新生血管性青光眼的发生；出现玻璃体出血和牵引性视网膜脱离引起视功能障碍时，可以考虑手术治疗。糖尿病性黄斑水肿采用抗血管内皮生长因子治疗效果优于激光治疗，但儿童资料缺乏。

32. 什么是糖尿病神经病变？

糖尿病神经病变主要为周围神经病变，中枢神经病变少见。

（1）周围神经病变起病隐匿，最初表现为"袜子和手套"式的感觉功能丧失，小纤维功能障碍先于大纤维损伤，患儿通常抱怨手和（或）脚麻木、刺痛、灼烧和（或）感觉异常，可发展为持续性疼痛，后表现为轻度的运动功能丧失。局灶性周围神经病变较少见。自主神经病变可影响心血管系统、泌尿生殖系统和胃肠道系统，儿童青少年期亚临床症状常见。

（2）心血管自主神经病变常见症状是直立性低血压和心率改变，心率变异性下降可能增加严重低血糖的风险。

（3）胃肠道病变包括"糖尿病性胃轻瘫"，胃排空迟缓，恶心，餐后呕吐，嗳气；肠道下段损害，腹痛、腹泻、大便失禁。

（4）泌尿生殖系统病变常表现膀胱轻瘫，是否排尿犹豫不决，排尿间隔时间增加，膀胱排空不足和尿潴留。

（5）出汗异常，体表"袜子和手套"形状区域出汗减少，逐渐进展为无汗症，瞳孔对光线与黑暗反应改变。

33. 1 型糖尿病神经病变如何诊断？

小神经纤维功能评估采用温度觉检查或针刺检查；大纤维功能检查震动觉和软触觉（常为 10 g 尼龙单丝）、踝反射和膝反射。周围神经病变诊断采用定量感觉震动、热分辨阈值和神经传导速度。心脏自主神经测试包括：深呼吸、卧位起立、瓦尔萨瓦动作后的心率、静息心率变异、QT 间期和体位变化时的血压改变。

34. 1 型糖尿病神经病变如何治疗？

对于 1 型糖尿病神经病变，国外主要采用止痛、抗抑郁等作用于神经系统的药物治疗，国内可试用中医。

35. 糖尿病慢性并发症的筛查频率是什么？

鉴于我国儿童糖尿病患儿血糖控制总体欠佳，并发症发生早，并发症的筛查应比国际青少年糖尿病联盟推荐的标准更为严格。建议首次筛查为糖尿病确诊时，异常者在血糖控制后 6 个月内复查；首次筛查正常者可每年筛查 1 次。

36. 儿童 1 型糖尿病合并自身免疫性疾病怎样筛查和监测？

1 型糖尿病患儿存在较高频率自身免疫性疾病，如自身免疫性甲状腺疾病（17%～30%）、艾迪生病（0.5%）、恶性贫血（10%）、自身免疫性胃炎（15%）、类风湿性关节炎（1.2%）、系统性红斑狼疮（1.15%）等。乳糜泻西方人群高发，建议确诊 1 型糖尿病后即应筛查甲状腺功能及抗体、促肾上腺皮质激素、皮质醇，视情况每年至少监测 1 次。儿童 1 型糖尿病的发病率总体处于上升期，低龄化的倾向愈加明显，规范化、系统化的诊疗有助于长期预后的改善。展望未来，超速效胰岛素、超长效胰岛素即将进入儿科领域，有助于进一步改善儿童 1

型糖尿病的个体化治疗；全自动输注胰岛素泵的成熟将为儿童 1 型糖尿病的治疗带来革命性的变化；一些新型药物如钠 – 葡萄糖共转运蛋白 2 抑制剂的潜在使用，将使血糖控制途径更多样化。通过遗传易感性的前瞻性分析以期发现早期预警因素及免疫标志物，将为未来儿童 1 型糖尿病发病的预测和免疫干预如疫苗的治疗提供可能。

（三）新生儿糖尿病

1. 什么是新生儿糖尿病？

《糖尿病分型诊断中国专家共识》明确指出，新生儿糖尿病就是出生 6 月内发生的糖尿病。据国外文献报道，其发病率为 1/60 万～ 1/90 万。在新生儿糖尿病中，80%～95% 的患儿与单基因突变有关，因此也称为新生儿单基因糖尿病。至今发现相关基因有 20 余种。

2. 新生儿糖尿病常有哪些临床特征？

新生儿糖尿病表现为宫内发育迟缓、低体重、发育不全、多尿和严重脱水。部分患儿还有出生缺陷、肌力异常和神经系统疾病。

3. 新生儿糖尿病需要做哪些化验与检查？

除抽血查血糖、糖化血红蛋白、胰岛功能等外，还要做基因检测，以及视力、听力、神经系统筛查。除上述外，还应结合个体情况开展必要的检测项目，从而达到全面诊治。

4. 新生儿糖尿病为什么要做基因检测？

基因检测可以指导新生儿糖尿病精准化治疗方案的制订。以新生儿糖尿病的两个常见致病基因 ABCC8 基因和 KCNJ11 基因为例，绝大多数均可以在明确基因诊断后成功转换为口服磺脲类药物治疗。研究证实，口服磺脲类降糖药物（比如格列本脲等）不仅可以改善患儿的血糖控制，还可以显著提高部分患儿的认知能力、肌肉运动能力以及语言能力等，效果优于使用胰岛素治疗。

5. 新生儿糖尿病能治好吗?

根据疾病转归不同,新生儿糖尿病分为短暂性新生儿糖尿病和永久性新生儿糖尿病。永久性新生儿糖尿病患者需要终生控糖治疗,具体治疗方案结合基因分型不同会有所区别。短暂性新生儿糖尿病中有近一半的患者在治疗几个月后会缓解,但常在儿童期或青春期再发病,且终身需要控糖治疗。因此应根据医生的建议定期随访,并做好自我监测与生活方式的调整。

(四)1型糖尿病合并妊娠

1. 1型糖尿病患者可以怀孕吗?

首先1型糖尿病患者是可以怀孕的,但也需要综合评估患者的其他合并情况。1型糖尿病并非妊娠的禁忌证,从父母到子女的遗传率很低,若双亲中1人患1型糖尿病,其子女患病的风险仅为0.3%～6.2%。但1型糖尿病孕妇的不良妊娠结局风险(自然流产、畸胎、死胎、围产期死亡等)却较正常人群高4～10倍。有效的孕前管理、良好的血糖控制可以显著降低1型糖尿病患者不良母婴结局的风险。

2. 1型糖尿病患者妊娠存在什么风险?

目前,我国1型糖尿病患者的血糖控制达标率低,超过20%的患者病程不足5年已出现微血管并发症。1型糖尿病多数在青少年时期起病,因此大部分患者在到达生育年龄时,糖尿病病程往往超过5年,并可能伴有不同程度的糖尿病并发症。妊娠是加重1型糖尿病病情及并发症的危险因素。国内外1型糖尿病与妊娠结局的相关调查结果显示,其母婴不良妊娠结局(包括流产、先天畸形、先兆子痫、早产、死胎、产伤、巨大儿和围产期死亡等)均较普通人群高,糖尿病慢性并发症在孕期亦可能快速进展。此外,在母体血糖控制不佳的情况下,胎儿宫内高血糖暴露,也可能导致其发生肥胖、胰岛素抵抗、糖代谢异常、高血压、脂代谢异常等代谢相关疾病风险增加。

3. 如何减少1型糖尿病患者妊娠期的风险?

国外的研究结果提示,良好的孕前和孕期管理措施(包括计划妊娠、叶酸补充、饮食指导、血糖控制、孕期体重管理等）可显著改善 1 型糖尿病合并妊娠的多个结局。因此，对 1 型糖尿病患者进行覆盖孕前及孕期全过程的规范和严格管理，对于母婴结局的改善十分重要。1 型糖尿病合并妊娠的管理需要内分泌科、产科、儿科、营养科等多学科协作共同管控。

4. 1 型糖尿病患者备孕前服用的药物是否可以继续服用？

1 型糖尿病患者可能合并血压增高、血脂紊乱或者甲状腺功能异常等其他内分泌疾病。因此，孕前即应停用或调整可能致畸的药物，如血管紧张素转化酶抑制剂、血管紧张素 Ⅱ 受体拮抗剂。孕期血管紧张素转换酶抑制剂和血管紧张素 Ⅱ 受体拮抗剂类药物的使用可致胎儿肾脏发育异常、羊水过少、肺发育不全等，须采用其他妊娠期较安全的药物替代，具体可咨询内分泌科、心内科、产科等相关科室医生。阿替洛尔在妊娠期使用有胎儿生长受限和低出生体重的风险，因此也不建议使用。停用他汀类、贝特类、烟酸类等降脂药物。如需服用抗抑郁药物，则需听取精神科医生的建议。如合并其他慢性病，建议到其他相关科室就诊。

5. 计划妊娠的 1 型糖尿病妇女妊娠前的准备是什么？

1 型糖尿病妇女计划妊娠，在糖尿病未得到满意控制之前应采取避孕措施。应告知已妊娠的 1 型糖尿病妇女在妊娠期间血糖强化控制的重要性以及高血糖可能对母婴带来的危害。由 1 型糖尿病医生和妇产科医生评估是否适于妊娠。如计划妊娠，应在受孕前进行如下准备：

（1）全面检查，包括血压、心电图、眼底、肾功能以及糖化血红蛋白。

（2）使用胰岛素严格控制血糖，加强血糖监测。餐前血糖控制在 3.9 ～ 6.5 mmol/L，餐后血糖低于 8.5 mmol/L，糖化血红蛋白控制在 7.0% 以下。

6. 1 型糖尿病患者孕前血糖控制在什么情况下可以怀孕？

1 型糖尿病患者孕前及孕期良好的血糖控制，可以降低流产、先天畸形、死产及新生儿的死亡率。若 1 型糖尿病女性拟近期怀孕，建议每月进行 1 次糖化血红蛋白的测定。一般而言，推荐孕前糖化血红蛋白的目标值是 6.0% ～ 6.5%。如没有明显低血糖的发生，则理想的糖化血红蛋白控制目标是 < 6.0%，如果出现低血糖的情况，糖化血红蛋白控制目标可放宽到 < 7.0%。当糖化血红蛋白 > 10.0% 时，暂不建议妊娠。对于 1 型糖尿病患者，孕前空腹血糖推荐值为 5 ～ 7 mmol/L，餐前血糖推荐值为 4 ～ 7 mmol/L。

7. 1 型糖尿病伴视网膜病变可以怀孕吗?

1 型糖尿病患者孕前应加强糖尿病并发症及合并症的筛查。如 1 型糖尿病患者合并视网膜病变可能会在怀孕期间进展，甚至威胁患者的视力。因此，1 型糖尿病的女性须在孕前或孕早期进行视网膜病变的筛查。若孕前已有增殖性视网膜病变或黄斑性水肿等严重视网膜病变，则需先进行治疗，待病情稳定 6 个月后再行妊娠；若为非增殖性视网膜病变，则孕期每 3 个月及产后 1 年，均需进行 1 次眼科检查。

8. 1 型糖尿病伴肾损害可以怀孕吗?

1 型糖尿病的女性孕前须测定尿微量蛋白 / 肌酐比值，筛查糖尿病肾病。若孕前已患有肾病，患者发生先兆子痫、早产、剖宫产分娩等的风险均会增加。若血清肌酐值 > 120 μmol/L，尿白蛋白 / 肌酐比值 > 30 mg/g，或预估肾小球滤过率 < 45 ml/（min·1.73 m²），24 小时尿蛋白 > 1 g，妊娠前需到肾内科就诊。对于患有终末期肾病，包括正在接受透析的女性，建议经肾内科、内分泌科、产科等多学科会诊后，再开始怀孕计划。妊娠合并肾病的女性孕期需要密切监测血压。

9. 1 型糖尿病患者伴高血压病，备孕前需要注意什么?

对于合并高血压的 1 型糖尿病女性，孕前应停用可能致畸的药物，改用妊娠期相对安全的降压药，如拉贝洛尔、硝苯地平等。1 型糖尿病会增加先兆子痫的风险，因此建议在妊娠 12 ～ 28 周（在 16 周之前最佳），开始服用低剂量阿司匹林（60 ～ 150 mg/d，通常为 81 mg），以降低先兆子痫的风险。

10. 1 型糖尿病患者伴冠状动脉疾病，备孕前需要注意什么?

冠状动脉疾病在 1 型糖尿病合并妊娠的患者中并不常见，但合并冠状动脉疾病的孕产妇死亡率显著增加。其危险因素包括高龄、慢性肾病、高血压、吸烟、家族史等，因此对于合并冠状动脉疾病高危因素的 1 型糖尿病患者，孕前需进行心电图和（或）超声心动图的检查，并听取心内科医师建议。

11. 1型糖尿病患者伴甲状腺疾病，备孕前需要注意什么？

1型糖尿病女性自身免疫性甲状腺疾病发病率高达40%，对于计划怀孕的1型糖尿病女性，至少应进行甲状腺素、促甲状腺素水平和甲状腺过氧化物酶抗体筛查，最好同时进行三碘甲状腺原氨酸和甲状腺球蛋白抗体检查，如有异常，需要及时到内分泌科就诊再开始怀孕计划。

12. 1型糖尿病患者计划怀孕，维生素及碘怎么补充？

所有计划妊娠的女性，孕前均需每日口服叶酸至少400 μg直至孕3个月，以减少胎儿神经管畸形的风险。推荐每日摄入1 000 mg钙剂及至少600 U维生素D以保障母婴骨骼的健康。孕前3个月开始注意碘营养状态，建议整个孕期食用加碘盐。但需注意不能过度补充碘，特别注意提醒孕妇在加碘盐的基础上不宜同时口服含碘的复合维生素。

13. 如1型糖尿病女性无怀孕计划，需如何避孕呢？

对于近期无妊娠计划的1型糖尿病患者，推荐采用长期可逆的避孕方式，避孕方法的选择与非糖尿病女性相同。雌－孕激素避孕法适用于绝大部分1型糖尿病患者，但若合并肾病、视网膜病变等微血管疾病，或糖尿病病程＞20年，则采用单纯孕激素避孕法（片剂、植入剂、宫内节育器）和含铜宫内节育器更优，因为其导致血栓栓塞事件的发生率低于雌－孕激素避孕法。

14. 1型糖尿病患者体重多少适合妊娠？

建议对1型糖尿病患者的孕前体重进行控制。根据现有研究数据，建议孕前体重指数控制在18.8～24.9 kg/m²。对于孕前体重指数＞27.0 kg/m²的患者，有条件的情况下，应在专业营养师的指导下进行科学减重。

母亲肥胖是导致胎儿先天性畸形特别是心脏缺陷的独立危险因素，因此，对于肥胖的1型糖尿病患者，孕前还应进行体重的优化。此外，肥胖的孕妇患高脂血症、高血压、阻塞性睡眠呼吸暂停综合征的风险更高，而这些疾病同样可能影响母婴的妊娠结局。尤其是阻塞性睡眠呼吸暂停综合征不仅与妊娠期高血压、早产、婴儿低评分以及新生儿入院的风险增加有关，还可影响孕妇的血糖控制及胰岛素抵抗。

15. 妊娠期间 1 型糖尿病如何管理?

（1）应尽早对妊娠期间糖尿病进行诊断，在确诊后，应尽早按糖尿病合并妊娠的诊疗常规进行管理。1～2 周就诊 1 次。

（2）根据孕妇的文化背景进行针对妊娠妇女的糖尿病教育。

（3）妊娠期间的饮食控制标准：既能保证孕妇和胎儿能量需要，又能维持血糖在正常范围，而且不发生饥饿性酮症。尽可能选择低生糖指数的碳水化合物。对使用胰岛素者，要根据胰岛素的剂型和剂量来选择碳水化合物的种类和数量。应实行少量多餐制，每日分 5～6 餐。

（4）鼓励尽量通过血糖自我监测抽查空腹、餐前血糖，餐后 1～2 小时血糖及尿酮体。有条件者每日测定空腹和餐后血糖 4～6 次。

（5）每 3 个月进行一次肾功能、眼底和血脂检测。

（6）加强胎儿发育情况的监护，常规超声检查了解胎儿发育情况。

（7）分娩方式：无特殊情况可经阴道分娩，但如合并其他的高危因素，应进行选择性剖宫产或放宽剖宫产指征。

（8）分娩时和产后加强血糖监测，保持良好的血糖控制。

16. 1 型糖尿病患者妊娠期间血糖控制多少合理?

孕前良好的血糖管理有助于减少宫内畸形和产褥期死亡。孕妇血糖控制的目标是空腹、餐前，或睡前血糖 3.3～5.3 mmol/L，餐后 1 小时 ≤ 7.8 mmol/L；或餐后 2 小时血糖 ≤ 6.7 mmol/L；糖化血红蛋白尽可能控制在 6.0% 以下。对于 1 型糖尿病合并妊娠患者，血糖达标时间（妊娠期控制标准为 3.5～7.8 mmol/L）每增加 5% 对改善母婴结局有显著临床意义。因此，建议妊娠期间血糖控制目标尽快安全达标，同时减少超标时间和血糖变异系数。

17. 如何测定 1 型糖尿病妊娠妇女糖化血红蛋白及糖化血清蛋白?

由于妊娠期间糖化血红蛋白会出现生理性的下降，建议每 1～2 个月评估 1 次糖化血红蛋白水平，目标与孕前一致（为 6.0%～6.5%），妊娠中、晚期控制糖化血红蛋白 < 6.0% 更优。如患者发生低血糖的风险较高，医生可根据具体情况，制订个体化血糖控制目标。糖化血清蛋白可以反映测定前 2～3 周血糖的平均水平，但其影响因素较多，包括肥胖、肾病综合征、甲状腺功能亢进、糖皮质激素的使用等，

且其检测方法尚未标准化，因此，糖化血清蛋白在妊娠期的应用还有待更充分的研究。

18. 1型糖尿病患者妊娠时胰岛素还可以继续用吗？

目前，胰岛素治疗是实现孕期理想血糖控制的最安全、有效的方式。如1型糖尿病患者孕前有与胰岛素合并使用的口服降糖药物，建议孕期停用口服降糖药物，并根据血糖情况调整胰岛素方案及用量。建议使用每日多次胰岛素注射或胰岛素泵治疗。需要依据指尖血糖监测、动态血糖监测和糖化血红蛋白的值不断调整胰岛素剂量。

19. 1型糖尿病患者妊娠时胰岛素种类如何选择？

妊娠期间建议使用每日多次胰岛素注射，也可使用胰岛素泵控制血糖。妊娠期间推荐使用的短效或速效胰岛素为人胰岛素、门冬胰岛素、赖脯胰岛素以及中效的人胰岛素，这些胰岛素的胎盘通过量极低，且无致畸作用，在妊娠期应用安全。长效胰岛素类似物（地特胰岛素和甘精胰岛素），如经医生判断临床获益大于潜在风险时，也可使用。妊娠期应尽量避免使用预混胰岛素。

20. 1型糖尿病妊娠期妇女使用胰岛素剂量是如何动态变化的？

随着妊娠的进展，胰岛素的用量也在不断变化。国外观察性研究结果显示，妊娠0～9周，胰岛素的用量增加；妊娠9～16周需注意可能因孕吐导致的胰岛素用量减少；妊娠16～35周，胰岛素用量明显增加；部分患者妊娠35周后，胰岛素用量可能出现小幅减少。我国的研究中发现，使用胰岛素泵治疗的患者，孕早期、孕中期及孕晚期每日胰岛素总量分别较孕前增加0.2%、45.4%和72.7%，大剂量分别较孕前增加8.0%、72.2%和106.8%，而基础率则在孕早期较孕前下降9.0%，孕中和晚期分别较孕前增加14.1%和32.9%。

21. 1型糖尿病孕妇如何根据胰岛素变化判断胎儿情况？

值得注意的是，孕期胰岛素使用剂量的变化亦可能与妊娠结局相关。孕晚期当胰岛素剂量下降超过5%～10%时，应立即评估胎儿的健康状况，并寻找可能导致下降的医源性因素或其他因素。1型糖尿病合并妊娠患者孕30周后每日所需胰岛素剂量下降超过最大需要剂量的 15%，提示可能与胎盘功能不全、母亲摄入量减少或呕吐相关。如确定胎儿的健康状态良好，则胰岛素用量下降不会伴发胎儿不良结局，也不是引产或剖宫产的指征。此外，如患者需使用糖皮质激素促进胎儿肺部成熟，在使用糖皮质激素治疗期间，胰岛素用量可增加 40% ～ 50%。

22. 1 型糖尿病患者妊娠期间尿酮阳性怎么办？

当患者尿酮阳性时，应检查血糖（因孕妇肾糖阈下降，尿糖不能准确反映孕妇血糖水平），如血糖正常，考虑饥饿性酮症，及时增加食物摄入，必要时在监测血糖的情况下静脉输入适量葡萄糖。若出现酮症酸中毒，按酮症酸中毒治疗原则处理。

23. 1 型糖尿病患者妊娠期间血压控制多少合理？

合理控制血压、血脂等基础因素可减少胎儿畸形及流产风险，据大数据研究妊娠 1 型糖尿病妇女血压应该控制在 130/80 mmHg 以下，如病情允许可降至 120/70 mmHg 以下。无论是妊娠前已有的高血压还是妊娠期并发的高血压均可加重妊娠妇女已有的糖尿病并发症，应在妊娠期间严格控制血压。应避免使用血管紧张素转换酶抑制剂、血管紧张素 II 受体拮抗剂、β 受体阻滞剂和利尿剂等药物。

24. 分娩后 1 型糖尿病妇女如何管理血糖？

糖尿病合并妊娠者在分娩后胰岛素的需求量会明显减少，应注意血糖监测，适时减少胰岛素的用量，避免低血糖。血糖的管理与一般糖尿病患者相同。

25. 1 型糖尿病妊娠时对视网膜是否有影响？

糖尿病视网膜病变可因妊娠而加重。在怀孕前使血糖得到控制和预防性眼底光凝治疗（有适应证者）可减少糖尿病视网膜病变加重的危险性。

26. 糖尿病肾病患者妊娠时对肾脏是否有影响？

妊娠可加重已有的肾脏损害。对轻度肾病患者，妊娠可造成暂时性肾功能减退；已出现较严重肾功能不全的患者 [血清肌酐 > 265 μmol/L（3 mg/dL），或内生肌酐清除率 < 50 ml/（min·1.73 m²），妊娠可对部分患者的肾功能造成永久性损害。肾功能不全对胎儿的发育亦有不良影响。

27. 1 型糖尿病患者妊娠时对神经系统是否有影响？

妊娠通常并不会影响周围神经病变和自主神经病变，但妊娠期应注意胃轻瘫与妊娠剧吐的鉴别。重度胃轻瘫是 1 型糖尿病女性妊娠的相对禁忌证，可导致严重的低血糖或高血糖、糖尿病酮症酸中毒、体重减轻和营养不良。严重胃轻瘫的女性妊娠后，常需频繁住院，且可能需要肠外营养支持。胃轻瘫的初始治疗包括饮食调整、优化血糖和补液。若症状持续，可能需要使用对胎儿安全性良好的促胃动力药和止吐药治疗，并请消化科会诊。

28. 1 型糖尿病患者妊娠期间体重如何管理？

结合我国国情及现有指南，建议 1 型糖尿病女性孕期增重范围如下：对于单胎妊娠体重指数小于 18.5 kg/m² 的女性，建议增重 12.5 ～ 18.0 kg；体重指数在 18.5 ～ 24.9 kg/m² 的女性，建议增重 11.5 ～ 16.0 kg；体重指数在 25.0 ～ 29.9 kg/m² 的女性，建议增重 7.0 ～ 11.5 kg；体重指数 ≥ 30.0 kg/m² 的女性，建议增重 5.0 ～ 9.0 kg。双胎及多胎妊娠建议参考同期相关指南。因此，孕期需要密切关注食物摄入，以确保血糖控制，同时避免体重过度增加。另外，碳水化合物的摄入也要有一定的保障，以减少妊娠期间的饥饿性酮症，建议孕妇每日至少摄入 175 g 碳水化合物。

29. 1 型糖尿病患者孕期如何规律进行胎心监护？

围受孕期的高血糖与胎儿先天性畸形有关，包括先天性心脏缺陷、神经管缺陷、肢体缺陷等，其中以先天性心脏病最常见。1 型糖尿病孕妇（尤其是糖化血红蛋白 > 6.5% 时）建议在妊娠 18 ～ 20 周时进行胎儿心脏排畸筛查，20 ～ 24 周行 Ⅲ 级超声筛查。孕 32 周后，应增加监护频率，每周进行 1 ～ 2 次胎心监护检查。

糖尿病妊娠女性的胎肺成熟较晚，即便是羊水穿刺，也不能排除此类并发症。因此，对于糖尿病合并妊娠的女性，目前不再推荐进行胎肺成熟度检测。

30. 1 型糖尿病患者选择什么分娩方式?

关于 1 型糖尿病女性分娩时机与方式目前还没有确切论证。推荐没有血管并发症且血糖控制良好的 1 型糖尿病女性,在妊娠 39 ～(39^{+6})周分娩。但对有血管并发症或血糖控制不佳的孕妇,建议提早至 36 ～(38^{+6})周分娩。1 型糖尿病并非剖宫产指征,无特殊情况可经阴道分娩,但如合并其他的高危因素,应进行选择性剖宫产或放宽剖宫产指征。

31. 1 型糖尿病女性产时如何合理控制血糖?

对于 1 型糖尿病合并妊娠的女性,建议分娩期的血糖监测频率要高于 2 型糖尿病或妊娠期糖尿病患者。分娩潜伏期,可每 2 ～ 4 小时进行 1 次血糖监测,在活跃期可增加到每 1 ～ 2 小时 1 次。目前推荐的产时血糖目标是 3.9 ～ 7.0 mmol/L。临产后建议使用静脉输注葡萄糖 + 胰岛素代替皮下注射胰岛素来维持血糖水平。当血糖 ≤ 6.7 mmol/L 时,应停用胰岛素。在静脉输注胰岛素时,建议每小时检测 1 次指尖血糖。产前接受胰岛素泵治疗的 1 型糖尿病女性,可在产程潜伏期继续使用该方法,但在产程活跃期,由于胰岛素需求的迅速减少且胰岛素泵的导管此时难以维持在原位,可能需转换为静脉输注胰岛素。

32. 1 型糖尿病孕妈妈可以母乳喂养宝宝吗?

推荐母乳喂养。进行母乳喂养的产妇低血糖的风险可能会增加,因此,哺乳期应适当降低胰岛素的用量,哺乳前加餐,注意增加血糖监测频率,预防低血糖的发生。进行母乳喂养的 1 型糖尿病患者,在孕前糖尿病饮食推荐能量摄入的基础上,每日可额外增加 500 kcal 的能量。

33. 1 型糖尿病产妇产后如何调整胰岛素剂量?

随着胎盘的娩出,患者对于胰岛素的敏感性会增加,胰岛素的需求量可降至妊娠期的 50% 或恢复至孕前用量。因此,从产后即刻起,胰岛素的用量可根据孕前用量逐减,可降至妊娠期的 50%。

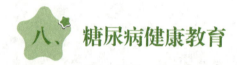

八、糖尿病健康教育

（一）自我监测

1. 规律的综合病情监测有哪些好处？

规律的综合病情监测可以让糖尿病患者的生活更加安心：实时了解血糖、血压、血脂水平，及时发现病情波动；指导饮食、运动及优化药物治疗方案；帮助各项指标综合达标，预防和延缓并发症的发生和发展；提高自我管理能力，改善生活质量，保持健康心情。研究表明：坚持自我监测的患者，微血管和大血管事件及死亡率均显著下降。

2. 哪些检测项目需要到医院做？

每次到医院就诊（包括每季度和每年）均要检测的项目有：空腹和餐后血糖、体重、身高及腰围、血压和尿常规。每季度（包括每年）需要检测的项目有糖化血红蛋白、足背动脉搏动及神经病变相关检查。每年度需要检测的项目有：总胆固醇，甘油三酯，高、低密度脂蛋白胆固醇，尿微量蛋白、肌酐、血尿素氮，肝功能，心电图，视力及眼底，还有甲状腺激素水平。

3. 糖尿病患者在家的监测项目有哪些？

糖尿病患者需要在家监测的项目有：自我血糖监测、血压、足部检查、体重和腰围等。

4. 血糖监测有用吗？

首先明确自我血糖监测的好处有很多：反映实时血糖水平，评估餐前和餐后高血糖以及生活事件（锻炼、用餐、运动及情绪应激等）和降糖药物对血糖的影响，发现低血糖，有助于为患者制订个体化生活方式干预和优化药物干预方案，提高治疗的有效性和安全性。

5. 自我血糖监测的好处有哪些？

（1）反映实时血糖水平。

（2）评估餐前和餐后高血糖及生活事件（锻炼、用餐、运动及情绪应激等）和降糖药物对血糖的影响。

（3）发现低血糖。

（4）有助于为患者制订个体化生活干预方式和优化药物干预方案。

（5）提高治疗的有效性和安全性。

6. 规律血糖监测的好处有哪些？

（1）实时了解血糖、血压、血脂水平，及时发现病情波动。

（2）指导饮食、运动及优化药物治疗方案。

（3）帮助各项指标综合达标，预防和延缓并发症的发生和发展，提高自我管理能力，改善生活质量，保持健康心情。

7. 监测血糖采血时应注意什么？

（1）可用温水洗手，确保完全干燥后方可采血。

（2）采血前可由指根至指尖充分按摩手指，使血流分布均匀。

（3）应尽量使用中指和无名指的指尖两侧部位进行采血。

（4）不可挤血，以免混入组织液影响血糖测量值。

8. 感觉不舒服时才监测血糖吗？

引起血糖波动的因素很多，如饮食、运动、情绪、睡眠及服药等，在感觉不舒服时才监测血糖，将无法判断造成血糖波动的主要原因，源头问题无法解决，血糖势必无法达标。

9. 只要自我感觉好，就不必找医生了吗？

感觉良好不代表血糖控制良好。不能因为自我感觉良好，就认为一切正常，就不监测血糖，不就医。自我感觉良好时，可能血糖确实控制在正常水平，但也可能不正常，只是没有出现症状而已。其实很可能在患者没有感觉的情况下，血糖波动已经使患者的细胞和血管受到损伤了。

10. 自我监测时只需要监测空腹血糖吗?

许多患者只重视早上监测空腹血糖,而忽视了监测餐后两小时血糖,这种做法是错误的。人的血糖在一天中处于不断波动之中,单纯一点的血糖不足以反映人的血糖水平。近年的研究证实,餐后血糖的意义甚至比空腹血糖的意义更大。所以,为了更全面地掌握血糖状况,以便更合理地调整治疗方案,患者应该进行多个时间段的血糖监测。当然,患者也不必每天都监测多个时间段的血糖,可以在医生的指导下,根据自己的病情确定合理的监测方式。

11. 只测餐前血糖不测餐后血糖可以吗?

我国 80% 以上的新诊断 2 型糖尿病患者存在餐后高血糖,餐后高血糖会带来很大危害。国外研究结果显示,餐后血糖越高,患者死亡风险越大,会增加心脑血管疾病、视网膜病变、肾脏病变、老年糖尿病患者认知功能损害及肿瘤的风险。控制餐后血糖对糖化血红蛋白的达标至关重要。因此,要想控制好血糖,既要监测餐前血糖,更要监测餐后血糖。

12. 糖尿病患者需监测血糖的时间点都有哪些?

常用的血糖监测点就是三餐前后 + 睡前这 7 个点。具体来说有空腹血糖、午餐和晚餐前血糖,早、午、晚餐后 2 小时血糖和睡前血糖。特殊时候需要增加的监测点包括:如出现夜间低血糖或出现不可解释的空腹高血糖时应监测夜间血糖;出现低血糖症状或怀疑低血糖时应及时监测血糖;剧烈运动前后宜监测血糖。

13. 何时需要增加监测频率?

药物调整时(包括换药、剂量改变);生活方式发生改变时(包括饮食、运动、生活环境改变);压力增大时;生病时需要增加监测频率。如有疑问,请及时咨询医生是否增加监测频率。

14. 多久监测一次血糖合适?

糖尿病患者应根据自身病情和治疗方案制定血糖监测频率。因血糖控制非常差或病情危重而住院治疗的糖尿病患者应每天监测 4～7 次血糖或根据治疗需要监测血糖，直到血糖得到控制。使用口服降糖药的糖尿病患者可每周监测 2～4 次空腹或餐后血糖，或在就诊前一周连续监测 3 天，每天监测 7 点血糖。使用胰岛素治疗者可根据胰岛素治疗方案进行相应的血糖监测：使用基础胰岛素的糖尿病患者应监测空腹血糖，根据空腹血糖调整睡前胰岛素的剂量；使用预混胰岛素的患者应监测空腹和晚餐前血糖，根据空腹血糖调整晚餐前胰岛素剂量，根据晚餐前血糖调整早餐前胰岛素剂量；使用餐时胰岛素的糖尿病患者应监测餐后或餐前血糖，并根据餐后血糖和下一餐前血糖调整上一餐前的胰岛素剂量。

15. 血糖平稳后需要监测血糖吗？

血糖平稳后，可以减少血糖监测时点，但不应放松对血糖的监测。建议定期对空腹、餐后、睡前血糖予以监测，预防并发症。

16. 非胰岛素治疗的血糖监测方案是什么？

非胰岛素治疗的 2 型糖尿病患者，应根据治疗方案和血糖控制水平决定血糖监测方案，短期强化血糖监测适用于有低血糖症状、旅行、感染等应激状态，正在对用药、饮食或运动方案进行调整，糖化血红蛋白水平升高，刚进入一个新的生活环境如入学、开始新工作或改变工作时间，需要获得更多的血糖信息等情况。监测方案为每周 3 天，每天监测 5～7 个时间点血糖，包括餐前、餐后及睡前。在获得充分的血糖数据并采取了相应的治疗措施后，可以减少到交替血糖监测方案，方法为每天测一餐的餐前餐后血糖，早、午、晚交替进行。如果糖尿病患者想了解饮食和相关治疗措施对血糖的影响，可采取餐时配对血糖监测方案，方法为每周 3 天，分别配对监测早餐、午餐和晚餐前后的血糖。

17. 基础胰岛素治疗的监测方案是什么？

基础胰岛素治疗的糖尿病患者血糖未达标时每周监测 3 天空腹血糖，每 2 周复诊 1 次，复诊前一天监测 5 点血糖；血糖已达标的糖尿病患者每周监测 3 次血糖，即空腹、早餐后和晚餐后血糖，每月复诊 1 次，复诊前一天监测 5 点血糖。

18. 每日两次预混胰岛素注射的血糖监测方案是什么？

使用每日两次预混胰岛素注射的糖尿病患者，在血糖未达标时每周监测3天空腹和晚餐前血糖，每两周复诊一次，复诊前一天监测5点血糖，包括空腹、早餐后、午餐后、晚餐后和睡前血糖。已达标的糖尿病患者每周监测3次血糖，即空腹、晚餐前和晚餐后血糖，每月复诊一次，复诊前一天监测5点血糖。

19. 胰岛素强化治疗（四针）的血糖监测方案是什么？

胰岛素强化治疗的糖尿病患者，在血糖未达标时要每天监测5点到7点血糖，即空腹、早餐后、午餐后、晚餐后及睡前血糖，午餐前和晚餐前血糖波动较大时也可以监测。达标后应每天监测空腹、晚餐前、晚餐后及睡前血糖。如有低血糖表现需随时测血糖；出现不明原因的空腹高血糖或夜间低血糖，应监测夜间血糖。

20. 监测糖化血红蛋白有必要吗？

空腹血糖和餐后血糖是反映某一具体时间的血糖值，容易受到进食和糖代谢等相关因素的影响；而糖化血红蛋白反映2～3个月整体血糖控制水平，不受抽血时间、是否空腹等因素干扰。因此，目前糖化血红蛋白是国际公认的糖尿病监控的"金标准"。

21. 如何正确使用血糖仪？

首先是测试前的准备，测血糖时心态放松，准备采血工具、血糖仪和试纸，将试纸插入血糖仪。用酒精在手指指段消毒，等酒精挥发干后，用采血笔在手指指端采血，采血部位记得勤轮换。测试中建议一次性吸取足量血样，测试时不要移动试纸和血糖仪。测试后记录测试结果，取下测试用的血糖试纸，并与针头一起丢弃在适当的容器中，将血糖测试用品（血糖仪、血糖试纸、采血器等）存放在干燥清洁处。

22. 血糖仪使用的注意事项是什么？

测试之前调整血糖仪的编码，初次使用一瓶试纸要标注使用日期，轮换选择测试部位，酒精消毒皮肤时需等到自然晾干后再采血，刺破皮肤后勿用力挤压，保持血糖仪的清洁，切记不要用水清洗血糖仪。

23. 测血糖试纸保存有什么注意事项？

试纸要保存在干燥、避光的环境中，且应保存在密封的原装容器中。每次取出试纸后应立即盖紧瓶盖。旧试纸瓶要及时丢弃，不要用旧试纸瓶存放消毒棉球，以免瓶盖混淆，使试纸受潮。注意试纸的失效期。

（二）饮食

1. 糖尿病患者饮食控制要遵循什么样的原则？

首先由营养师评估患者营养状况，设定合理的目标，控制总能量的摄入，合理、均衡分配各种营养素，达到糖尿病患者的代谢控制目标，并尽可能满足个体饮食喜好。坚持以上总原则，糖尿病患者才能进行有效的饮食控制。如果通过科学的生活方式干预，仍无法控制好血糖，则应咨询医生，选择适合的药物，考虑起始胰岛素治疗。

2. 什么是"每日饮食 3 步曲"？

每日饮食 3 步曲指的是：确定每日饮食的总热量，计算每日所需的食物交换份，合理分配一日三餐。

3. 如何计算每日饮食的总热量？

首先要计算理想体重，理想体重（kg）= 身高（cm）−105

然后是根据理想体重估算体型，计算公式：（目前体重−理想体重）÷ 理想体重 ×100%。

正常：理想体重 ±10% 之间。

超重：大于理想体重 10% 以上。

肥胖：大于理想体重 20% 以上。

偏瘦：小于理想体重 10%。

消瘦：小于理想体重 20% 以上。

然后是根据体重指数和劳动强度算出每日每千克体重所需的热量，根据每千克体重所需热量估算每日所需总热量。每日所需要的总热量 = 理想体重 × 每千克体重需要的热量（表8）。

表8　根据劳动强度估算热量

劳动强度	每日每千克理想体重所需热量 /kcal		
	消瘦	正常	肥胖
卧床休息	20～25	15～20	15
轻体力（如办公室职工、职业教师、退休人员、售货员等工作的劳动强度）	35	30	20～25
中体力（如学生、体育教师、司机、外科医生等工作的劳动强度）	40	35	30
重体力（如干农活的农民、建筑工、搬运工等工作的劳强度）	45	40	35

4. 如何计算每日所需的食物交换份？

将食物分成四大类（八小类），每份食物的热量为 90 kcal。食物交换的原则是：同类食物之间可选择互换，非同类食物之间不得互换。

四大类食物是指：谷薯类、蔬果类、肉蛋奶类、油脂类。

八小类食物是指：谷薯、蔬菜、水果、肉蛋、豆类、奶制品、坚果及油脂类。

5. 如何合理分配一日三餐？

把每类食物分配到一日三餐中，一日三餐最常见的分配方案为早餐 1/5、午餐 2/5、晚餐 2/5 或早、午、晚各占 1/3 的热量。注射胰岛素或口服药易出现低血糖者，可在正餐中匀出小部分主食作为两餐间的加餐。睡前加餐可选用牛奶、鸡蛋、豆腐干等蛋白质食品，因为蛋白质转化成葡萄糖的速度较慢，对预防夜间低血糖有利。

6. 如何均衡营养？

计算出每日所需的食物交换份后，还要确认三大营养素的分配比例，我们常说的三大营养素是蛋白质、脂肪和碳水化合物，所占的比例分别为：蛋白质15%～20%，脂肪＜30%，碳水化合物50%～60%。还要注意每日饮食要多样化选择，保证营养平衡。我国居民膳食宝塔推荐的膳食结构，同样也适用于糖尿病患者。

7. 谷物类是能量的主要来源，它的注意事项有哪些？

谷类包括米、面、杂粮，薯类包括马铃薯、甘薯、木薯等，主要提供碳水化合物、蛋白质、膳食纤维、B 族维生素，是中国传统膳食的主体，是能量的主要来源。成人每天摄入 250～400 g 为宜，注意粗细搭配，每天吃 50～100 g 粗粮。"不吃或少吃主食可以更好地控制血糖"这种说法是错误的。

8. 为什么要保证蔬菜的摄入？

蔬菜中含水分多，能量低，富含植物化学物质，是提供微量营养素、膳食纤维和天然抗氧化物的重要来源，每天蔬菜摄入量要达 300～500 g，最好深绿色蔬菜约占一半。简易法估算每天蔬菜食用量：用双手捧满一捧。

9. 如何摄入充足肉、蛋类？

糖尿病患者因糖代谢障碍，蛋白质消耗增加，因此，摄入充足的蛋白质十分重要。肉蛋类可以提供优质的蛋白质。尽量选择脂肪含量低的瘦畜 / 禽肉，鱼类提供优质蛋白，可适当多吃一些。肥肉和荤油为高能量和高脂肪食物，不宜过多食用。推荐每日摄入鱼虾类 75～100 g，畜禽肉类 50～70 g，蛋类 25～50 g。

10. 如何选择油脂类和盐的摄入？

注意油脂和盐的摄入不要过量。每日油脂类摄入量应不超过 25 g。尽量选择富含多不饱和脂肪酸和单不饱和脂肪酸的食用油，如葵花籽油、豆油、玉米油、橄榄油、茶油、菜籽油等。应经常更换烹调油的种类。警惕看不见的油脂——坚果类：15 粒花生米或一小把瓜子约为 10 ml 油。我们平时看电视或聊天时习惯吃一些瓜子和花生，这些都要注意不要过量。食盐的摄入量每日不应超过 6 g，日常生活中我们可以用矿泉水瓶盖简单地估计一下，一矿泉水瓶盖能装 6 g 盐，即每日大约摄入的量，一啤酒瓶盖约能装 3 g 盐。限制摄入含盐量高的食物，如酱油、酱菜、酱等。

11. 如何选择烹调方法?

日常的烹调方法对糖尿病的饮食控制也是很重要的。

推荐的烹调方法有：炖、清蒸、烩、凉拌、煮、汆、煲。优点：营养成分损失少，不增加脂肪，容易消化吸收，清淡爽口。

不推荐的烹调方法有：炸、煎、红烧。缺点：对蛋白质、维生素破坏多，肉中脂肪过度氧化，产生致癌物，增加脂肪和热量。

12. 如何快速确定食物分量?

每天的肉类食物摄入量相当于一副扑克牌大小；每天吃一个网球大小的苹果、梨，或其他水果；每天吃拳头大小的土豆或红薯，同时应减去相应的主食；用标准碗盛米饭，每次为 100 g。

13. 糖尿病患者吃水果如何选择时机和时间?

很多人怕血糖升高而不敢吃水果。糖尿病患者可以吃水果，但有一定的条件，在血糖控制比较理想时，即空腹血糖 < 7.8 mmol/L、餐后血糖 < 10.0 mmol/L、糖化血红蛋白 < 7.5% 和病情稳定（不经常出现高血糖或低血糖）的情况下可以适当吃水果。血糖控制不满意时，暂不建议食用，可吃少量生黄瓜和生西红柿。吃水果的最佳时间为两餐之间，如上午 10 点，下午 3 点。忌餐前或餐后立即吃水果。

14. 糖尿病患者可以吸烟吗?

建议所有的糖尿病患者不要吸烟及使用其他烟草类产品及电子烟，并尽量减少二手烟暴露。对于吸烟和使用电子烟的糖尿病患者，应将戒烟咨询及其他形式的治疗纳入常规的糖尿病诊疗和护理之中。

15. 糖尿病患者需要限制饮酒吗?

糖尿病患者应戒酒，饮酒会让血糖难以控制。不推荐糖尿病患者饮酒，如果饮酒，女性一天不超过 15 g，男性不超过 25 g，每周不超过 2 次，糖尿病患者饮酒需遵医嘱。一份标准量含酒精 15 g，大约为 450 ml 啤酒，150 ml 红酒，低度 50 ml 白酒。饮酒后应扣除相应能量的主食。应警惕酒精可能诱发的低血糖，避免空腹饮酒。

16. 并发症的饮食应注意哪些？

合并心脑血管病：饮食要特别注意低盐、低脂，饮食要清淡，多摄入膳食纤维，限制饮酒。合并肾病：蛋白质摄入以优质动物蛋白为主，有显性蛋白尿的患者，宜限制在每日 0.8 g/kg 以下；肾小球过滤率下降时，推荐摄入量每日 0.6 g/kg，选择热量高而蛋白质含量低的主食，如土豆、红薯、山药等；选择低钾、高钙的食物，限制豆类中的植物蛋白。合并视网膜病：切忌辛辣食品，如辣椒、生葱、生蒜。如果生活方式干预结合目前的药物治疗仍不能很好地控制血糖，请咨询医生，及时调整治疗方案或胰岛素剂量。

17. 糖尿病患者的水果食用策略？

糖尿病患者的水果食用策略见表 9。

表 9 糖尿病患者的水果食用策略

分类	含糖量 /g（每 100 g）	水果种类	热量 /kcal（每 100 g）
适量食用	< 10	鸭梨　青瓜　猕猴桃 柠檬　李子　草莓 枇杷　苹果等	20 ～ 40
谨慎食用	11 ～ 20	香蕉　山楂　桃　杏 鲜枣　海棠果　荔枝 芒果　甜瓜　橘子等	50 ～ 90
不宜食用	> 20	干枣　红枣　蜜枣 柿饼　杏干　葡萄干 桂圆　果脯等	100

18. 豆浆对糖尿病患者有益吗？

糖尿病患者可以适量喝豆浆，对身体有益，而且有一定的营养。豆浆含有丰富的植物蛋白和钙质，热量也不高，并且没有明显的碳水化合物，对血糖的影响也不高；豆浆中含有的异黄酮有一定的降血糖、改善糖耐量的作用；豆浆中的单宁和植酸也具有延缓消化的作用。以上因素共同使豆类具备稳定餐后血糖水平、防止血糖过快升高的价值。

19. 粳米对糖尿病患者有益吗？

粳米米糠层的粗纤维有助于肠胃的蠕动，对便秘的糖尿病患者有很好的效果，且所含的维生素 B_1 对糖尿病患者的手足和视觉神经都有保护的作用。

20. 小米对糖尿病患者有益吗？

小米有较多的粗纤维，粗纤维对糖尿病患者的胃肠道有促进蠕动作用，小米含有丰富的铁、钙、锌、硒、磷、镁等矿物质，可调节血糖水平。

21. 黄瓜对糖尿病患者有益吗？

黄瓜中所含的葡萄糖苷、果糖等不参与通常的糖代谢，黄瓜中所含的丙醇二酸可抑制糖类物质转变为脂肪。但脾胃虚弱、腹痛、腹泻、肺寒咳嗽者都应少吃，因黄瓜性凉，胃寒患者食之易致腹痛泄泻。

22. 香菇对糖尿病患者有益吗？

香菇中含有嘌呤、胆碱、酪氨酸、氧化酶、角固醇、菌固醇，能起到降血压、降胆固醇、降血脂的作用，当糖尿病患者合并血脂高时，适用香菇。痛风患者慎用。

23. 生菜对糖尿病患者有益吗？

生菜中含有丰富的膳食纤维和维生素 C，可以降低血液中的葡萄糖含量，防止餐后血糖升高得较快。炒生菜时最好加入大蒜，因为大蒜中含硒，有助于控制血糖。

24. 猕猴桃对糖尿病患者有益吗？

猕猴桃被称为"维生素 C 之王"，可以刺激分泌胰岛素，从而降低糖尿病患者的血糖。猕猴桃中大量的天然糖醇类物质肌醇，能有效地调节糖代谢，对预防糖尿病有独特功效。

25. 西洋参对糖尿病患者有益吗?

西洋参为大补元气、生津安神之中药,具有多种保健功能,可以改善心肌功能,有预防动脉硬化、抗疲劳、降血糖、增强免疫力及镇静等功效。

26. 芹菜对糖尿病患者有益吗?

芹菜含丰富的膳食纤维,可以稳定血压,改善血脂代谢紊乱,预防动脉硬化,对于糖尿病合并高血压、冠心病、高脂血症的患者都具有辅助食疗的功效,可以使糖尿病患者更好地控制体重。

27. 西兰花对糖尿病患者有益吗?

西兰花中含有大量的铬,研究证明,铬的摄入能帮助糖尿病患者提高胰岛素的敏感性。西兰花中丰富的胡萝卜素,可以阻止癌前病变细胞的形成,抑制癌细胞的生长。

28. 菠萝对糖尿病患者有益吗?

菠萝中含有大量的膳食纤维、维生素和矿物质,且含糖量较低,不仅可以提高糖尿病患者的免疫力,同时可帮助消化,延缓餐后血糖的升高。

29. 鲫鱼对糖尿病患者有益吗?

鲫鱼所含的优质蛋白质、氨基酸是糖尿病患者良好的蛋白质来源。鲫鱼有健脾利湿、和中开胃、活血通络、温中下气的功效,对脾胃虚弱的糖尿病患者有很好的滋补作用。

30. 芥蓝对糖尿病患者有益吗?

芥蓝能抑制神经中枢兴奋,可以延缓餐后血糖升高。芥蓝中含有大量膳食纤维,能加快胃肠蠕动,有助于消化,防止便秘。

31. 带鱼对糖尿病患者有益吗?

带鱼含有丰富的硒,而硒可以保护胰岛细胞免受损害,维持正常的分泌胰岛素的功能。

32. 火龙果对糖尿病患者有益吗？

火龙果含有丰富的铁、植物性白蛋白及花青素，有预防糖尿病并发贫血症及阿尔茨海默症的作用。

33. 胡萝卜对糖尿病患者有益吗？

胡萝卜含丰富的果酸，有利于糖脂代谢，还含有大量的胡萝卜素，可以养肝明目，对糖尿病眼病有好处。胡萝卜素属脂溶性维生素，只有溶解在油脂中，才容易被人体所吸收。但胡萝卜中碳水化合物含量较高，控制总摄入量，减少血糖波动。

34. 草莓对糖尿病患者有益吗？

草莓中的果胶可以降低餐后血糖水平和低密度脂蛋白，有利于控制 2 型糖尿病患者的病情和降低胆固醇，但尿路感染和肾功能不好的患者不宜多吃。

35. 大白菜对糖尿病患者有益吗？

大白菜不含淀粉和蔗糖，能量低，膳食纤维含量丰富，可以延缓餐后血糖升高，推荐给血糖控制欠佳的患者。

36. 青椒对糖尿病患者有益吗？

青椒含丰富的维生素 C，有助于预防糖尿病周围神经病变。

37. 大豆对糖尿病患者有益吗？

大豆在发芽过程中，大豆的总糖含量及脂肪含量显著下降，蛋白质含量增加，且维生素 C 及维生素 B、γ－氨基丁酸明显增加。对于减重及降糖作用明显。

38. 黑米对糖尿病患者有益吗？

黑米含有丰富的锌、锰等微量元素，可协助葡萄糖在细胞膜上转运，促进胰岛素合成，不仅可预防糖尿病的发生，还起到辅助治疗的作用。

39. 秋葵对糖尿病患者有益吗?

秋葵中的果胶可以阻止葡萄糖的吸收,降低餐后血糖。秋葵中还含丰富的维生素 A 和胡萝卜素,有利于视网膜健康。

40. 柚子对糖尿病患者有益吗?

柚子中的柚皮苷可以降低血液的黏稠度,减少血栓的形成,是糖尿病并发高血压的理想食品。

41. 豌豆苗对糖尿病患者有益吗?

豌豆苗中含丰富的铬,有利于糖和脂肪的代谢,能维持胰岛素的正常功能,可有效控制糖尿病病情。

42. 莲子心对糖尿病患者有益吗?

莲子心含有多种生物碱及多种黄酮,有一定降低血糖的作用。经常饮用莲子心茶还可预防高血压、肥胖症。血压偏低、体内有寒气、腹泻和腹胀者不能饮用。

43. 西红柿对糖尿病患者有益吗?

西红柿含糖量不高,富含维生素 C 和番茄红素,对预防糖尿病并发症有好处。

44. 西葫芦对糖尿病患者有益吗?

西葫芦中含丰富的维生素 C,可增强胰岛素的作用,平稳血糖,西葫芦低能量、低脂肪、低糖、低嘌呤,是糖尿病患者优选的蔬菜。

45. 鲤鱼对糖尿病患者有益吗?

鲤鱼是优质蛋白质,有补脾健胃、利水消肿的作用,可以缓解糖尿病并发肾病患者的水肿情况。

46. 菠菜对糖尿病患者有益吗？

菠菜中含有类胰岛素物质，有助于保持血糖稳定。菠菜嘌呤含量较高，高尿酸血症和痛风病患者应少吃。

47. 空心菜对糖尿病患者有益吗？

空心菜中含有类胰岛素样成分，有助于保持血糖稳定。

48. 梨对糖尿病患者有益吗？

梨含有丰富的 B 族维生素、果胶，能保护心脏，减轻疲劳，增强心肌的活力，降低血压，帮助消化，防止便秘。

49. 海带对糖尿病患者有益吗？

海带适宜缺碘、甲状腺肿大、高血压、高血脂、冠心病、糖尿病、动脉粥样硬化、骨质疏松、营养不良性贫血以及头发稀疏者。

50. 鳕鱼对糖尿病患者有益吗？

鳕鱼富含维生素 A 和 D，对糖尿病并发症的心脑血管有良好的保护作用。

51. 橙子对糖尿病患者有益吗？

橙子富含多种有机酸、维生素，可调节人体新陈代谢，尤其对老年人及心血管病患者十分有益，橙子中的纤维素可帮助通便并降低胆固醇。

52. 甜叶菊对糖尿病患者有益吗？

甜叶菊具有生津止渴、降低血压、促进新陈代谢和强壮身体的功效。其含有一定糖分，是一种低热量低糖分的甜味剂，一般不会升高血糖。

53. 牛肉对糖尿病患者有益吗？

牛肉中含有的镁可提高胰岛素合成代谢的效率，有助于糖尿病患者的治疗。其蛋白质所含的必需氨基酸较多，胆固醇和脂肪含量较少，适合糖尿病患者食用。

54. 金针菇对糖尿病患者有益吗?

金针菇可以降低胆固醇，预防心血管疾病和预防血脂升高，特别适合糖尿病并发高血压、高脂血症的患者食用。

55. 竹笋对糖尿病患者有益吗?

竹笋是低糖、低能量的食物，其中丰富的膳食纤维有吸附脂肪、促进肠蠕动、帮助排便、降低体内多余脂肪的功效。但肾病患者不宜多吃，因为竹笋中含较多的草酸盐，与其他食物中的钙结合形成难以溶解的草酸钙。

56. 橘子对糖尿病患者有益吗?

橘子中含有丰富的维生素 C、170 余种植物化合物和 60 余种黄酮类化合物，其中的大多数物质均是天然抗氧化剂，含有膳食纤维及果胶，可以降低胆固醇，橘皮苷可以加强毛细血管的韧性、降血压、扩张冠状动脉，故橘子是预防冠心病和动脉粥样硬化的佳品。但橘子含糖量较高，糖尿病患者应适量食用。

57. 虾对糖尿病患者有益吗?

虾含有丰富的镁，脂肪含量少，能很好地保护心血管系统，能预防糖尿病合并高血压及心肌梗死。

58. 南瓜对糖尿病患者有益吗?

南瓜含有丰富的钴，是人体胰岛细胞所必需的微量元素，对预防糖尿病、降低血糖有特殊的疗效。南瓜中还含有丰富的果胶，能延缓胃内膳食纤维的排空。

59. 鸡胸肉对糖尿病患者有益吗?

鸡胸肉中含有较多的不饱和脂肪酸，能降低人体中的低密度脂蛋白胆固醇的含量。

60. 石榴对糖尿病患者有益吗?

石榴中含有铬元素,铬能提高体内的葡萄糖耐量,石榴叶中有效成分黄酮苷可通过提高机体周围组织对葡萄糖的利用率来调节血糖。

61. 黑芝麻对糖尿病患者有益吗?

黑芝麻含有较多的不饱和脂肪酸,糖尿病患者可适量吃些。但糖尿病合并高脂血症患者慎用。

62. 莴笋对糖尿病患者有益吗?

莴笋中含有较多的烟酸,烟酸是胰岛素的激活剂,可改善糖的代谢功能。

63. 口蘑对糖尿病患者有益吗?

口蘑含有铬元素,是维持人体正常葡萄糖耐量不可缺少的微量元素。

64. 紫菜对糖尿病患者有益吗?

紫菜中含有丰富的钾、碘、硒,可减少糖、脂肪等物质在血管壁的沉积,降低血液黏稠度,减少动脉粥样硬化及冠心病。

65. 柠檬对糖尿病患者有益吗?

柠檬含有丰富的有机酸,可以改变食物与人体消化酶接触的面积,延缓胃排空时间,稳定餐后血糖。

66. 糖尿病患者忌食食品有哪些?

主食:糯米、元宵、油条、方便面、蛋糕、面包、饼干、月饼。
蔬菜:酸菜、咸菜、腌雪里蕻、韭菜、甜菜、香椿。
水果:榴梿、龙眼、荔枝、大枣、甘蔗、柿子。
肉类:腊肉、香肠、鱼子、炸鸡、螃蟹、动物内脏。
其他:薯片、炸薯条、蜜饯、冰激凌、膨化食品、油面筋、松花蛋、人造奶油、白酒、啤酒、可乐。

67. 糖尿病饮食误区有哪些？

（1）糖尿病是爱吃糖引起的吗？

糖尿病是遗传和环境等多种因素长期共同作用所导致的慢性、全身代谢性疾病，吃糖可使糖尿病患者血糖更高。

（2）得了糖尿病再也不敢吃水果了吗？

糖尿病患者如何吃水果，这是很多人都比较关心的问题，同时很多人怕血糖升高而不敢吃水果。糖尿病患者可以吃水果，但有一定的条件，在血糖控制比较理想时，即空腹血糖 < 7.8 mmol/L、餐后血糖 < 10.0 mmol/L、糖化血红蛋白 < 7.5%，病情稳定（不经常出现高血糖或低血糖）的情况下可以适当吃水果。吃水果的最佳时间为两餐之间。水果不能在餐后马上吃，否则会使血糖水平更高。

（3）糖尿病食品能降糖吗？

有人认为糖尿病食品是无糖的，可以降低血糖。实际上绝对不含糖的食品极少，粮食做成的食品均含碳水化合物，而碳水化合物的另外一个名字就是糖。所谓无糖食品，主要说的是不含葡萄糖或者蔗糖，但很多食物都含有碳水化合物。碳水化合物是一种多糖，消化吸收较单糖（如葡萄糖）或双糖（如蔗糖）慢，对血糖影响较小，也就是升糖指数较低。但碳水化合物还是糖，消化吸收以后还是能变成血糖，吃这些食物后血糖还是会增高，只不过增高的幅度较小而已。因此，不能要求糖尿病食品能降糖。

（4）豆腐多多益善吗？

很多人认为，豆腐可以降糖、调脂、预防便秘，糖尿病患者应多吃，其实需根据具体情况而定。中医辨证认为：豆腐性偏寒，胃寒、脾虚、肾亏者不宜多食。

68. 糖尿病患者需要补充微量营养素吗？

糖尿病患者容易缺乏 B 族维生素、维生素 C、维生素 D 以及铬、锌、硒、铁、锰等多种微量营养素，可根据营养评估结果适量补充。长期服用二甲双胍者应防止维生素 B_{12} 缺乏。无微量营养素缺乏的糖尿病患者，无须长期大量补充维生素、微量元素以及植物提取物等制剂，其长期安全性和改善临床结局的作用有待验证。

糖尿病膳食食谱举例如下：

举例一

早餐	午餐	晚餐	饮料/水果
①豆浆（鲜豆浆250g） ②花卷（标准粉25g） ③煮鸡蛋（鸡蛋50g） ④豆腐伴菠菜（菠菜50g，豆腐丝25g）	①红小豆米饭（粳米50g，红小豆50g） ②炒三丁（黄瓜100g，冬笋100g，鸡肉50g） ③番茄豆腐汤（番茄50g，豆腐50g）	①小米南瓜饭（小米50g，小南瓜1/4个） ②青笋鸡丝（青笋100g，鸡肉50g） ③丝瓜汤	①藕玉饮（午餐及晚餐后2小时各1份） ②苹果1个

举例二

早餐	午餐	晚餐	饮料/水果
①牛奶250ml ②馒头半个（50g） ③黄瓜炒鸡蛋（黄瓜大半根，鸡蛋50g）	①粳米饭（粳米100g） ②香菇炒肉（鲜香菇100g，猪瘦肉150g） ③番茄豆腐汤（番茄50g，豆腐50g）	①粳米饭（粳米50g） ②蒜蓉生菜（生菜半棵，蒜瓣6个） ③茭白烧肉（茭白150g，瘦肉50g）	①西洋参陈皮茶（西洋参3片，陈皮5块） ②猕猴桃1个

（三）运动

1. 糖尿病患者运动应遵循什么原则？

（1）运动应循序渐进。

（2）专业人员与患者一起确定运动目标。

2. 糖尿病患者运动的适应证有哪些？

绝对适应证：糖耐量异常者、无显著高血糖和严重并发症的2型糖尿病患者。相对适应证：有微量蛋白尿、无眼底出血的单纯性视网膜病、无明显自主神经障碍的糖尿病外周神经病变等轻度合并症的糖尿病患者，在饮食指导和药物控制血糖后，再进行运动疗法。无酮症酸中毒的1型糖尿病患者，在调整好饮食和胰岛素用量的基础上进行运动治疗，能有效控制血糖在良好的水平。

3. 糖尿病患者运动的禁忌证有哪些?

（1）糖尿病酮症酸中毒。

（2）空腹血糖大于 16.7 mmol/L。

（3）反复低血糖或血糖波动较大。

（4）增殖性视网膜病。

（5）肾病［eGFR：30 ～ 50 ml/（min·1.73 m^2）］。

（6）严重心脑血管疾病(不稳定型心绞痛、严重心律失常、一过性脑缺血发作)。

（7）合并急性感染。

4. 糖尿病患者可以选择哪些运动方式?

运动方式应基于每个人的健康程度和平时的运动习惯，其中最有效的有氧运动是运用大肌肉群完成持续或间歇的运动，主要包括步行、慢跑、骑自行车、跳绳、划船、爬楼梯、游泳等。

5. 糖尿病患者运动频率和持续时间有什么要求?

（1）每周运动频率：每周 3 ～ 5 次。

（2）运动持续时间：中强度运动每次 30 分钟,但不包括热身和结束后的整理运动。

（3）为避免急性损伤，应该在数周到一个月的周期运动后逐渐增加运动频率、时间和强度。

注：即使是每周仅 2 小时的步行，也能使糖尿病患者的全因死亡率下降 39%，心血管事件诱发的死亡率下降 34%。

6. 如何计算运动强度?

简易计算法：运动时保持脉率（次 / 分钟）=170- 年龄。自身感觉：微微气喘但还能与同伴正常交谈。

举例：1 名 58 岁男性患者，达到中等运动强度的脉率为 170- 年龄 =170-58=112（次 / 分钟）。

安全的运动强度应该是最大运动强度的 50% ～ 70%，最大运动强度的脉率（次／分钟）=200- 年龄。

7. 如何用自身感觉来判断运动强度是否合适？

当感觉周身发热、出汗，但不是大汗淋漓；或气喘吁吁，但能说话、不能唱歌，此时运动强度是比较合适的。

8. 高强度的运动比低强度的运动要好吗？

高强度的运动往往是无氧运动，需量力而行。无氧运动可增加局部肌肉强度，但不能有效刺激心肺功能，适合年轻、体力好且无糖尿病并发症的患者，如百米赛跑、撑杆跳、摔跤、拔河。

中老年糖尿病患者最好选择有节奏、持续时间较长的有氧运动，能带动全身新陈代谢、帮助消耗葡萄糖、促进心肺功能，如慢跑、骑自行车、跳舞、太极拳、散步等。

9. 糖尿病患者运动前应该做哪些评估？

（1）做心肺功能检查，如血压、心率、肺活量、心脏功能等。

（2）做糖尿病方面的检查。

（3）在医生、护士的指导下制订运动计划。

（4）选择环境好且安全的运动场地。

（5）选择宽松吸汗的棉质衣服。

（6）穿大小适中的鞋子和松口的棉线袜。

（7）天气不好时选择室内运动。

10. 糖尿病患者运动时机应该如何选择？

推荐的运动时机：中国糖尿病患者多为餐后血糖高，运动宜在餐后1小时内。不适当的运动时机：不要空腹运动，不要在正午阳光暴晒时运动，不要在寒冷的早晨运动，不要在早晨浓雾还未散去时运动，不要在注射胰岛素和（或）口服降糖药物发挥最大效应时运动。

11. 糖尿病患者运动时间如何选择？

（1）根据病情选择合适的有氧运动方式，如太极拳、医疗气功、八段锦、五禽戏、散步、快走、慢跑等；运动项目的选择要与患者的年龄、病情、经济状况、文化背景及体质相适应。每周最好进行 2 ～ 3 次抗阻运动（两次锻炼间隔 ≥ 48 小时），锻炼肌肉力量和耐力。

（2）运动选择在饭后 1 小时（第一口饭计时）左右，运动频率和时间为每周至少 150 分钟（如每周运动 5 天、每次 30 分钟）中等强度（50% ～ 70% 最大心率，运动时有点费力，心跳和呼吸加快但不急促）的有氧运动。

（3）血糖 > 14 mmol/L 或血糖 < 3.6 mmol/L、合并糖尿病急性代谢并发症及心、肾等器官严重慢性并发症者暂不宜运动。

（4）血糖 < 5.5 mmol/L 运动前需适量补充含糖食物如饼干、面包等。

12. 糖尿病患者怎么进行运动项目的选择？

运动项目的选择见表 10。

表 10　运动项目的选择

运动种类	举例	持续时间 / 分钟	消耗热量 /kcal
最低强度运动	散步　购物 做家务　打太极	30	90
低强度运动	跳交谊舞　做体操 平地骑车　打桌球	20	90
中等强度运动	爬山　打羽毛球 慢跑　上楼梯	10	90
高强度运动	跳绳　游泳 举重　打篮球	5	90

对于刚开始运动的患者，可以从低强度运动开始，结合个人喜好选择运动项目，当身体逐步适应一定强度的运动后，再选择中、高强度的运动。

在消耗相同热量的前提下，选择运动强度越低的项目，需要持续运动的时间就越长。

13. 糖尿病患者运动中要注意哪些身体感受？

（1）注意心率变化及感觉，以掌握运动强度。

（2）随身携带急救卡及糖块、饼干等，防止发生意外及低血糖反应时及时处理。

（3）需热身 5～10 分钟。

（4）天气炎热时，应及时补充水分，但不能一次性过多饮水；天气寒冷时要注意保暖。

14. 糖尿病患者运动中要观察哪些内容？

为防止意外发生，运动不宜在空腹进行。在运动中若身体出现乏力、头昏、心慌、胸闷、憋气、出虚汗、腿疼、视力模糊等不适时，应立即停止运动并进行全面体检。运动时还要随身携带写有本人姓名、年龄、家庭住址、电话号码和病情的糖尿病卡，以防突发情况。

15. 糖尿病患者出现哪些情况需要暂停运动？

空腹血糖 > 16.7 mmol/L、反复低血糖或血糖波动较大、合并各种急性感染、合并糖尿病急性并发症如糖尿病酮症酸中毒及糖尿病足，应避免中度至高强度运动。严重肾病、增值性视网膜病变、严重心脑血管疾病（不稳定型心绞痛、严重心律失常、一过性脑缺血发作）应暂停运动。

16. 运动中不适情况的处理方法是什么？

（1）如出现低血糖现象可立即服用随身携带的糖果。

（2）若出现乏力、胸闷、憋气及腿痛等不适，应立即停止运动，原地休息。

（3）夏季运动避免中暑，一旦出现中暑症状，立即到阴凉通风处坐下，喝些凉盐开水，切忌饮用汽水、果汁等甜饮料，尽量呼吸新鲜空气。经以上处理后情况仍未缓解请及时就医。

17. 运动后有哪些需要注意的地方？

（1）不忘整理运动：运动即将结束时，应做 5～10 分钟的恢复整理运动，并逐渐使心率降至运动前水平，不要突然停止运动。

（2）不要立即洗凉水澡，可休息一段时间后（心率降至运动前水平）再洗澡，最好洗温水澡，并及时补充水分。

（3）及时擦汗，避免着凉，不要立即进空调房，活动手脚关节，换汗湿的衣服。

（4）运动后监测一次血糖：掌握运动强度和血糖变化的规律，如出现低血糖，可适当降低运动强度。

（5）检查双脚：有无红肿、青紫、水疱、血疱、感染等。

（6）注意运动后的感觉：若出现持续性疲劳、运动当日失眠、运动后持续性关节酸痛等不适，则表示运动量过大。

（7）长时间大运动量的运动，如郊游、爬山等，结束后进食量也需适当加大。

18. 其他运动后的注意事项?

（1）运动可引起食欲增加，应合理安排进食及运动时间。

（2）结伴出行，告知同伴低血糖的处理措施。

（3）注意饮水，如无法随身带水，可在运动前喝一杯水，运动后再喝一杯。

（4）告知家人运动地点。

（5）随身携带病情卡和糖果。

（6）切记不要赤脚走"石子健康路"。

19. 糖尿病患者可以步行吗?

步行属于最低强度运动，步行 30 分钟，大约消耗 90 kcal 热量。步行时需要注意以下几个方面。

（1）正确的姿势：抬头挺胸，手握空拳，双臂自然弯曲、摆动，肩膀向下、向后放松，足跟先着地，步幅适中舒适，步伐自然有力。

（2）步速：以微微出汗、说话自如为宜。可将不同的步速组合起来，中间穿插一些爬坡或登台阶。

（3）持续时间：一般每次 30 分钟，每天 1 次，每周至少 5 次。

（4）运动时间：不宜过早，待太阳升起雾气散开后进行。

适宜人群：因运动强度较小，尤其适合体质较差、血液循环差的老年糖尿病患者。

20. 糖尿病患者可以打太极拳吗?

太极拳属于最低强度运动，打太极拳 30 分钟，大约消耗 90 kcal 热量。糖尿病患者打太极拳时需要注意以下几个方面。

（1）动作要领：膝关节微屈，脚步不断缓慢移动，举止轻灵，动作和缓、连贯、协调，呼吸自然，使意识、呼吸和动作三者密切结合。

（2）练习方法：可以单练一组或几组，也可以专练一两式如"揽雀尾""云手""起势"等。架势可稍高，如做"弓步"时膝关节弯曲度可略小。

（3）注意事项：如果膝关节出现比较严重的损伤，就不太适合进行此项运动，建议做一些非承重性的运动，如游泳、骑固定自行车、坐位的伸展运动等。

21. 糖尿病患者可以跳舞吗？

跳舞属于低强度运动，跳舞 20 分钟，大约消耗 90 kcal 热量。特点：兼顾头、颈、胸、腿、髋等部位，多以小关节、小肌肉的运动为主，使肢体的协调性和灵活性更好。

（1）好处：在运动的同时加入音乐元素，让人心情愉快，精神放松，忽略运动疲劳；促进大脑思维，增强记忆功能，使大脑长时间保持活跃状态，有助延缓衰老。

（2）适宜人群：它是介于步行和慢跑之间的一种体育锻炼，老少皆宜。

22. 糖尿病患者可以慢跑吗？

慢跑属于中等强度运动，慢跑 10 分钟，大约消耗 90 kcal 热量。

（1）正确的姿势：肌肉放松，两臂自由摆动，全脚掌着地，同时与呼吸节律配合。

（2）持续时间：宜 10 分钟以上。

（3）运动时间：最好在早上进行，应先做操然后跑步，临睡前一般不宜跑步。

（4）适宜人群：较年轻、身体条件好、无心血管疾病且有一定锻炼基础的糖尿病患者。

（5）注意事项：因下肢关节受力较大，易引起膝关节和踝关节疼痛，所以慢跑时间不宜过长。

23. 糖尿病患者可以踢毽子吗？

踢毽子属于低强度运动。

特点：以下肢肌肉的协调运动为主，由髋关节、膝关节、踝关节的摆动来带动足部供血最困难的部位，尤其适合"办公室一族"。

优点：脊椎各关节一张一弛，避免椎关节僵化，增强关节稳定性；上肢有节律地摆动，对肩周炎有较好的防治作用。独到之处在于有效调节眼、脑神经系统。

注意事项：运动前的热身应加强关节活动，预防肌肉拉伤或关节扭伤。运动场地应平坦、无石子，不能太软，也不能过硬，一般在砖地上运动比较好，同时，场地要有一定的防滑性。

踢毽子 20 分钟，大约消耗 90 kcal。

24. 糖尿病患者可以打乒乓球吗？

打乒乓球属于中等强度运动。

特点：速度快、变化多、击球技巧性强、运动兴趣易于激发。

优点：护眼、健脑、提高协调性。讲究协作与对抗，是相对安全的球类运动。对糖尿病患者的下肢和心血管系统有益。

注意事项：注意环境检查，球台四周宽敞，不要有太近的障碍物；地面要干燥，水渍及时拖干，防止滑倒受伤。

掌握正确的打球方法，因腕、肘、肩部、腰部用力较大，应避免引起损伤。

控制运动负荷，循序渐进，避免竞技性比赛。

打乒乓球 10 分钟，大约消耗 90 kcal 热量。

25. 糖尿病患者可以爬山吗？

爬山属于中等强度运动。

特点：是一项耗氧量很大的运动。

爬山前应坚持做一段强度不大的适应性运动。

根据自身条件注意控制时间和路程，将下山时间也考虑在内，途中注意适当休息。

注意事项：运动量较大或持续时间较长时，应在运动前或运动中适当加餐。

最好有伙伴或家人同行。避免恶劣天气，不在酷暑炽热的阳光下或严冬凛冽的寒风中爬山。

骨关节病患者不宜选择爬山，尤其上山时对膝关节的磨损很大，会造成关节伤痛。

爬山 10 分钟，大约消耗 90 kcal 热量。

26. 糖尿病患者可以游泳吗?

游泳属于高强度运动。

游泳前:请专科医生检查足部感觉神经,以明确是否存在神经损害。

与医生商定合适的游泳距离和时间。

准备宽松舒适的泳衣,选择不要太紧的橡胶底泳鞋。找一个了解您病情的游泳伙伴也很有必要。

游泳时:佩戴泳镜以防止眼部感染。可将有氧运动如健身操、漫步等,移到水中进行。如果合并神经病变,不要赤脚踩泳池的底部或赤脚在海边、池边散步,以免使脚受到伤害但又毫无知觉,最终有可能引发糖尿病足。

游泳后:及时用温水洗澡,避免因游泳池里的氯使皮肤皲裂,增加感染风险。注意检查全身皮肤,如发现发红、破溃或其他异常情况需及时到医院就诊。

游泳5分钟,大约消耗90 kcal热量。

27. 糖尿病患者一定不能旅行吗?

很多人认为,旅行可能使糖尿病患者发生危险,尤其是接受胰岛素治疗的患者。事实上,血糖稳定的患者可以旅行,建议结伴旅行,随身携带药物及注射工具,注意保护足部。

28. 糖尿病患者出游前需要做哪些准备?

要准备充足的药物,如果药物没有带足,在外地有可能买不到您所服用的药物;注意携带血糖仪、充足的采血针和试纸。携带常用的药物,如感冒药、退烧药、治疗腹泻的药物等。注意携带病情卡,以便发生紧急情况时医生可以及时了解病情。出游时有时会出现不能按时就餐的情况,携带适合的便携食物,如无糖饼干等,以便及时取用。注意携带糖果和含糖饮料,以备发生低血糖时及时服用。携带消毒棉球和创可贴,出现小擦伤时及时消毒处理。野外蚊虫较多,注意带驱蚊水。

29. 糖尿病患者出游的注意事项是什么?

(1)野外出游时早晚温差大,注意及时增加衣物;途中注意随时检查鞋内有无沙石之类的异物，注意检查脚部有无血疱或被磨破的现象，注意鞋底硬一些，而鞋内部要软一些，不穿露脚趾的鞋子，务必要穿袜子。还要注意防晒，可以涂抹防晒霜、戴遮阳帽等；注意药物和胰岛素不要放在行李箱内，要随身携带，不能托运，如果要乘坐飞机，可以让医生开具可以携带胰岛素的证明，胰岛素要放在隔热包内，随身携带。特别提醒，乘飞机时不能将胰岛素托运，飞机的行李舱内温度很低，胰岛素会结冰而不能使用，所以要特别注意。

（2）出游时还要注意监测血糖，防止血糖波动过大，最好在家人的陪伴下或结伴出游，以确保安全；如果随团出游，要提前告知领队自己的病情，以防止突然事件发生能及时处理。特别提醒，随身携带病情卡——"绿十字卡"：注明姓名、诊断、可能出现的紧急情况以及救助的方法、联系人及联系方式。病情卡可以让医生迅速了解您的病情，关键时刻也许可以挽救生命。

（3）旅游时活动量可能比平时大得多，可根据需要适当增加食量，防止低血糖的发生，并随身备糖果。最好提前了解航线和时差，旅途中力求固定的时间进餐。注射胰岛素的糖尿病患者要特别注意，可以选择注射胰岛素类似物，餐前即刻注射，无需等待，安全方便。还要注意饮食卫生。

30. 糖尿病患者能否自驾游？

随着汽车的普及，很多人外出旅游选择自驾游，那糖尿病患者能不能开车？什么样的糖尿病患者不适合开车？开车过程中又要注意些什么？注意自驾前要让医生评估自己的健康状况，看是否适合自驾游。有以下情况的糖尿病患者不适合自驾游：合并心脏病，下肢有并发症，注射较大剂量胰岛素，合并眼底病变。当出现伤风、感冒等疾病时要特别谨慎，这些疾病会引起血糖不稳定。

31. 糖尿病患者自驾游的注意事项有哪些？

自驾时要注意带齐血糖仪、糖果，以及可能需要的其他药物，上车前最好测一下血糖，以了解血糖情况。注意不要连续长时间驾车，一旦出现低血糖的症状，应尽快停车，拿出血糖仪检测血糖，然后补充含糖食物或饮料。糖尿病患者自驾要特别注意安全，血糖过高或过低时驾驶，危险性等同于酒后驾车。

32. 什么是糖尿病神经或血管病变足部操？

糖尿病神经或血管病变有足部麻木、发凉等不适者可每天做 5 分钟足部操，注意足部保暖。足部操具体动作：动作一，平卧，患肢伸直抬高 45°，足趾做背伸跖屈；动作二，平卧，患肢伸直抬高 45°，踝关节做伸屈活动；动作三，平卧，患侧靠床边，患肢伸直抬高 45° 并维持 1～2 分钟，再垂于床边 1～2 分钟。

33. 糖尿病并发视网膜病变的运动建议

轻度：可选择中、低强度的有氧运动，避免憋气。

中度：可选择中、低强度的有氧运动，避免头部向下。

重度：因存在眼底出血危险需严格限制运动。建议仅做一些低强度运动。如果进行激光治疗后病情稳定了，才可以进行一些中等强度的运动。

34. 糖尿病合并高血压病的运动建议

轻度和中度高血压：可选择中、低强度的有氧运动，避免做推、拉、举之类的力量练习。

重度高血压：可选择太极拳、步行、做操、舞蹈等低强度的有氧运动。

35. 糖尿病并发冠心病的运动建议

轻度供血不足：可选择中、低强度的有氧运动，避免无氧运动，如举重。

偶有心绞痛、陈旧性心肌梗死：可选择步行、做操、打太极拳等低强度运动。

频繁心绞痛或急性心肌梗死：应避免运动。

36. 糖尿病合并脑梗死的运动建议

急性期：避免活动。

亚急性期：必要的床上局部活动和尽可能的被动活动，且需要家属协助完成。

慢性恢复期：针对需要加强的部位功能（尤其是瘫痪部位）进行康复训练，

必要时用辅助器械。

37. 糖尿病肾脏病变的运动建议

轻微蛋白尿：可进行中低强度运动。

中度蛋白尿：可进行低强度运动。

重度水肿及尿毒症：避免运动。

38. 糖尿病合并神经病变的运动建议

一般的有氧运动均可选择。要注意足部有神经病变者，对疼痛和不适的感觉减弱，因此要特别注意保护足部。

39. 糖尿病合并糖尿病足的运动建议

未发生溃疡：可适当运动以改善下肢与足的血液循环，如散步、游泳、爬山等。不宜长时间行走、慢跑及剧烈的运动。

已发生溃疡：不要坚持原有的运动，尽快到医院治疗。

（四）药物治疗

1. 糖尿病是可以治愈的吗？

糖尿病是一种终生的慢性代谢性疾病，目前所有的治疗方法都只能是控制病情、延缓并发症的出现、提高患者生活质量，离根治糖尿病还有相当的距离，所以千万不要盲目相信一些所谓"祖传秘方""专治糖尿病""糖尿病可治愈，服药数月包好"等不负责任的广告宣传，既浪费大量钱财，又延误了治疗时机。

但也不用焦虑，存在依丛性极好的患者临床缓解，即不需药用，血糖达到控制目标。

2. 得了糖尿病真的不要紧吗？

人体器官长期浸泡在高血糖中，会受到损害，最终导致多种并发症发生，导致生活质量下降，甚至致残致死。

3. "用药凭感觉，糖降就停药"这种说法对吗?

糖尿病作为一种终身性疾病，目前尚不能根治，需要长期乃至终身服药。患者经药物控制后症状消失，血糖降至正常，这并不意味着糖尿病已痊愈，还应继续用药维持，饮食控制和体育锻炼也绝不能放松，切忌擅自停药，否则会造成高血糖卷土重来，病情恶化，实在是得不偿失。

4. 早期糖尿病没有症状就不必治疗吗?

这种想法不可取，较长时间的血糖升高，尽管没有不适症状，但已经造成对血管、神经的损害，早期治疗能阻止或延缓损害的发生、恶化。若高血糖长期得不到纠正，必将导致心、肾、脑等全身器官功能损害，而这些病变是不可逆的，到那时医生也束手无策。对于高危人群，如肥胖、双亲中有患糖尿病者、中老年人、缺乏运动者，尤其应加强监测，早期诊断，早期治疗。

5. 只重视药物治疗而轻视基础治疗对吗?

糖尿病的治疗是综合治疗，教育、监测、饮食、运动、药物"五驾马车"缺一不可。只有在饮食控制和运动锻炼的配合下，药物治疗才能取得良好的降糖效果。否则，药物再好也很难发挥理想的作用。

6. 中药总比西药好吗?

中医经过几千年的医学实践，为治疗消渴症（糖尿病）积累了丰富的经验，对轻症患者缓解症状确有一定疗效。但是中药的降糖疗效有限，对重症患者难以奏效，如仍抱着用药偏见，不愿意采用较强降糖作用的药物，必将贻误病情。

7. 疗效不好，须频繁换药吗?

糖尿病用药强调个体化，应根据每个人的具体情况（如肿瘤、肝肾功能状况、年龄等）来选择药物。许多患者不了解这一点，服药没几天，见血糖下降不满意，即认为药物无效，急于换药，这样做是十分轻率的。较合理的方法是：在专科医生指导下，根据血糖逐渐调整药物的剂量，服至该药的最大有效量时，血糖仍不下降或控制不理想，再改用其他药物或与其他药联合使用。

8. 胰岛素一定要等到口服药无效才能用吗？

很多患者认为：打胰岛素意味着先前的治疗失败了。事实上，随着胰岛功能下降到一定程度，注射胰岛素是必然的，早期使用胰岛素可以使血糖早期得到控制，从而延缓或减少并发症的发生。

9. 注射胰岛素会成瘾吗？

严格来说，胰岛素不是药，而是人体内一种必需的降血糖物质，不会成瘾。需不需要用胰岛素，用了后是否能撤掉，取决于病情。

10. 注射胰岛素真的很麻烦、很痛吗？

胰岛素针不同于其他普通针，是携带方便的胰岛素注射笔。针头只有几个毫米，注射于皮下而不是血管，正常情况下注射疼痛感很小。

11. 如何正确注射胰岛素？

（1）注射物品准备好

每次注射前都要将注射物品准备好，包括核对胰岛素的名称、剂型、有效期；检查胰岛素的外观有无异常；在冰箱保存的胰岛素需放至室温（20℃左右，不超过25℃）再注射。

（2）混悬型胰岛素需摇匀

如果糖尿病患者使用的是混悬型胰岛素，每次注射前还需将胰岛素摇匀。需要摇匀的胰岛素有：中效人胰岛素、预混入胰岛素和预混胰岛素类似物。

以预混胰岛素类似物为例来讲一下摇匀方法：

首次使用前，将笔芯放在手掌间滚搓10次，注意保持笔芯水平。然后一只手拿着笔芯，手臂上下摇动10次，并重复前两个步骤至少一次，直至药液呈均匀的白色雾状为止，之后立即注射。

此后的每次注射前，握住笔芯，手臂上下摇动10次，直至胰岛素呈白色均匀的混悬液才能注射。

需提前安装针头，注射时注意先排气，针尖朝上，轻弹注射笔，让气泡浮到顶端后，按下注射按钮，直至笔尖有药液排出，调整至需要注射的刻度。

（3）捏皮进针有讲究

注射物品都准备好后，糖尿病患者就要进行胰岛素注射了。捏起皮肤可使该部位的皮下组织变深，有效提升注射的安全性。正确的捏皮手法是用拇指和食指，或加中指捏起皮肤，然后注射；避免用全手指握住皮肤，防止误捏住肌层，使注射误入肌肉层。

捏皮注射时，进针角度与皮肤呈 90°。不捏皮的情况下可以 45° 角进行注射。需要特别说明的是，捏皮后 90° 角进针或者不捏皮 45° 角进针，都是为了增加皮下组织的厚度，从而降低注入肌肉层的危险。每个人的注射角度可以咨询专业的医生。

如果胰岛素注射针头是 0.25 mm（31G）× 5 mm，建议不捏起皮肤直接垂直进针，儿童及部分消瘦的成人患者可能需要捏起皮肤注射。

（4）小小措施防漏液

在进针完成注射后，有些糖尿病患者拔针时会发现针头出现了漏液，这种情况是很多糖尿病患者忽略了针头留置时间的问题。注射完毕后，针头要留置在皮下 10 秒钟以上，这样可以有效预防漏液。拔针后及时卸下针头，将胰岛素笔盖上笔帽存放好，也可有效防止漏液。

胰岛素漏液不仅浪费药物，还会堵塞针头，造成下次注射剂量不准确，如果是预混胰岛素漏液甚至会改变胰岛素的浓度，影响血糖控制。

（5）针头用完需处理

注射完毕后，使用过的针头应立即卸下，套上外针帽后丢弃在专门盛放尖锐物的容器中，有些糖尿病患者会经常算经济账，使用后的针头拿来重复使用，这种做法其实存在很大隐患，重复使用针头会造成针尖变形，甚至部分折断在体内，通常肉眼很难发现。使用前的针头都很锐利，但使用多次后，针尖弯曲，表面毛糙，这样的针头拿来注射肯定会疼痛。所以针头一定不能重复使用，用完后要及时正确处理。

12. 为了减少注射疼痛，如何选择合适部位？

为了减少注射疼痛，除了针头要合适外，选择合适的注射部位也很重要。选择皮下脂肪丰富且没有较多神经分布的部位可减少注射疼痛感，同时要避开神经和血管，这样可以减少注射到肌内和疼痛。这些部位包括腹部、大腿前侧和外侧、上臂外侧和臀部外上侧。

（1）腹部：以自己的一个拳头盖住肚脐（大约脐周 5 cm 内，此处不要注射胰岛素），在肚脐两侧约一个手掌宽的距离内注射。如果在除此以外的腹部注射时，针头容易扎到肌肉，导致肌内注射和疼痛。即使体重过重者，其皮下层越往身体两侧也越薄。

（2）大腿：应选择前面或外侧面进行注射，不要选择大腿内侧，避免刺伤血管和神经，引发疼痛。

（3）手臂：选手臂三角肌下外侧，该部位皮下组织较厚，肌内注射和注射疼痛的风险较低。

（4）臀部：注射部位是从髋骨上缘往下至少 10 cm 远处，通常为臀部外上方处。

13. 正确轮换注射部位可减少疼痛吗？

注射部位经常轮换也可以减少注射疼痛，那么该如何进行注射部位的轮换呢？可以把轮换简单地分为大轮换和小轮换。

大轮换是指腹部、大腿、上臂和臀部四个注射部位间的轮流注射；小轮换是指在每个注射部位内以顺时针方向轮流地选择注射部位。以腹部注射为例，可以以肚脐为中心点，画一条水平和垂直的直线，这样就把腹部可以注射的区域分成了 4 个部分。把腹部的右上方编号为区域 1，左上方编号为区域 2，左下方编号为区域 3，右下方编号为区域 4。按 1-2-3-4 的顺序进行小轮换，可以避免重复在一个部位长期注射而引起注射部位的皮下脂肪增生或者萎缩。另外，还需注意的是每次注射点应间隔至少 1 cm，而且尽量避免一个月内重复使用一个注射点。

14. 每次注射更换新针头会减少痛感吗？

如果每次注射后更换新针头可以大大减少疼痛感。使用前的针头很锐利，使用一次后针尖有些弯曲，使用两次后针尖的弯曲更大，使用次数越多，针尖越弯曲，用这样的针头注射肯定会引起疼痛。所以说，针头应一次性使用，重复使用针头会加重注射疼痛，甚至会部分折在体内。

15. 如何减少注射疼痛？

（1）注射胰岛素时，笔芯或者特充装置里的胰岛素最好是常温的，因为温度较低的胰岛素会诱发疼痛和不适感。

（2）避免在皮肤感染或硬结的地方注射，否则也会诱发疼痛。

（3）避免在体毛根部注射，因为体毛根部附近往往有丰富的神经末梢，注射会增加痛感。

（4）消毒注射部位的皮肤后，应该等酒精挥发后放松肌肉再注射，如果消毒皮肤的酒精未干就进行注射，酒精从针眼被带到皮下，会引起疼痛。

16. 如何保存胰岛素？

部分糖尿病患者感觉注射麻烦其实是走进了胰岛素保存的误区，总是把正在使用的胰岛素放回冰箱保存，每次使用时又要放回室温，不由得就感觉注射麻烦了。

其实对于已开封的瓶装胰岛素或胰岛素笔芯每次使用后不必放回冰箱，可在室温下保存，只要在开启后一个月内使用完就行，这里所说的室温温度为20℃左右，不超过25℃，可保存4周。未开封的瓶装胰岛素笔芯需储藏在2～8℃的环境中，可以放在冰箱冷藏室，切勿冷冻；避免受热或阳光照射，并防止振荡。

17. 低温对胰岛素有何影响？

（1）低温会使胰岛素冷冻结冰，导致变性，从而失效；即使解冻，胰岛素也不能再使用。

（2）一旦发现胰岛素结冰应予丢弃，换用新的胰岛素。

18. 特殊环境下如何保存胰岛素？

外出旅游时最好将胰岛素放在一个保温箱内，避免过冷、过热及反复振荡。

乘坐飞机时，胰岛素和其他降糖药物应装入随身携带的包内，千万不可托运。

（五）心理健康

1. 心理障碍会导致什么后果？

糖尿病已经是目前公认的一种身心疾病，它可以引起抑郁和焦虑等负面情绪，负面情绪可以导致胰岛素分泌减少，升糖激素分泌增加，从而导致血糖升高和病情加重，而病情加重又会加重负面情绪，由此形成恶性循环，最终的后果是导致经济损失，出现并发症。

2. 糖尿病患者抗糖要牢记什么？

第一点需要记住的是：与其怀疑，不如接受。

第二点需要记住的是：气愤、埋怨只会加重病情。

第三点需要记住的是：抑郁、自责没必要。

第四点需要记住的是：恐惧、焦虑应尽快摆脱。

第五点需要记住的是：消极治疗、放任自流不可取。

第六点需要记住的是：不听信、盲从游医。

第七点需要记住的是：胰岛素并不可怕。

3. 缓解心理压力有哪些方法？

深呼吸：在安静的环境下，采取最舒适的姿势放松身体，微闭双眼，先深深吸一口气（最好运用腹式呼吸），然后尽量把气体全部吐出去，反复做几次。

体育锻炼：可做一些快走、慢跑等中低等强度的运动。锻炼不仅有助于稳定情绪，还能降低血糖，对缓解压力也很有好处。

多听音乐：使内心平静，放松情绪。

转移注意力：做一些自己喜欢的事，以焕发活力。

还可以通过医院组织的科普大课堂、糖尿病网认识一些病友，与他们多交流管理糖尿病的经验和心得，培养良好的兴趣和爱好。让确诊糖尿病成为告别不良生活习惯、走向健康生活的开始！健康的心理有助于患者与糖尿病一起乐观生活。

4. 亲友如何提供帮助？

人一旦患病，情感会比较脆弱，内心渴望得到亲人和朋友的关心和体贴。糖尿病是一种慢性病，需要长期治疗，这种综合治疗也会影响亲友的生活，亲友可以做些什么呢？

（1）提供心理上的支持，经常让患者接触令人快乐、开心的事情，让其感受到生活的乐趣。对患者多关心、多疏导，让其感到被重视和关注。

（2）营造温情的家庭生活氛围。对患者的不良情绪不能置之不理，更不要施加压力。

（3）提供治疗上的帮助，学习糖尿病知识，提醒患者按时用药。

（4）熟练掌握如何进行饮食治疗，督促并协助患者适当运动。

（5）协助患者完成自我保健计划，协助做好病情监测；协助患者完成血糖、血压的测量和记录。

（6）督促患者定期复诊，发现病情异常及时送其就医。

5. 糖尿病诊断之初常会产生什么情绪？

诊断之初常会产生愤怒情绪。愤怒情绪是低血糖的一个症状，但是很多患者在血糖正常期间也会感觉到愤怒。在一项111例2型糖尿病患者中进行的研究发现，34%的患者有愤怒情绪。其他一些研究也发现，在糖尿病患者中愤怒是一种常见的情绪。愤怒可以因为许多事情引起，也常常来自患者心底的一些潜在想法：

（1）因为糖尿病不能根治而导致的挫折感。

（2）患者必须为自己的糖尿病负责而产生挫折感。

（3）无助所导致的愤怒。

（4）在被责备糖尿病自我管理不理想的时候患者常常会产生愤怒情绪。

6. 当糖尿病病情出现反复时会出现什么情绪？

当糖尿病病情出现反复时会内疚与自责。因为糖尿病是一个终身性的疾病，需要终身治疗。应当预料到，并非任何时候所有的处理都是非常恰当的。然而，有的患者可能对于自己要求过于严格，常常会因为很小的事情而严责自己。

多看医生就能够改善糖尿病控制的观点，暗示着患者常常做错，这也可能会使事情变得更糟糕。

在被建议应用胰岛素治疗的时候，患者的罪恶感或者失败感可能会更明显。

7. 有些患者会出现抑郁、社交冷漠等情况吗？

有些患者会出现抑郁、社交冷漠等情况。抑郁特征通常是持续的变化，例如睡眠不佳、疲劳以及在几周内对日常活动不感兴趣，可能会干扰糖尿病患者的自我护理。

8. 如何排解负面情绪，走出心理误区？

临床中可运用一些心理疗法疏导患者心理压力。

方法一：心理支持治疗。

①消除迷惑。②定期组织患者及家属学习了解糖尿病知识以及常用药物。③及时疏导，增强信心。④通过糖尿病俱乐部为医患以及患者之间搭建支持、安慰与疏导的桥梁，增强患者战胜疾病的信心。⑤消除负面想法。⑥通过组织患者外出旅游等活动，使患者得到放松，消除负面想法，积极面对人生。

方法二：认知行为疗法。

认知行为疗法分为：①行为干预，通过改变行为直接减少功能失调的情绪和行为，例如放松训练、音乐放松疗法等。②认知干预，通过改变个人评价和思维模式直接尝试减少功能失调的情绪和行为，例如认知重组、压力管理等。

一对一有针对性的心理辅导是干预负面情绪的重要方式。患者与治疗师一对一有针对性地沟通，找出负性情绪产生的原因从而进行干预，可显著改善患者血糖水平。在医患双方建立相互信任的关系上，分析负面情绪的产生因素，并多采用倾听、鼓励的态度，指导患者掌握自我放松的方式，结果干预前后焦虑、抑郁情绪得到显著改善，空腹血糖平均值下降约 3 mmol/L。

（六）预防并发症

1. 糖尿病酮症酸中毒的特点是什么？

（1）诱因：各种感染、应激状态、胰岛素治疗中断或剂量不足、大量高糖高脂食物的摄入等，1 型糖尿病有发生糖尿病酮症酸中毒的倾向。

（2）表现：起病急。

早期：多尿、烦渴多饮、乏力。

失代偿：食欲减退、恶心、呕吐、腹痛、头痛、烦躁、嗜睡、呼吸深快、呼吸有烂苹果味。

晚期：尿量减少、皮肤黏膜干燥、脉快而弱，血压下降、四肢厥冷、昏迷。

血糖及酮体：血糖一般在 16.7 ～ 33.3 mmol/L；尿糖、尿酮体阳性或强阳性，血酮体增高，> 3 mmol/L。

2. 什么是低血糖？

低血糖是指糖尿病患者在治疗过程中可能发生血糖过低现象。低血糖可致不适甚至生命危险，也是血糖达标的主要障碍，应引起特别注意。

非糖尿病患者的低血糖诊断标准为血糖 < 2.8 mmol/L，而接受药物治疗的糖尿病患者只要血糖 ≤ 3.9 mmol/L 就属于低血糖范畴。

3. 为什么糖尿病患者的低血糖诊断标准要高于正常人？

糖尿病患者常伴有神经功能调节障碍，影响机体对低血糖的反馈调节能力，增加低血糖发生风险，所以对于使用降糖药物的患者而言，低血糖的诊断标准要高于正常人，以便及时发现和处理低血糖。

4. 低血糖不及时处理的危害有哪些？

低血糖若不及时处理，将危及生命。低血糖发生时，往往会有头痛、头晕，大脑在瞬间丧失意识，造成脑细胞损伤，如果摔倒了也极易导致骨折等外伤，有的糖尿病患者还会发生心律失常、心绞痛或发生急性心肌梗死。如果低血糖昏迷 6 小时以上，则脑细胞受到严重不可逆伤害，可导致痴呆，甚至死亡。一次严重的医源性低血糖可能会抵消一生维持血糖在正常范围所带来的益处。高血糖一般不会马上导致死亡，但低血糖可以。

5. 低血糖分几类？

低血糖分为 3 大类：无症状性低血糖、症状性低血糖和严重低血糖。无症状性低血糖是指糖尿病患者血糖 ≤ 3.9 mmol/L，但无低血糖症状。症状性低血糖是指糖尿病患者血糖 ≤ 3.9 mmol/L，且有低血糖症状。严重低血糖常有意识障碍，需旁人帮助。此外，部分糖尿病患者出现低血糖症状，但没有检测血糖，称为可疑症状性低血糖，也应该及时处理。

6. 低血糖的表现有哪些?

典型的低血糖轻微症状有心慌、焦虑、出冷汗、发抖、饥饿感、情绪不稳、头痛;严重低血糖时会出现抽搐、嗜睡,有时甚至意识丧失、昏迷乃至死亡。

7. 有哪些低血糖的表现容易被忽视?

(1)舌根发麻,说话不清,答非所问。

(2)烦躁,不理人,意识模糊。

(3)平时举止端庄,忽然衣冠不整。

(4)无缘无故打架。

(5)行为与习惯发生改变。

以上是低血糖比较明显的表现。可是有些糖尿病患者低血糖发作时并未感到心慌、出汗、饥饿,只是每到发作就感到舌根发麻、说话含糊不清或答非所问,能听见人说话,知道什么意思但是不能回答,因为想回答嘴却不听使唤。有些糖尿病患者烦躁不安,走来走去不理人,意识处于模糊状态。更为奇特的是还有些糖尿病患者平常举止端庄,低血糖发作时忽然衣冠不整,或者无缘无故和人打架,或者行为与习惯发生改变等。其实这些也是低血糖的表现,需引起重视。

8. 为什么有些糖尿病患者发生了低血糖却没有任何症状?

没有任何警示症状的低血糖称为"无症状性低血糖"或"未觉察的低血糖"。这种低血糖极易因漏诊或误诊而遭意外,甚至危及生命。其发生原因可能是由于屡发低血糖而损害了高级自主神经中枢,使其低血糖的识别和反应功能降低,对此应请专业医师合理调整降糖药的品种和剂量,减少低血糖发生的频率和程度,可望恢复高级神经对低血糖的感知和反应。另一种是久病的糖尿病患者,因并发糖尿病自主神经病变或并发脑垂体微血管病变,致使低血糖时体内升糖激素的反应低下。

9. 诱发低血糖的因素有哪些?

(1)胰岛素或口服降糖药物的用法不当。

（2）食欲不佳少吃了一些，或者比平常吃饭时间晚，未按时进餐。

（3）增加了运动量，却没有及时加餐。

（4）酒精摄入尤其是空腹大量饮酒，可以抑制肝脏糖异生，同时消耗大量肝糖原，因此容易发生低血糖。

除此之外还有一些其他诱发低血糖的因素，如某些植物药也可能导致低血糖，它们可能含有降糖成分或可能含有影响肝肾功能的成分。使用降糖药的同时应用影响血糖的其他药物，如大剂量阿司匹林、磺胺类、保泰松等，药物的协同作用将有可能导致低血糖。

10. 血糖降得越低越好，出现低血糖也不要紧吗？

过分降低血糖会增加低血糖发生的风险，严重者会有生命危险。对于糖尿病患者而言，高血糖的危害主要是会引起各种严重的慢性并发症，影响患者的健康，不过高血糖的危害通常都是长期、逐渐发生的，暂时不会威胁生命。而低血糖的危害却是快速的，有时甚至是致命的。严重的低血糖可能引起脑卒中，诱发心绞痛、心力衰竭及心肌梗死等，并使患者原有的视网膜病变加剧。所以血糖并不是降得越低越好，而是应该达到一个较理想的范围，并且尽量避免低血糖的发生。

11. 如何预防低血糖？

预防低血糖，糖尿病患者应根据自身情况制定合理的、个体化血糖控制目标值，避免血糖过低而发生低血糖。非妊娠成年 2 型糖尿病患者的血糖控制目标为空腹血糖 4.4 ～ 7.0 mmol/L，非空腹血糖 < 10.0 mmol/L；糖化血红蛋白 < 7%。

有严重低血糖史、预期寿命短、严重并发症者适当放宽血糖控制目标，如糖化血红蛋白 < 8%。

预防低血糖需要掌握低血糖相关知识，平常要积极参加糖尿病教育课堂，接受正规的糖尿病教育；家中常备快速血糖监测仪；要定期看医生，根据病情变化及时调整治疗方案，避免因药物使用不当导致低血糖。

预防低血糖，饮食和运动需要注意：平日里糖尿病患者要做到定时定量进餐，限制饮酒，尤其是不能空腹饮酒。运动要规律，量力而行，运动强度和时间控制好，运动中注意心率变化和身体感受，运动时间超过 1 小时要及时加餐。

预防低血糖，降糖药物的选择也很重要：第 3 代胰岛素能更好地模拟生理性胰岛素分泌，减少低血糖发生，安心降糖。预混胰岛素类似物相比预混人胰岛素夜间发生严重低血糖更少。

糖尿病患者外出或运动时要随身携带糖果、饼干等食物，糖尿病救助卡放在容易看到或找到的地方；开车的糖尿病患者要把含糖食物放在伸手可及的地方。携带的食品必须含糖，不能是木糖醇等甜味剂食品。

12. 感觉低血糖时不测血糖就进食行吗？

低血糖常表现为饥饿、乏力、头晕等难受症状，但有时这些症状并不是发生了低血糖，而是疾病发生的信号。如果一难受就进食，容易造成高血糖，不利于血糖平稳控制。难受时应立即测血糖，确认为低血糖（糖尿病患者低于 3.9 mmol/L）时再进食，进食 15 分钟后再测血糖。

13. 发生低血糖了怎么办？

当第一次注意到发生低血糖反应时，如果条件允许，应立即监测血糖值，如果血糖 ≤ 3.9 mmol/L，随后"吃 15 ～ 20，等 15"，即摄入 15 ～ 20 g 葡萄糖或其他无脂碳水化合物，等 15 分钟后再次监测血糖值。如果血糖值没有上升到正常，把另外 15 ～ 20 g 碳水化合物吃掉，再等 15 分钟监测血糖。注意避免摄入脂肪，因为它会减慢碳水化合物的吸收，并且增加不必要的热量。

如果比较规律且频繁地出现低血糖（一般 1 周 1 ～ 2 次），要及时与医生沟通，千万不要想每次都如此应付低血糖，因为这样最终会导致体重增加。其实医生只要调整一下治疗方案就可以很有效地预防低血糖的发生了。

14. 糖尿病患者发生低血糖时要吃 15 g 葡萄糖或其他无脂碳水化合物，哪些食物符合这些标准？

（1）2 ～ 5 个葡萄糖片，视不同的商品标识而定（这是最好的治疗物品）。

（2）半杯橘子汁。

（3）10 块水果糖。

（4）两大块方糖。

（5）一大汤勺的蜂蜜或玉米汁。

（6）一杯脱脂牛奶。

如果正在合用 α-糖苷酶抑制剂时出现低血糖，患者需要使用纯的葡萄糖（片剂或凝胶）治疗低血糖，不宜通过食用蔗糖或淀粉类食物来纠正。因为 α-糖苷酶抑制剂会减慢碳水化合物的分解吸收，因此碳水化合物在这种情况下不能有效治疗低血糖。

15. 低血糖纠正后还应注意什么？

当低血糖消失后，如果是还在午夜或离下一餐至少还有 1 小时，最好是再进行一次加餐。但低血糖症状在血糖水平恢复正常后经常会持续一阵。要抵制住这段时间中想吃东西的欲望直到感觉好些了为止，否则可能摄入过多额外的热量，使血糖变得过高。低血糖事件后，需要在记录本上写明低血糖发生的日期、时间、低血糖反应情况及血糖值。如果是原因不明的频发低血糖，要及时就医，以便查明低血糖发生的原因，方便医生调整降糖治疗方案。

16. 出现重度低血糖怎么办？

如果低血糖的早期症状和信号没有被注意到，就很有可能会发展成为重度低血糖。此时大脑因为得不到足够的葡萄糖，就会感觉昏昏欲睡或意识混乱，甚至有人给了患者一杯果汁，患者也无法喝下去。这时如果有人强迫患者去吃或去喝，患者还可能被噎住，进而丧失意识或抽搐惊厥。可以尝试将蜂蜜或葡萄糖凝胶涂于口腔黏膜使其吸收。

重度低血糖是一个真正的紧急状况。需要有人打 120 急救中心，同时注射高浓度葡萄糖（50%）或胰高血糖素。胰高血糖素会在 2～10 分钟起作用，但对肝脏内没有储存葡萄糖的患者（如酗酒者）无效。当完全清醒后，可以先小口小口地喝一些果汁，如果有可能最好吃些东西。

17. 老年人低血糖发生的特点是什么？

大部分人低血糖发生时先有交感神经兴奋症状。但在老年人，特别是糖尿病病史较长者，常缺乏典型的交感神经兴奋症状，而以脑功能障碍为主要表现，还有相当部分老年患者均为突然发病，表现为意识障碍或肢体瘫痪。

18. 糖尿病神经病变的表现及应对措施是什么？

（1）胃轻瘫：恶心、呕吐；尿潴留：排尿困难；便秘或腹泻；直立低血压；心悸或心动过缓；出汗异常。

（2）糖尿病神经病变的早期应对措施

①严格控制好血糖是防治糖尿病周围神经病变的前提，同时血压、血脂、减重等综合治疗也很关键；②戒烟、戒酒，养成健康的生活方式；③定期筛查，做到早期防治。

19. 皮肤瘙痒时抓挠皮肤会有不良影响吗？

糖尿病患者由于体内代谢紊乱，体质弱，抵抗力差，易合并各种急性和慢性感染。皮肤神经受损、并发感染、电解质代谢紊乱等均会诱发局部瘙痒，患者忍不住抓挠。糖尿病患者免疫力低下，一旦皮肤破溃很难愈合，甚至出现经久不愈的溃疡，并发感染，加重皮损。因此，糖尿病患者切不可抓挠皮肤导致溃烂。

20. 可以乱涂抹药膏吗？

很多患者皮肤抓挠破溃后自己涂抹药膏，不但不见愈合，甚至会加重病情。需要注意的是，温暖和潮湿的部位容易发生真菌感染，尤其是在外阴部、乳房下和皮肤的皱褶处，在脸部、脚和耳道发生感染就更严重。发生任何部位皮肤感染均应尽早到医院检查和处理。

21. 做好口腔护理要注意哪些方面？

每天早晚刷牙，掌握正确的刷牙方法，养成饭后漱口的习惯，饭后不要用牙签剔牙，可以使用有弹性的牙线，佩戴假牙的患者，每天清洗假牙。

没牙的老人也应定期用柔软的牙刷清洗牙龈和牙槽，每半年进行一次口腔检查，并洗一次牙。

22. 糖尿病足的表现有哪些？

双足皮肤干燥，发凉，色素沉着；双下肢可有刺痛、麻木感，呈"袜套样"改变；可有足部畸形、胼胝（"茧"）；行走时易感疲乏，甚至疼痛；皮肤破溃后不易愈合，易形成溃疡、坏疽。

23. 糖尿病足的早期应对措施是什么？

糖尿病足患者积极治疗可改善症状，部分患者可以治愈，但总体预后较差。糖尿病足为糖尿病很严重的一种并发症，只有积极控制血糖，并且防治糖尿病足溃疡的发生，才有可能改变患者的预后。患者要根据是否有周围神经病变及是否合并血管异常等情况复诊。

（1）糖尿病足患者的饮食以低糖、限饮酒、少食多餐为主，对于体重超重者要忌吃油腻食物，在保证营养供给的同时，严格限制糖分的摄入。

（2）糖尿病足患者注意伤口处的清洁，定期复查，避免感染和溃疡加重，严格控制血糖，并从日常生活入手，加强运动并选择合适的袜子鞋子，避免可以诱发糖尿病足的一切因素。

（3）每天检查鞋袜，避免过度挤压足部；出现鸡眼等足部疾病时及时至医院进行处理；加强足部皮温、颜色等的监测，出现异常及时就医。

24. 预防糖尿病足的关键点是什么？

预防糖尿病足的关键点在于：定期检查患者是否存在糖尿病足的危险因素；识别出这些危险因素；教育患者及其家属配合有关医务人员进行足的保护；穿着合适的鞋袜；去除和纠正容易引起溃疡的因素。

25. 对糖尿病足患者及其家属的教育包括哪些内容？

糖尿病足患者及其家属的教育内容包括：每天检查双足，特别是足趾间；有时需要有经验的他人来帮助检查足；定期洗脚，用干布擦干，尤其是擦干足趾间；洗脚时的水温要合适，低于37℃；不宜用热水袋、电热器等物品直接保暖足部；避免赤足行走；避免自行修剪胼胝或用化学制剂来处理胼胝或趾甲；穿鞋前先检查鞋内是否有异物或异常；不穿过紧的或毛边的袜子或鞋；足部皮肤干燥可以使用油膏类护肤品；每天换袜子；不穿高过膝盖的袜子；水平地剪趾甲；由专业人员修除胼胝或过度角化的组织；一旦有问题，及时至专科医生或护士处诊治。

26. 可以用热水泡脚吗？

糖尿病患者常伴有周围神经病变，患者对冷、热、疼痛等感觉不灵敏，热水泡脚往往会导致烫伤，甚至感染引起糖尿病足。建议用低于37℃的温水洗脚，泡脚时间不超过 10 分钟。

27. 糖尿病视网膜病变危害有哪些?

在 20 ～ 74 岁成人新发失明患者中,糖尿病视网膜病变是最常见病因;在 2 型糖尿病成人患者中,20% ～ 40% 出现视网膜病变,8% 视力丧失。糖尿病视网膜损害多为不可逆性损害,治疗手段有限,疗效欠佳;临床多以预防为主,积极控制基础疾病。

28. 糖尿病视网膜病变的表现有哪些?

视物模糊,眼前黑影,双眼视野缩小,视力减退甚至失明,眼底黄斑受损。

29. 糖尿病视网膜病变的早期应对措施是什么?

①定期到正规医院做眼科检查,建议每年 1 次,检查包括:视力检查,眼底检查等;②尤其注意需将血糖控制在达标范围内,血压控制在 130/80 mmHg 以下;③改变不良的生活方式,如限制高糖高脂饮食等。

30. 眼部护理内容有哪些?

双目不久视,看书、看电视时间不可过长,感觉眼疲劳时可闭目休息或远眺。常做闭目转眼球的动作,有助于血液循环和神经调节。

适当做眼部按摩,有助于血液流通。

眼底出血者不适合做眼部按摩,不适合做闭气、蹲马步等升高眼压的运动。每年检查一次视力和眼底。

31. 视物模糊与糖尿病视网膜病变有关系吗?

糖尿病患者视物模糊的常见原因有糖尿病视网膜病,眼屈光改变(近视、远视、老花)和白内障。屈光改变多发生于 50 岁以上的糖尿病患者,血糖剧烈波动时,可出现视力变化。血糖升高过程中可发生近视,血糖降低过程中可发生远视或老花加重,白内障就是晶体混浊。如果把眼睛比作照相机,那么晶体就相当于镜头,镜头模糊必然导致看不清楚东西。由此可见,视物模糊不一定与糖尿病视网膜病有关。但糖尿病性视网膜病变往往是悄然发生的,且缓慢进展,是糖尿病致失明的重要原因。所以出现视物不清时，必须立即检查眼底以明确病因，以免延误病情。

32. 视力没问题等于眼底没问题吗？

糖尿病视网膜病变对糖尿病患者危害最大。有的糖尿病患者在发现眼底有病变时仍不解地说，自己做针线活都没问题，这是把视力下降与眼底病变画上了等号，其实不然。不痛不痒的视网膜病变不会立即引起视力变化，等糖尿病患者真"有感觉"时，通常已造成视物模糊、眼底出血，此时医生也无能为力。由于眼底出血，医生无法检查眼底，增加治疗难度；遇到眼底出血不能吸收的，须做手术取出血块。

33. 总觉得眼前有黑影却怎么也擦不掉，这是怎么回事？

出现眼前有黑影飘动，称为飞蚊症，常见于中老年人及合并近视眼的患者。飞蚊症多是由于玻璃体发生退行性改变，导致玻璃体液化或玻璃体后脱离而引起的，一般不需治疗。少数情况下，飞蚊症可由一些致盲性疾病引起，如玻璃体出血、视网膜脱离等。若眼前黑影位置固定不动，则可能是角膜或晶状体病变。有时部分视野缺损也会使患者觉得有"黑影"，大多是由眼底出血、色素膜炎、缺血性视乳头病变、青光眼等所致。总之，眼前出现黑影不容忽视，患者必须及时到医院就诊。

（七）夏日护理

1. 夏日护理注意事项有哪些？

夏季是个特殊的季节，糖尿病患者在日常生活中应注意以下事项。

（1）血糖比平时低——慎减药。由于夏日机体消耗大，糖尿病患者在测量血糖时，往往发现夏天的血糖较其他季节偏低。尽管夏天血糖水平相对较低，糖尿病患者也绝不可以随意停药或减药，必须坚持用药，以免发生意外使病情加重。如果要对药物剂量或种类进行调整，一定要在医生的指导下进行。

（2）饮食维持"收支平衡"。坚持低糖、低脂、高纤维的饮食原则。选择吃含糖量低的水果，并将水果热量计算到患者每天摄入的总热量里面，也就是说，吃了水果就得减少主食摄入量。不宜吃冷冻瓜果及对胃肠道过度刺激的食物。多食苦瓜等有降糖、降脂作用的食物。

（3）全面预防相关疾病。注意足部护理，预防糖尿病足。保持心情舒畅，保证睡眠质量。注意饮食卫生，积极预防感染。

（4）别等渴了再喝水。糖尿病患者每天的饮水量应该为 1 000 ～ 1 500 ml，超过全天的尿量及出汗总量。如果活动量大，出汗多，还应该补充额外的水分。在炎热的夏天，糖尿病患者必须养成"定时饮水，不渴也饮"的好习惯。

2. 夏季皮肤如何护理?

（1）保持皮肤清洁，及时擦汗，清洗油脂等分泌物。

（2）用中性香皂或沐浴露洗浴。

（3）注意防晒，外出涂防晒霜，打遮阳伞。

（4）避免蚊虫叮咬，被叮咬后不要抓挠，可用牙膏或风油精等涂抹患处。

（5）每天检查足部皮肤，不赤脚穿凉鞋，不在鹅卵石路上行走。

（6）如皮肤出现小伤口，要及时就医。

3. 夏季足部如何护理?

夏季要特别注意足部的护理。

（1）每天洗脚，用干布擦干，尤其是擦干足趾间。

（2）洗脚时的水温要合适，低于37℃。

（3）避免赤足行走。

（4）避免自行修剪胼胝或用化学制剂来处理胼胝或趾甲。

（5）穿鞋前先检查鞋内有否异物或异常。

（6）不穿过紧的袜子或鞋。

（7）夏季足部出汗多，应注意清洗并保持足部干燥，穿透气的鞋子。

（8）每天换袜子，水平地剪趾甲。

（9）一旦有问题，及时找到专科医生或护士诊治。

（八）体重管理

1. 什么是腹型肥胖?

脂肪主要在腹壁和腹腔内蓄积过多，被称为腹型肥胖，又称"中心型"或"向心性"肥胖，体型呈"苹果型"。目前公认腰围是衡量腹型肥胖最简单、实用的指标。

腰围的测定方法：受试者直立，两脚分开 30 ～ 40 cm，用一根没有弹性、最小刻度为 1 mm 的软尺放在右侧腋中线胯骨上缘与第十二肋骨下缘连线的中点（通常是腰部的天然最窄部位），沿水平方向围绕腹部一周，紧贴而不压迫皮肤，在正常呼气末测量腰围的长度，读数准确至 1 mm。

我国腹型肥胖的判定标准是：男性腰围 ≥ 90 cm，女性腰围 ≥ 85 cm。

2. 腹型肥胖的罪魁祸首是什么？

腹型肥胖的罪魁祸首是内脏脂肪超标。

我们常看到，有的人肥胖是在腰部以上，尤其是肚子比较大，是内脏脂肪沉积造成的，俗称"将军肚"，这种人的体型称为苹果形体型；而有的人肥胖是在腰部以下，臀部脂肪比较多，是由于皮下脂肪沉积所至，又称为梨形体型。

很多人认为体重正常，内脏脂肪就不会超标，其实不然。研究数据显示，14% 体重正常人群中存在内脏脂肪超标。

3. 引起肥胖的原因有哪些？

引起肥胖的原因可以是遗传因素、代谢紊乱、药物导致，还可以是缺乏运动、生活不规律、暴饮暴食导致。

4. 肥胖对身体有哪些危害？

首先，脂肪异常分布、过度堆积等引起的肥胖是胰岛素抵抗的主要原因，脂肪细胞可分泌多种有害物质，使胰岛素在体内的正常使用发生障碍，进一步增加胰岛的负担。

由杨文英教授牵头的在我国进行的大规模调查研究显示：超重的人群糖尿病前期的患病率是正常人的 1.5 倍，糖尿病的患病率是正常人的 1.7 倍；肥胖的人群糖尿病前期的患病率是正常人的 2.0 倍，糖尿病的患病率是正常人的 2.4 倍。可见，超重和肥胖明显增加糖尿病前期及糖尿病的患病率。杨教授采用的是世界卫生组织制定的体重指数界限值，即体重指数在 25.0 ～ 29.9 kg/m^2 为超重，大于等于 30 kg/m^2 为肥胖。

5. 为什么肥胖可诱发内分泌及心血管系统疾病?

肥胖可以诱发各种内分泌及心血管系统疾病。前面我们讲到肥胖可以引起胰岛素抵抗，增加糖尿病前期与糖尿病患病率，同时胰岛素抵抗与代谢综合征密切相关。肥胖者的高血压患病率高，肥胖持续时间越长，发生高血压的危险性越大。有数据显示，体重指数 ≥ 24 kg/m² 者的血脂异常检出率是体重指数在 24 kg/m² 以下者的 2.5 倍，体重指数 ≥ 28 kg/m² 者的血脂异常检出率是体重指数在 24 以下者的 3.0 倍。高血压、糖尿病和血脂异常是冠心病和其他动脉粥样硬化疾病的重要危险因素，而超重和肥胖导致这些危险因素聚集，大大促进了动脉粥样硬化的形成，冠心病事件的发病率随体重指数的上升而增高。脑动脉粥样硬化是缺血性卒中的病理基础，超重和肥胖导致的危险因素聚集是导致缺血性卒中增高的原因之一。与内分泌相关的癌症及某些消化系统癌症的发病率与超重和肥胖存在正相关性。

6. 腹型肥胖有何危害?

腹型肥胖即我们常形容的大腹便便。以往错误的观念认为大腹便便是一种富态和福相，殊不知大腹便便隐含着许多危害，它加重胰岛 β 细胞的负担，增加胰岛素抵抗，并且还会使心血管疾病的风险增加。国外也有研究证实，糖尿病合并肥胖的患者生活质量下降指数，是患糖尿病不伴肥胖及肥胖无糖尿病这二者生活质量下降指数之和。所以，肥胖的糖尿病患者进行科学减重就显得尤为重要。

7. 科学减重有哪些方法?

合理控制饮食，制订可执行的运动方案，监测并记录体重变化，树立科学减重的信心，识别不科学的减肥陷阱，必要时选择对体重影响小的降糖药物。

8. 如何制订减轻体重的健康饮食方案?

需遵循减少脂肪摄入、降低总热量、复合碳水化合物代替简单碳水化合物的个体化饮食方案的原则，饮食宜清淡且每餐的食物总热量减少 15% ～ 20%，尽量不吃自助餐，避免暴饮暴食，在外就餐可以用开水涮菜上的油以避免摄入过多的脂肪，尽量少饮或不饮酒。拒绝一切不健康食品，如油炸食品、膨化食品、肥肉或动物内脏、奶油制品或冷冻甜品、烧烤类食品和方便面等。

9. 如何制订可执行的运动方案?

可执行的运动方案具体实施时根据年龄、身体情况、爱好和环境条件等选择适合自己的运动方式,并选择适合自己的运动强度和时间。游泳 30 分钟、跑步 30 分钟、做家务 120 分钟、打网球 45 分钟和骑自行车 95 分钟的运动效果是一样的,大约消耗 300 kcal 的能量。减肥过程要做到循序渐进,定期称量体重,给自己监督和鼓励,达到目标给自己小奖励。记录每次体重变化,并根据体重变化适当调整饮食和运动等方案。

10. 如何树立信心,理性减重?

减轻体重是为了更积极健康的生活,不意味一定要达到理想体重。体重适当的减轻(5% ~ 10%),就可以明显改善身体健康和生活质量,不要为了减肥而盲目节食,乱吃减肥药,体重没有减轻,反而损害身体。要多参加户外运动,减肥的同时还可以呼吸新鲜空气,保持心情舒畅。还需要定时定量进餐,保证每天所需的能量,但要拒绝不健康食品。

11. 降低体重可以带来哪些获益呢?

有研究表明,降低体重就相当于降低血糖和减少心血管疾病风险。体重每降低 10 kg 可以:

(1)降低死亡率:降低 20% ~ 25% 的全因死亡率,降低 30% ~ 40% 的糖尿病相关死亡率,40% ~ 45% 的肥胖相关死亡率。

(2)降低血压:降低 10 mmHg 的收缩压,降低 20 mmHg 的舒张压。

(3)心绞痛:减少相关症状 91%。

(4)血脂:降低总胆固醇 10%,降低 15% 的 LDL,降低 30% 的甘油三酯,增加 8% 的 HDL。

(5)糖尿病:减少 50% 的糖尿病发生风险,降低 30% ~ 50% 的空腹血糖,降低 15% 的糖化血红蛋白。

所以糖尿病患者进行体重管理获益颇多。

（九）妊娠合并糖尿病

1. 妊娠合并糖尿病饮食指导原则是什么？

第一，控制总能量，建立合理的饮食结构。

每日饮食量适当，满足母亲和胎儿必需能量需要。妊娠早期（12周前）所需的能量和非孕期接近。妊娠中晚期（12周后）较孕早期每天增加能量200 kcal，多胎妊娠则再每天增加200 kcal。

要注意全面均衡的膳食，包括：非精制的碳水化合物及粗粮、蛋白质、脂肪、维生素和矿物质。

第二，均衡营养，合理控制碳水化合物、蛋白质和脂肪的比例。

碳水化合物：主要来自谷类及其农产品、水果和蔬菜，进入身体后被分解成糖类，如葡萄糖，作为人体的主要能量来源。

蛋白质：主要来自肉类（如禽、畜、鱼肉）、蛋类、奶类及豆类，是维持子宫、胎盘和胎儿正常发育的重要营养物质。

脂肪：包括各种食用油、坚果等。烹饪油推荐橄榄油、大豆油、玉米油；尽量减少摄入人造黄油、植物起酥油、巧克力、冰激凌。

第三，少量多餐，有利于血糖的平稳控制和预防夜间低血糖。

加餐和每餐的能量分配，通过分餐的方法尽量让血糖在一个比较平稳的范围内波动。

加餐可以是一杯牛奶、一份水果或者几片饼干。

第四，饮食还要注意补充膳食纤维，保证足够维生素和矿物质。

膳食纤维是碳水化合物中的一类非淀粉性多糖，有控制餐后血糖上升幅度，降低胆固醇、减少或改善便秘的作用，推荐每日摄入25～30 g。

微量元素和矿物质来源：奶制品、肉蛋豆类食物及新鲜蔬菜。同时还要注意饮食清淡，低脂少油，少盐，禁止精制糖和甜点的摄入。每日食盐不超过5 g。

2. 妊娠合并糖尿病饮食和运动的常见误区有哪些？

（1）认为应该少吃或不吃主食：碳水化合物摄入不足可引起饥饿性酮症，影响胎儿正常发育。

正确的做法：适当限制碳水化合物，但每日摄入量不少于150 g。

（2）认为只吃粗粮比较好，而不吃细粮。这样做不仅违背了平衡膳食的原则，而且吃太多粗粮会因增加胃肠的负担而影响蛋白质、维生素和一些微量元素的营养吸收，长期可致营养不良。

（3）孕妇运动的类型、时间和频率及运动量。

适合孕妇运动的类型包括步行、慢跑、游泳、骑自行车等有氧运动，其中步行是目前常用的、安全的方法，可根据自身状况选择不同的步行速度。

同时要注意运动的时间和频率。正确的运动时间和频率应该是从吃第一口饭算起，饭后 30 分钟开始运动，持续时间可从 10 分钟开始，逐步延长至 30 分钟，其中可穿插必要的间歇；每周宜 3 ～ 4 次。

注意运动量适中。所谓适中是指运动中应谈吐自如、呼吸平稳。若出现说话吃力、喘息、咳嗽等要减少运动量或停止运动。

3. 妊娠合并糖尿病运动治疗的注意事项有哪些？

妊娠合并糖尿病的孕妇在进行运动治疗时要注意以下事项：

有 1 型糖尿病合并妊娠、心脏病、视网膜病变、多胎妊娠、宫颈机能不全、先兆早产或流产、胎儿生长受限、前置胎盘、妊娠期高血压等和血糖水平 < 3.3 mmol/L 或 > 13.9 mmol/L 者不能运动。

运动时随时携带饼干或糖果，有低血糖征兆时及时食用；避免清晨空腹未注射胰岛素之前运动。

如果运动期间出现以下情况应及时就医：腹痛、阴道流血或流水、憋气、头晕眼花、严重头痛、胸痛、肌无力。

（十）糖尿病防治健康教育核心信息是什么？

（1）糖尿病是严重影响我国居民健康的慢性病之一，9 个成年人中就会有 1 个是糖尿病患者，如不及时进行正确治疗，会引发心脑血管疾病、失明、足坏疽、尿毒症等严重后果。

（2）糖尿病是可预防的疾病。保持健康的生活方式（包括控制体重、戒烟禁酒、加强锻炼、合理饮食、降低油脂和盐的摄入、保持心理平衡等），是预防和治疗糖尿病的基本措施。

（3）定期体检可及早发现血糖异常或糖尿病，有益于采取有效的预防及治疗措施。

（4）糖尿病高危人群需尽快筛查糖尿病，包括年龄＞40岁、超重或肥胖、静坐生活方式、高血压、血脂异常、心脑血管病患者等。

（5）糖尿病典型症状可概括为"三多一少"，即多尿、多饮、多食和体重减轻。

（6）很多糖尿病患者无典型症状，但经常出现皮肤瘙痒、反复尿路感染、伤口不容易愈合等情况，应及早检测血糖。

（7）糖尿病是一种长期慢性疾病，需要长期坚持饮食、运动、监测、心理调适等综合治疗，以阻止或延缓并发症发生。

（8）糖尿病患者应坚持血糖监测，定期监测糖化血红蛋白，控制血糖达标。

（9）糖尿病患者的治疗除要求血糖达标外，还需兼顾血压、血脂、体重、腰围等综合达标。

（10）糖尿病的发生与流行会给个人、家庭、社会造成沉重负担，预防糖尿病是每个人的责任。

（十一）糖尿病认知十大误区指什么？

误区一：糖尿病主要是吃糖或者甜食太多造成的。

提示：糖尿病是一种由遗传因素和环境因素长期共同作用所导致的慢性、全身性、代谢性疾病。

误区二：糖尿病是中老年疾病，我还很年轻，也没有任何感觉，不可能得糖尿病。

提示：糖尿病有年轻化趋势，年轻人也需要养成健康的行为与生活方式，重视糖尿病的预防，没有症状并不能排除糖尿病。

误区三：得了糖尿病，只要服药就可以了。

提示：得了糖尿病不能只服用药物，需要饮食、运动、自我监测、健康教育、心理调适等。

误区四：糖尿病的饮食治疗，主要是控制糖或主食的摄入。

提示：糖尿病饮食治疗的关键是控制每日膳食总热量和均衡营养。

误区五：控制血糖，越低越好。

提示：应设置血糖个体化控制目标，把血糖控制在一定范围内，不应过高或过低。

误区六：只要多吃点降糖药，就可以不控制饮食了。

提示：饮食治疗是糖尿病综合治疗的基础，须终身坚持。

误区七：糖尿病监测，只需要检测血糖就够了。

提示：了解病情需要全方位监测，血糖监测只是糖尿病管理的重要组成部分。

误区八：虽然确诊为糖尿病，如果没有感觉不舒服，可以不检查、不治疗。

提示：即使没有任何症状，也需要及时正规治疗。

误区九：血糖已经控制在正常范围内，就不需要进行血糖监测和药物治疗。

提示：糖尿病没有不舒适也需要终身治疗。

误区十：有些保健品能够治愈糖尿病。

提示：目前没有任何措施可以治愈糖尿病，保健品既不能有效治疗，更不能治愈糖尿病。

（十二）糖尿病膳食新模式

1. 目前糖尿病患者的膳食模式有哪些？

低血糖指数膳食（LGI）：以低血糖指数食物（血糖指数≤55）为主的膳食结构。常见的低血糖指数食物有紫米、糯米、黄豆、燕麦、干小麦粉等。

低碳水化合物膳食（LCD）：指碳水化合物的量小于日常热量摄入总量的40%的膳食结构。通过减少碳水化合物摄入，从而降低葡萄糖代谢，并相应增加脂肪与蛋白质消耗。

地中海膳食（MED）：它是地中海地区居民所特有的膳食模式，富含丰富的蔬菜、水果、全谷食物、坚果等植物性食物，提倡适量摄入鱼类、禽类制品，少量摄入红肉、加工肉、甜食及乳制品，餐间适量饮用红酒。

2. 时下流行的5∶2间歇性禁食是怎么回事？

目前还没有确凿的证据支持间歇性禁食的许多健康主张，但研究确实表明，间歇性禁食有助于减肥。一般来说，在减肥方面，间歇性禁食和传统限制热量的方法均有效，前者也可能比传统的减肥方法更容易坚持。因此5∶2间歇性禁食给人们提供了一个基础热量限制之外的选择，可以帮助许多人坚持他们的饮食减肥计划。然而，这种间歇性禁食并不适合所有人。任何不确定自己具体饮食需求的人，在开始 5：2 间歇性禁食之前，都应该咨询医生或营养师。

3. 什么是生酮饮食？

生酮饮食是一种以高脂肪、低碳水化合物为主，辅以适量蛋白质和其他营养素的饮食方案。这一概念由美国医生 Wilder 在 1921 年首次提出，他利用生酮饮食使机体产生酮体模拟饥饿状态，以替代针对癫痫的饥饿疗法，随后这种饮食被广泛应用于癫痫的治疗中。

4. 生酮饮食适应证和禁忌证有哪些？

（1）适应证：年龄 18 ～ 65 周岁，超重或肥胖（体重指数 > 24 kg /m²），体脂率高于同龄正常标准，肝、肾功能正常。

（2）禁忌证：禁忌证又分为代谢禁忌与一般状况禁忌。

代谢禁忌：1 型糖尿病、妊娠糖尿病、肉毒碱缺乏症、肉毒碱棕榈酰基转移酶 Ⅰ 或 Ⅱ 缺乏症、肉毒碱转移酶 Ⅱ 缺乏症、脂肪酸 β – 氧化缺乏症、中链酰基脱氢酶缺乏症、长链酰基脱氢酶缺乏症、短链酰基脱氢酶缺乏症、长链 3– 羟基脂酰辅酶缺乏症、中链 3– 羟基脂酰辅酶缺乏症、丙酮酸羧化酶缺乏症、卟啉病。

一般状况禁忌：重要生命器官（心、肝、肺、肾 等）功能严重障碍患者、胰腺炎病史、活动性胆囊疾病、中重度肝功能损害、频发痛风、脂肪消化不良、肾衰病史、怀孕和哺乳、感染者或者免疫力差不能配合的患者。

5. 生酮饮食的结构是什么？

生酮饮食的结构。①净碳水化合物（除外膳食纤维）：小于 100 g /d。②蛋白质：1 g /（ kg·d ）。③脂肪：除碳水化合物、蛋白质来源外，其他能量需求全部以脂肪给予，总能量参照基础代谢率给予。对于脂肪摄入，应该从富含 ω–3 的食物中获得脂肪，如三文鱼、金枪鱼、秋刀鱼、沙丁鱼等；摄入含单不饱和脂肪酸较高的食物，如鳄梨（牛油果）、橄榄油。④膳食纤维：每日推荐给予 30 g 膳食纤维，早、晚各 15 g。⑤每天不少于 2 000 mL 的饮水量。⑥每日补充适量维生素和微量元素。⑦每天保持适量运动。实际应用时，可根据患者血糖、血脂和血酮水平、氮平衡、耐受性等情况进行个体化动态调整。

以减脂增肌为目标，建议辅助无氧抗阻运动为主，不推荐大量、超负荷的有氧运动。由静到动，由不使用器械到使用器械，循序渐进，以自我感觉尚轻松为标准。运动时间逐步延长，每组 10 ~ 20 分钟为宜，每天 1 ~ 2 组即可。

6. 生酮饮食分几个阶段?

（1）启动脂肪分解阶段（即"启动期"）：在启动期主要是通过合理的饮食调整（生酮饮食）、适度的运动和重塑健康生活方式，加上专业营养师的全程跟踪指导服务，使受干预人群启动自身脂肪分解机能，消耗体内堆积的脂肪，达到减脂、减重的目的。

（2）减重过渡阶段（即"减重期"）：在减重期，受干预人群基本达到或达到减重目标后，逐步由启动期饮食向正常饮食过渡的阶段。由营养师向患者传授体质量维持的方法及注意要点，为防止体质量反弹做好准备。在此阶段逐步增加碳水化合物的供给。

（3）体质量维持阶段（即"维持期"）：维持期是受干预人群完成减重过渡期后，进入体质量控制、维持的阶段。通过定期的回访观察患者体质量维持的情况，指导患者饮食和生活方式，防止体质量反弹。在整个过程中，减脂的患者需要监测血糖及其他代谢指标情况，及时调整药物治疗方案。

生酮减脂任意一个阶段，如果出现减重或患者难以耐受、出现肝肾功能改变、高尿酸血症则为终止事件。

（4）2 型糖尿病患者生酮饮食中降糖、降脂等药物的停药 / 减量时机

若 2 型糖尿病患者在生酮干预的过程中，随着良好生活方式的建立，一般会出现血糖下降、控制良好的情况，可以根据患者的血糖情况调整降糖药的方案和剂量，甚至停用降糖药物。随着体质量、体脂率的下降，血压、血脂、尿酸等代谢指标也会有获益，可根据检测指标调整相关药物。

7. 生酮饮食的不良反应及对策是什么?

（1）低血糖反应：限制碳水化合物 4 ~ 7 天，部分患者会出现虚弱、心慌、心悸、出冷汗等低血糖现象。生酮治疗 1 周后，这些现象一般会自行消失。必要时监测血糖，患者血糖 > 3.9 mmol /L，无症状时可以不处理。如有典型低血糖症状（昏睡、出汗、全身乏力、面色苍白等），且血糖 < 3.9 mmol /L，可给予对症处理。同时，调整患者生酮饮食的方式，使用柔性生酮饮食，逐步减少患者饮食中的碳水化合物比例，最终达到生酮饮食的低碳水化合物要求，可显著降低

上述现象的发生。

（2）饥饿感：在机体转换为以酮体为主要能量来源的过程中，出现饥饿感是正常现象。随着时间的推移，机体逐步适应生酮饮食状态后，饥饿感会逐步消失，这一过程需要一至数周。

（3）面色潮红和心率加快：在生酮饮食的第1周，少数患者会出现面色潮红和心率加快，或轻度的酸中毒表现，可能原因为低血糖、酮体产生。及时监测血糖，确认血糖的水平，若出现低血糖，处理方法同上。嘱患者多饮水、饮用苏打水进行纠正。一般情况下无需就医，0.5 小时左右可缓解。

（4）皮肤瘙痒与风疹：呼吸道、皮肤和泌尿道是酮体排出体外的 3 个重要途径。少数敏感的患者对外排的酮体皮肤过敏，产生瘙痒和风疹等过敏现象，建议减脂者每天洗澡 2 次，用弱碱性沐浴露洗澡，1 ~ 2 周即可缓解，必要时降低生酮饮食的脂肪比例，减少酮体的产生。

（5）便秘：生酮疗法是一个低纤维、低渣饮食疗法，便秘是一种常见临床症状。便秘也有可能与矿物质如镁缺乏或脱水相关。可以使用促进肠道蠕动的药物，如应用枸橼酸莫沙必利、补充镁剂、补充膳食纤维等来解决。

（十三）初次到医院看医生，医生会给患者什么建议呢？

除了建议患者做的化验和检查之外，医生会根据患者的检查结果，制订一个针对患者疾病特点的治疗方案，并确定患者血糖的控制目标，给出患者下次复诊的时间，具体来说，医生会建议患者以下几点。

（1）帮助患者制订一个饮食方案。

（2）指导患者进行适当的体力运动。饮食和运动的指导很重要，它们是血糖控制的基础。

（3）告诉患者的理想体重，要求患者把体重控制到适当的目标。

（4）如果患者吸烟、饮酒，医生会建议患者戒烟、限酒。

（5）医生还会给患者开出适合您的降糖药物处方或者皮下注射胰岛素治疗方案。

（6）为了了解患者血糖控制是否达到目标，医生会建议患者进行自我血糖监测，并要求患者记录血糖值，同时注明用药情况饮食和运动情况。这一点很重要，复诊时医生会要求看患者的血糖监测记录。

（十四）到医院复诊应该注意什么？

对于已经接受医生的指导和治疗，准备到医院复诊的糖尿病患者，应该注意以下情况：到医院就诊，医生会查看患者的血糖监测记录，讨论饮食和运动方案的实施情况，降糖药或胰岛素的应用情况，分析空腹和餐后血糖、糖化血红蛋白的化验结果，确定患者下一步的治疗方案以及将来达到的目标。所以，就诊时一定要携带原有的病历本和血糖监测记录本。如果不能记住药物的名称，可以带药物说明书或药盒，要空腹来诊，提前一两天可测定餐后血糖，还要带现有正在使用的药物。

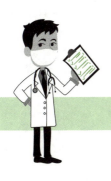

下篇

中 医 篇

糖尿病前期

1. 糖尿病前期中医病名及病机是什么?

糖尿病前期属于中医"脾瘅"范畴。"脾瘅"源于《黄帝内经》,核心病机是中满内热。糖尿病前期重在早期预防,阻止疾病进一步发展为糖尿病。其中肥胖或超重者多属痰浊,中等体型或消瘦者多属阴虚。痰浊者治以消膏转浊,气滞痰阻者治以理气化痰,脾虚痰湿者治以健脾化痰,阴虚气滞者治以养阴理气。

2. 糖尿病前期(脾瘅)分型有哪些?

糖尿病前期(脾瘅)中医分型主要包括气滞痰阻型、脾虚痰阻型以及阴虚气滞型。

3. 脾瘅气滞痰阻型症状、治法及方药是什么?

症状:形体肥胖,或见脘腹胀闷,心烦口苦,大便干结,舌质淡红,苔白腻或厚腻,脉弦滑。治法:理气化痰。方药:越鞠丸加减(川芎、苍术、栀子、神曲、半夏、佩兰、陈皮)。加减:口苦、舌苔黄加黄连、全瓜蒌,脘腹胀闷甚者加枳实。

4. 脾瘅脾虚痰湿型症状、治法及方药是什么?

症状:形体肥胖,腹部增大,或见倦怠乏力,纳呆便溏,口淡无味或黏腻,舌质淡有齿痕,苔薄白或腻,脉濡缓。治法:健脾化痰。方药:六君子汤加减(白术、茯苓、甘草、陈皮、半夏、荷叶、佩兰)。加减:倦怠乏力加黄芪,食欲不振加焦三仙,口黏腻加薏苡仁、白蔻仁。

5. 脾瘅阴虚气滞型症状、治法及方药是什么?

症状:形体中等或偏瘦,见口干口渴,夜间为甚,两胁胀痛,盗汗失眠,舌质偏红，苔薄白，脉弦细。治法：养阴理气。方药：二至丸合四逆散加减（女贞子、墨旱莲、柴胡、白芍、枳实、甘草）。加减：两胁胀痛加青皮、橘叶，口干口渴加生地、石斛。

6. 糖尿病前期（脾瘅）中医的其他疗法有哪些？

可选用中成药、针灸、按摩等。中成药的选用必须适合该品种的证型，切忌盲目使用。建议选用无糖颗粒剂、胶囊剂、浓缩丸或片剂。针灸：耳针与体针可选用抑制食欲和减肥的穴位，针曲池、天枢、阴陵泉、丰隆、太冲，清热导痰，消脂减肥，耳部王不留行子贴压胃区、内分泌区、三焦区，饭前半小时按摩，可抑制食欲，协助减肥。按摩：进行腹部按摩有利于减肥。

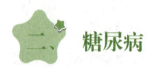

二、 糖尿病

1. 中医如何认知糖尿病（消渴）？

一般认为，现代糖尿病与中医消渴具有密切的联系，对糖尿病的认识与治疗也多从消渴着手。消渴多以口干、多饮、多食、易饥、多尿、泡沫尿、体重减轻、消瘦、手足麻木、视力下降为主要表现，如病情不能有效控制，则逐渐出现水肿、中风、坏疽、失明、肾衰竭等变证。

2. 消渴的中医诊断标准是什么？

（1）口渴多饮、多食易饥、尿频量多、形体消瘦或尿有甜味等具有特征性的临床症状，是诊断消渴病的主要依据。

（2）有的患者"三多一少"症状不著，但若于中年之后发病，且嗜食膏粱厚味，以及病久并发眩晕、胸痹、心痛、中风、雀目、疮痈等病证者，应考虑消渴可能。

（3）消渴发生与禀赋不足关系密切，具本病家族史可供诊断参考。

（4）查空腹、餐后2小时血糖、尿糖及口服葡萄糖耐量试验有助于辨病诊断。

3. 如何区别消渴与口渴症?

口渴症是口渴饮水的临床症状,可出现于多种临床疾病过程,尤以外感热病多见。但这类口渴各随其所患病证的不同而出现相应临床症状,不伴多食、多尿、尿甜、瘦削等消渴特点。

4. 如何区别消渴与瘿病?

瘿病中气郁化火、阴虚火旺的证型,以情绪激动、多食易饥、形体日渐消瘦、心悸、眼突、手抖、颈部一侧或两侧肿大为特征。其中多食易饥、消瘦类似消渴;但眼突、手抖、颈前瘿肿有形则与消渴有别。

5. 中医学认识的糖尿病(消渴)的病因有哪些?

(1)饮食不节,形体肥胖:长期过食肥甘,形体肥胖,醇酒厚味,损伤脾胃,脾胃运化失司,积热内蕴,消谷耗液,损耗阴液,易发生糖尿病。

(2)精神刺激,情志失调:长期过度的精神刺激,情志不舒,或郁怒伤肝,肝失疏泄,气郁化火,上灼肺胃阴津,下灼肾液;或思虑过度,心气郁结,心火亢盛,耗损心脾精血,灼伤胃肾阴液,均可导致糖尿病的发生。

(3)久服丹药,化燥伤津:在中国古代,自隋唐以后,常有人为了壮阳纵欲或延年益寿而嗜服矿石类药物炼制丹药,使燥热内生,阴津耗损而发生糖尿病。

(4)长期饮酒,房劳不节:长期嗜酒,损伤脾胃,积热内蕴,化火伤津;劳伤过度,肾精亏耗,虚火内生,灼伤阴津,均可发生糖尿病。

(5)素体阴虚,五脏虚弱:或由于先天禀赋不足,五脏虚弱;或由于后天阴津化生不足所引起。其中,古代医家更强调肾脾两脏亏虚在糖尿病发病中的重要性。

(6)外感六淫,毒邪侵害:外感六淫,燥火风热毒邪内侵,旁及脏腑,燥热伤津,亦可发生糖尿病。

6. 中医是如何认识糖尿病(消渴)的发生发展的?

从消渴的发生来看,消渴的病因主要有先天禀赋不足、五脏柔弱等方面,《灵枢·五脏篇》云:"心脆则善病消瘅热中""肺脆则苦病消瘅易伤""肝脆则善病消瘅易伤""脾脆则善病消瘅易伤""肾脆则善病消瘅易伤"。禀赋虚弱，先天之精不足，则五脏柔弱，精气不足，气虚血少，肾亦无精可藏，复因调摄失宜，终至精亏阴竭而发为消渴病。从消渴的发展来看，阴津亏损、燥热内生是消渴病发生的基本病理，其中阴虚为本，燥热为标，病变重点以肺、胃、肾为主，三者之间相互影响，又遍及余脏，五脏之精皆损，终至变证百出。从预后来看，精气充足者，气充血足，脏腑功能健运，虽病但预后较好；体质薄弱，调摄失宜者，精亏气损，血脉不行，终至"水肿""中风""雀目""恶疮""死不治"等恶证。

7. 中医将糖尿病（消渴）分三消，分别是什么？

（1）上消：阴津亏耗，燥热偏盛。糖尿病（消渴）早期的基本病机为阴津亏耗，燥热偏盛，阴虚为本，燥热为标。燥热愈甚阴津愈虚，阴津愈虚燥热愈盛，二者相互影响，互为因果。其病变部位虽与五脏有关，但主要在肺、脾（胃）、肾三脏，且三脏之间常相互影响。如肺燥津伤，津液失于敷布，则脾不得濡养，肾精不得资助；脾胃燥热偏盛，上可灼伤肺津，下可损耗肾阴；肾精不足则阴虚火旺，亦可上灼肺胃；终至肺燥、胃热、脾虚、肾亏同时存在，而多饮、多食、多尿三多症状常可相互并见。

（2）中消：胃火炽盛气阴两伤，脉络瘀阻。若糖尿病（消渴）早期得不到及时恰当的治疗，则病程迁延，火盛伤阴耗气而致气阴两虚，同时脏腑功能失调，津液代谢障碍，气血运行受阻，痰浊瘀血内生，全身脉络瘀阻，相应的脏腑器官失去气血的濡养而变生诸多并发症。其气虚的形成可因阴损耗气，或因燥热耗气，或因先天不足，后天失养，或因过度安逸，体力活动减少，致气虚体胖。其痰浊的形成，可因饮食不节，过食肥甘厚味，损伤脾胃；或因忧思、劳倦伤脾，以致脾气虚弱，健运失司，水湿内停，积聚化痰；或因肺气不足，宣降失司，水津不得通调输布，津液留聚而生痰；或因肾虚不能化气行水，水湿内停而为痰；或因肝气郁结，气郁湿滞而生痰。其血瘀的形成可因热灼津亏而致血瘀；或因气滞而致血瘀；或因气虚而致血瘀；或因阳虚寒凝而致血瘀；或因痰浊阻络而致血瘀。

气阴两虚、痰浊瘀血痹阻脉络是消渴病发生多种并发症的主要病机。若气阴两伤、心脉痹阻则出现胸痹、心悸等心系并发症；若肝肾阴虚、肝阳上亢、痰闭清窍、脑脉瘀阻则出现中风、眩晕、健忘、痴呆等脑系并发症；若肝肾阴亏、脾肾两虚、肾络瘀阻则出现尿浊、腰痛、水肿、阳痿、遗精、癃闭等肾系并发症；若肝肾亏虚，精血不能上承于目，目络瘀阻，则视物模糊，甚则目盲失明；若肝肾阴虚，痰浊瘀血痹阻四肢脉络，则肢体麻木疼痛或肢端坏疽；肾开窍于耳，肾主骨，齿为骨之余，肝肾精血亏虚则耳鸣耳聋、齿落；若疮毒内陷，邪热攻心，扰乱神明，则神昏谵语；若肺肾气阴两虚，易感受外邪，出现感冒、肺热咳嗽或并发肺痨；肝胆气郁、湿浊瘀血阻滞而出现胁痛、黄疸；若肝肾阴虚，湿热下注膀胱则出现尿频急痛、小腹坠胀；若脾气虚弱、胃失和降则出现泄泻、呕吐、痞满、呃逆等诸证；若胃热炽盛、心脾积热则牙龈脓肿，口舌生疮；若皮肤络脉瘀阻，皮肤失去气血濡养，或兼感受风湿毒邪，则出现皮肤瘙痒、疖肿、痈疽疔疮、皮癣、水疱、紫癜、溃疡等多种皮肤病变。

（3）下消：阴损及阳，阴阳俱虚。人之阴阳互根，互相依存。消渴病之本于阴虚，若病程迁延日久，阴损及阳，或因治疗失当，过用苦寒伤阳之品，终致阴阳俱虚。若脾阳亏虚，肾阳衰败，水湿潴留，浊毒内停，壅塞三焦则出现全身浮肿、四肢厥冷、纳呆、呕吐、恶心、面色苍白、尿少尿闭等症；若心肾阳衰，阳不化阴，水湿浊邪上凌心肺则出现胸闷心悸、水肿喘促、不能平卧，甚则突然出现心阳欲脱、气急倚息、大汗淋漓、四肢厥逆、脉微欲绝等危候；若肝肾阴竭，五脏之气衰微，虚阳外脱，则出现猝然昏仆、神志昏迷、目合口张、鼻鼾息微、手撒肢冷、二便自遗等阴阳离决之象。临床资料表明消渴病晚期大多因并发消渴病心病、消渴病脑病、消渴病肾病而死亡。

另外，少数消渴病患者起病急骤，病情严重。迅速导致阴津极度损耗，阴不敛阳，虚阳浮越而出现面赤烦躁、头痛呕吐、皮肤干燥、目眶下陷、唇舌干红、呼吸深长有烂苹果样气味，若不及时抢救，则真阴耗竭，阴绝阳亡，昏迷死亡。

8. 津液代谢与糖尿病（消渴）的关系是什么？

糖尿病的发生主要由素体阴虚、饮食不节，复因情志失调、劳欲过度所致。以阴虚为本，燥热为标。病变的脏腑主要在于肺、胃、肾。肺主治节为水之上源，如肺燥阴虚，津液失于敷布，则胃失濡润，肾失滋源。肺主气为水之上源，敷布津液，肺受燥热所伤，则不能敷布津液而直趋下行，随小便排出体外，故小便频数量多；肺不布津则口渴多饮。《医学纲目·消瘅门》说："肺主气，肺无病则气能管摄津液之精微，守养筋骨血脉，余者为溲。肺病则津液无气管摄，而精微者也随溲下，故饮一溲二；胃热偏盛，则可灼伤肺津，耗损肾阴。胃为水谷之海，主腐熟水谷，脾为后天之本，主运化，为胃行其津液，脾胃受燥热所伤，胃火炽盛，脾阴不足，则口渴多饮，多食易饥；脾气虚不能转输水谷精微，则水谷精微下流而为小便，故小便味甜；水谷精微不能濡养肌肉，故形体日渐消瘦；肾阴不足，阴虚火旺，也可上炎肺胃。肾为先天之本，主藏精而寓元阴元阳，肾阴亏损则虚火内生，上燔心肺则烦渴多饮，中灼脾胃则胃热消谷，阴虚阳盛、肾之开阖失司固摄失权，则水谷精微直趋下泄为小便而排出体外，故尿多味甜，或混浊如脂膏。"《丹台玉案·三消》说："惟肾水一虚，则无以制余火，火旺不能扑灭，煎熬脏腑，火因水竭而益烈，水因火烈而益干，阳盛阴衰构成此证，而三消之患始剧矣。"疾病后期终至肺燥、胃热、肾虚同时存在，多饮、多食、多尿亦常相互并见。故《临证指南医案·三消》指出："三消一证，虽有上、中、下之分，其实不越阴亏阳亢、津涸热淫而已。"可见，肺燥、胃热、肾虚是糖尿病的主要病机，与津亏液耗的津液代谢失调直接相关。

9. 痰浊与糖尿病（消渴）有什么关系？

这里的"痰"，是体内不能正常运化的精微津液停留聚积而成，痰浊是水液代谢障碍形成的病理产物，同时又是临床许多病症的致病因素。痰的形成是由于肺、脾、肾及三焦水液代谢功能失常，导致津液不能正常敷布和排泄，水湿停聚而成。肺通调水道，糖尿病（消渴）患者多因肺燥津亏，肺气与津液耗损，肺失宣降敷布而聚津成痰，或津液耗损，燥热内生，炼液化痰；脾主运化水谷精微，糖尿病（消渴）患者多因饮食不节，损伤脾胃，脾失健运，水湿内停，蕴而成痰。

10. 瘀血与糖尿病（消渴）是什么关系？

瘀血的形成，主要有两个方面：一是由于内、外伤，或其他原因引起出血，离经之血积存体内，形成瘀血，如《黄帝内经》说："血溢肠外，肠外有寒，则并合凝聚不得散""孙络外溢，则有留血"；二是外感六淫、疠气，内伤七情，或饮食、劳倦、久病、年老等，导致人体气虚、气滞或血寒、血热，使血行不畅而凝滞，从而产生瘀血。《灵枢·经脉》说："手少阴气绝，则脉不通""脉不通则血不流"。《读医随笔·承制生化论》更明确指出："气虚不足以推血，则血必有瘀"。此外，"久病耗气""久病血瘀"，久病则病邪入络，影响血液的运行，导致瘀血的形成。

糖尿病（消渴）的病机早期主要是阴虚燥热，日久病势缠绵，渐而阴损及阳，阳气虚衰，阳虚寒凝，血液运行障碍而致血瘀。此外，久病必虚，气虚则血液运行无力，阴虚则煎熬津液，血行艰涩，脉络不利，而见久虚入络之瘀血征象，现代医学研究证实，糖尿病患者因脂质代谢紊乱，影响血小板的黏附和聚积，使血小板聚集功能增强，继发性促凝增加而处于一种高凝状态，属于中医"瘀血"范畴。

瘀血是糖尿病（消渴）最常见的兼夹之症，随瘀阻的部位不同，而有不同的临床表现。瘀阻心脉，并发冠心病可出现烦躁不安，胸闷憋气，心悸气短，甚则心痛彻背，背痛彻心；瘀阻脉络，血不荣筋可出现半身不遂、口眼歪斜等合并脑血管病变的临床症状；瘀阻经脉血不归经，可见合并视网膜病变眼底出血；瘀血阻滞，经脉失养，不通则痛，可见并发神经病变等。

11. 脏腑与糖尿病（消渴）的关系是什么？

现代糖尿病在传统中医中多以"消渴"进行论治。消渴之病名始见于《素问·奇病论》。《灵枢·五变》指出"五脏皆柔弱者，善病消瘅"。消渴病机复杂，其根本原因是五脏病变导致津液代谢失常，是水精失布、五经不行的结果，与肺、脾（胃）、肝、肾、心等均有密切的关系。

糖尿病（消渴）常病及多个脏腑，病变影响广泛，常可并发多种病症，涉及多脏腑。如肺失滋养，气阴两虚，感染痨虫，正不胜邪，日久可并发肺痨；肾阴亏损，肝失濡养，肝肾精血不能上承于耳目，则可并发白内障、雀目、耳聋；燥热内结，营阴被灼，脉络瘀阻，蕴毒成脓，则发为疮疖痈疽；阴虚燥热，炼液成痰，血脉瘀阻，痰瘀阻络，脑脉闭阻或血溢脉外，发为中风偏瘫；阴损及阳，脾肾衰败，水湿潴留，泛滥肌肤，则发为水肿。

12. 肺与糖尿病（消渴）的关系是什么？

肺主气，司呼吸，主宣发肃降，通调水道，朝百脉而主治节。明·楼英《医学纲目·消瘅门》云："盖肺藏气，肺无病则气能管摄津液之精微，而津液之精微者收养筋骨血脉，余者为溲，肺病则津液无气管摄，而精微者亦随溲下，故饮一溲二，而溲如膏油也，筋骨血脉，无津液以养之，故其病渐成，形瘦焦干也。"肺主气，为水之上源，敷布津液。肺受燥热所伤，则津液不能敷布而直趋下行，随小便排出体外，故小便频数量多；肺不布津则口渴多饮。

13. 脾（胃）与糖尿病（消渴）的关系是什么？

脾为后天之本，气血生化之源，主运化和升清。金代医家刘完素在《三消论》中云："五脏六腑，四肢百骸，皆禀受于脾胃，行其津液，相与濡润滋养矣……消渴之病者，本湿寒之阴气极衰，燥热之阳气太甚。"胃主腐熟水谷，脾主运化，为胃行其津液。脾胃受损，则水谷精微无法上输于肺，肺津干涸，化燥生热则口渴多饮；脾胃受燥热所伤，胃火炽盛，脾阴不足，则口渴多饮，多食善饥；脾气虚不能转输水谷精微，则水谷精微向下流注于小便，故小便味甘；水谷精微不能濡养肌肉，故形体日渐消瘦。此外，湿热困脾，脾虚或脾阳不振均可导致脾的运化失权，津不上承，使体内营养生成不足而发生消渴。清代医家张锡纯在《医学衷中参西录》中指出："消渴一证……皆起于中焦而极于上下"，说明脾的气机升降失常是糖尿病（消渴）的重要病机。

14. 肝与糖尿病（消渴）的关系是什么？

肝主疏泄，调畅气机，助脏腑气化，疏泄情志，藏血，调节气血津液的代谢。肝在结构上与他脏相连，肝脉上肺，挟胃连心，在功能上还具有他脏的部分功能。《血证论》说："木之性主于疏泄，食气入胃，全赖肝木之气以疏泄之，则水谷乃化。"。清·周学海《读医随笔》说："凡脏腑十二经之气化，皆必藉肝胆之气化以鼓舞之……"可见肝为气化之本，肝之疏泄功能在气血津液代谢中起到了重要的作用。清代医家黄坤载在《四圣心源·消渴》中论："消渴者，足厥阴之病也，厥阴肝木与少阳相火为表里……凡木之性，专欲疏泄……疏泄不遂……则相火失其蛰藏"。《素灵微蕴·消渴》云："消渴之病则独责肝木，而不责肺金。"肝的疏泄功能对脾胃运化、水液代谢及全身脏腑气机均有调节作用。消渴的发病，离不开火与燥，燥火为犯，阴津被伤，则可发展为消渴。肝为刚脏，主升主动，肝脏的功能太过则易出现肝郁火旺，灼伤阴液；木火刑金则肺金被灼，耗伤肺阴；若不节嗜欲，不慎喜怒，情志不畅，肝失疏泄，气郁化火，燔灼阴液；若肝失疏泄，横逆犯脾，脾失健运，不能运化精微物质，机体得不到水谷精微的滋养，导致气虚津亏，化燥生热；肝失疏泄，气郁化火，既伤肝阴，亦损肾阴，肾阴被耗，下焦虚衰，肾气摄纳不固，不能约束小便，故尿频量多。所以肝气疏泄正常，气机调畅，是保证全身气血调和，经络通利，各脏腑功能正常协调的重要条件。故糖尿病（消渴）的发生在肝脏为肝之疏泄失常，气机不畅，郁而化火，使脏腑功能紊乱所致。

15. 肾与糖尿病（消渴）的关系是什么？

肾为先天之本，主藏精而寓元阴元阳。糖尿病的病机变化与肾藏精和主水的功能有关。《外台秘要·消渴消中门》云："房室过度，致令肾气虚耗故也，下焦生热，热则肾燥，肾燥则渴。"《医贯》言："下焦命门火不归元，游于肺则为上消，游于胃则为中消。"又云："命门火衰，不能蒸熟水谷，水谷之气，不能熏蒸，上润乎肺，如釜底无薪，锅盖干燥，故渴。至于肺亦无所禀，不能四布水津，并行五经，其所饮之水未经火化，直入膀胱，正谓饮一升溲一升，饮一斗溲一斗，试尝其味，甘而不咸可知矣。"张介宾曰："又有阳不化气，则水津不布，水不得火则有降无升，所以直入膀胱而饮一溲二，以致泉源不滋，天壤枯涸者，是皆真阳不足，水亏于下之消证也。"《外台秘要》云："腰肾既虚冷，则不能蒸于上，谷气则尽下为小便也，蒸即肺润，若下冷极，即阳气不能升，故肺干则热。"以上论述均解释了肾阳虚弱致多饮和尿甜等临床症状，提出肾阳虚在消渴中的主导地位。肾阳虚衰，气化失职，水液有降无升，故口渴多饮而小便多；肾阳虚则不能温煦脾土，水谷之精不得输布于脏腑，精微下趋，故多饮多食而形体消瘦；肾阴亏损则虚火内生，上燔心肺则烦渴多饮，中灼脾胃则胃热消谷。

16. 心与糖尿病（消渴）的关系是什么？

《灵枢·五变》云"其心刚，刚则多怒，怒则气上逆……转而为热，热则消肌肤，故为消瘅"，此乃消渴从心辨治的萌芽。《证治要诀》曰："消心之病，用心过度致心火上炎，渴而消。"心火灼津，津不上承则口渴多饮；若思虑太过，情志郁结，令心火独亢于上，肺为心火所焚，肺不布津，则咽干口渴，引水自救；敷布失令，津液直趋于下，则多尿；耗伤心阴，且下汲肾水，耗伤肾阴。心藏神，肝藏魂，共司情志，若情志不遂，气机郁结，久之郁而化火，则心经蕴热，肝经火热。《临证指南医案》言："心境愁郁，内火自燃，乃消症大病。"又心主血，肝藏血，火热妄动，易伤阴血，致虚火内生，成虚实夹杂。

17. 肝胃郁热型的糖尿病（消渴）有哪些征象？

临床症状：脘腹痞满，胸胁胀闷，面色红赤，形体偏胖，腹部胀大，心烦易怒，口干口苦，大便干，小便色黄。

舌脉：舌质红，苔黄，脉弦数。

18. 胃肠实热型的糖尿病（消渴）有哪些征象？

临床症状：脘腹胀满，痞塞不适，大便秘结，口干口苦，或有口臭，或咽痛，或牙龈出血，口渴喜冷饮，饮水量多，多食易饥。

舌脉：舌红，边有瘀斑，舌下脉络青紫，苔黄，脉滑数。

19. 脾虚胃热型的糖尿病（消渴）有哪些征象？

临床症状：心下痞满，胀闷呕恶，呃逆，水谷不消，纳呆，便溏，或肠鸣下利，或虚烦不眠，或头眩心悸，或痰多。

舌脉：舌淡胖，舌下络脉瘀阻，苔白腻，脉弦滑无力。

20. 上热下寒型的糖尿病（消渴）有哪些征象？

临床症状：心烦口苦，胃脘灼热，痞满不痛，或干呕呕吐，肠鸣下利，手足及下肢冷甚。

舌脉：舌红，苔黄根部腐腻，舌下络脉瘀阻，脉弦滑。

21. 阴虚火旺型的糖尿病（消渴）有哪些征象？

临床症状：五心烦热，急躁易怒，口干口渴，渴喜冷饮，易饥多食，时时汗出，少寐多梦，溲赤便秘。

舌脉：舌红赤，少苔，脉虚细数。

22. 气阴两虚型的糖尿病（消渴）有哪些征象？

临床症状：消瘦，倦怠乏力，气短懒言，易汗出，胸闷憋气，脘腹胀满，腰膝酸软，虚浮便溏，口干口苦。

舌脉：舌淡体胖，舌薄白干或少苔，脉虚细无力。

23. 阴阳两虚型的糖尿病（消渴）有哪些征象？

临床症状：小便频数，夜尿增多，混浊如脂膏，甚至饮一溲一，五心烦热，口干咽燥，耳轮干枯，面色黧黑，畏寒肢凉，面色苍白，神疲乏力，腰膝酸软，脘腹胀满，食纳不香，阳痿，面目浮肿，五更泄泻。

舌脉：舌淡体胖，苔白而干，脉沉细无力。

24. 糖尿病（消渴）中医辨证兼夹瘀证有哪些征象？

临床症状：胸闷刺痛，肢体麻木或疼痛，疼痛不移，肌肤甲错，健忘心悸，心烦失眠，或中风偏瘫，或视物不清。

舌脉：唇舌紫暗，舌质暗，有瘀斑，舌下脉络青紫迂曲，苔薄白，脉弦或沉而涩。

25. 糖尿病（消渴）中医辨证兼夹痰证有哪些征象？

临床症状：嗜食肥甘，形体肥胖，呕恶眩晕，口黏痰多，食油腻则加重。

舌脉：舌体胖大，苔白厚腻，脉滑。

26. 糖尿病（消渴）中医辨证兼夹湿证有哪些征象？

临床症状：头重昏蒙，四肢沉重，遇阴雨天加重，倦怠嗜卧，脘腹胀满，食少纳呆，便溏或黏滞不爽。

舌脉：舌胖大，边齿痕，苔腻，脉弦滑。

27. 糖尿病（消渴）中医辨证兼夹浊证有哪些征象？

临床症状：腹部肥胖，实验检查血脂或血尿酸升高，或伴脂肪肝。

舌脉：舌胖大，苔腐腻，脉滑。

三 糖尿病并发症

（一）糖尿病脑病

1. 中医认知的糖尿病脑病是什么？

糖尿病性中枢神经病变以糖尿病脑病为主要临床表现，中医现称"消渴呆病"。糖尿病脑病的发病主要由高血糖和受损的胰岛细胞引起，随糖尿病病程发展，与神经元细胞凋亡和认知功能减退有关；同时潜在的微血管病变或是频发低血糖亦可引起脑组织缺血缺氧损伤脑细胞。在历代中医学中没有"糖尿病中枢神经病变"或"糖尿病脑病"这个病名，但是根据患者注意力下降、执行能力迟钝、记忆力轻度损伤的临床表现，其与中医"健忘""呆病"的临床表现十分相似。

2. 消渴呆病的中医诊断标准有什么？

参照中华中医药学会《糖尿病中医防治指南》及中华中医药学会老年学会《老年呆病的诊断及疗效评定标准（试行标准）》，结合糖尿病认知功能障碍患者临床特点，拟诊断标准如下：

（1）有明确消渴病史。

（2）主症。

①善忘及智能下降：包括记忆近事及远事的能力减弱；判定认知人物、物品、时间、地点能力减退；计算数字、倒述数字能力减退。

②识别：识别空间位置和结构能力减退。

③语言：口语能力，包括理解别人语言和有条理的对答能力障碍。文化程度较高者阅读、书写能力障碍。

④个性：性情孤僻，表情淡漠，语言重复，自私狭隘，顽固固执，或无理由的欣快，易于激动或暴怒等。

⑤思维：抽象思维能力下降，例如不能解释谚语、区别词语的相同点和不同点，不能给事物下定义等。

⑥人格：性格特征改变，道德伦理缺乏，不知羞耻。

上述6项中具备第一项和另5项中的1项者，在6个月内有明显减退或明显缺损者，结合起病缓慢、病程长即可诊断为消渴呆病。

（二）糖尿病自主神经病变

什么是糖尿病自主神经病变？

糖尿病引起自主神经病变（DAN），是一种严重而常见的糖尿病并发症。自主神经病变可累及全身各个脏器，如心血管、胃肠道、生殖泌尿系统等。除糖尿病性心脏自主神经病变外，目前尚无统一的自主神经病变诊断标准。自主神经病变主要包括：糖尿病性心脏病、糖尿病性勃起功能障碍、糖尿病性胃轻瘫、糖尿病神经源性膀胱、糖尿病直立性低血压。

糖尿病自主神经病变涉及范围广泛，病情复杂，按其临床表现与中医学中的"心悸""厥证""汗证""痞证""阳痿""淋证""癃闭"等症候相似。

（三）糖尿病性心脏病

1. 什么是糖尿病性心脏病?

糖尿病性心脏病是指糖尿病并发或伴发的心脏血管系统的病变，涉及心脏大、中、小、微血管损害。包括非特异性冠状动脉粥样硬化性心脏病（冠心病）、微血管病变性心肌病和心脏自主神经功能失调所致的心律失常和心功能不全。糖尿病性心脏病属于中医"心悸""胸痹心痛""真心痛"等范畴。

2. 糖尿病性心脏病的病因病机是什么?

糖尿病性心脏病为糖尿病迁延日久，累及心脏，因心气阴两虚或心脾两虚，致痰浊、瘀血内阻心络，或素体心阴阳亏虚，或久病而致心肾阳虚。

糖尿病性心脏病病位在心，涉及肺、脾、肝、肾。病性为本虚标实，虚实夹杂，以气血阴阳亏虚为本，以气滞、痰浊、血瘀、寒凝为标。

发病初期为心之气阴不足、心脾两虚，心脉失养，或脾虚痰浊闭阻，胸阳不振；渐至伤及肝、肾，血瘀阻塞心络，心之络脉细急；病变晚期，心气衰微，水饮停聚，痰、瘀、水互结，络脉受阻，甚或阴损及阳，阴竭阳绝，阴阳离决。

（四）糖尿病勃起功能障碍

1. 什么糖尿病勃起功能障碍?

糖尿病勃起功能障碍为糖尿病继发的阴茎勃起功能障碍。本病以糖尿病代谢异常所致男性阳事痿而不举，或临房举而不坚，或坚而不久，不能进行满意的性生活为特征。勃起功能障碍可能是糖尿病和高血压的早期标志。

勃起功能障碍属中医学"阳痿""阴痿""筋痿""阴器不用""宗筋弛纵"及消渴病的"肾消"范畴。

2. 糖尿病患者导致勃起功能障碍的病因有哪些？

（1）禀赋不足：劳伤久病、先天不足或肆情纵欲、房事过度，或手淫、早婚，均可造成精气虚损，命门火衰而致阳事不举。此外久病劳伤，损及脾胃，气血化源不足，可致宗筋失养而成阳痿。诚如《类证治裁·阳痿》所言："阳之痿多由色欲竭精，或思虑劳神，或恐惧伤肾，或先天禀弱，或后天食少……而致阳痿者。"

（2）七情失调：情志不遂，思虑过度，忧思郁怒，则肝失疏泄，宗筋所聚无能，乃成阳痿。或过思多虑，损伤心脾，气血不足，宗筋失养；或大惊卒恐，伤于心肾，气机逆乱，气血不达宗筋，不能作强，则阳事不举。此即《景岳全书·阳痿》所云："凡思虑焦劳，忧郁不过者，多致阳痿""凡惊恐不释者，亦致阳痿"。

（3）饮食不节：过食醇酒厚味，脾胃运化失常，聚湿生热，湿热下注肝肾，经络阻滞，气血不荣宗筋，乃成阳痿。

（4）外邪侵袭：久居湿地或湿热外侵，蕴结肝经，下注宗筋，或寒湿伤阳，阳为阴遏，发为阳痿。

3. 糖尿病患者导致勃起功能障碍的病机特点有哪些？

勃起功能障碍的原因虽然众多，其基本病机为肝、肾、心、脾受损，气血阴阳亏虚，阴络失荣；或肝郁气滞，经络失常导致宗筋不用而成。肝主筋，足厥阴肝经绕阴器而行；肾藏精，主生殖，开窍于二阴；脾之经筋皆聚于阴器。宗筋作强有赖于肝、肾、脾精血之濡养。心乃君主之官，情欲萌动，阳事之举，必赖心火先动。肾虚精亏，真阳衰微，则宗筋无以作强。肝失疏泄，气机阻滞，血不达宗筋，则宗筋不聚。脾主运化，气血生化乏源，宗筋失养。忧虑伤心，心血暗耗，则心难行君主之令，从而阴茎痿软而不举。故勃起功能障碍之病位在宗筋，病变脏腑主要在于肝、肾、心、脾。

肾虚是本病发生的关键。隋·巢元方等在《诸病源候论·卷四》中提到："肾开窍于阴，若劳伤于肾，肾虚不能荣于阴器，故痿弱也……阴阳衰微，风邪入于肾经，故阴不起，或小腹痛也。"唐·王焘在《外台秘要·虚劳阳痿候》中也指出："病源肾开窍于阴，若劳伤于肾，肾虚不能荣于阴器，故痿弱也。"即肾虚能致阳痿。后世医家又将其病机分为了肾气不固、肾阳虚衰、肾精亏损等。

肝与本病的关系密不可分。《灵枢·经筋》指出："足厥阴之筋……其病足大指支，内踝之前痛，内辅痛，阴股痛转筋，阴器不用，伤于内则不起，伤于寒则阴缩入，伤于热则纵挺不收。"

脾与本病密切相关。脾主运化，为气血生化之源。凡人体的生长发育，生殖与性功能都与脾的功能有密切关系。因为生天之精封藏于肾，但必须依赖后天五谷精微的不断充养才能生生不息，固有"脾为后天之本"的说法。明代张介宾在《景岳全书》中也有阳痿的专章论述，提出治疗阳痿"宜补心健脾益气养血"的论点：因思虑惊恐致脾肾亏虚而导致阳痿者，用七福饮和归脾汤治之。消渴发病，乃脾胃受燥热所伤，胃火炽盛，脾阴损伤，脾虚不能转输水谷精微，不能充养肾精，则宗筋失于濡润，发生筋痿；另一方面脾虚痰湿运化不利，宗筋经络气机阻滞，也可致宗筋失用。

情志因素与本病密切相关。情志和则气机调而气血畅，情志的失调往往会影响到气血的调畅与否。《素问·痿论》说："思想无穷，所愿不得，意淫于外，入房太甚，宗筋弛纵，发为筋痿"。明·张景岳在《景岳全书·阳痿》中指出："……凡思虑忧郁太过者，多致阳痿……凡惊恐不释者，亦致阳痿……阳旺之时，忽有惊恐，则阳道立痿。"清·沈金鳌在《杂病源流犀烛·前阴后阴源流》也提到："有失志之人，抑郁肝火，肝木不能疏，亦致阳痿不起。"清·程文囿在其《医述》一书中也明确提出了对情志所致的阳痿应"宜其抑郁，通其志意，则阳气舒而痿自起"。

4. 糖尿病勃起功能障碍推拿手法有哪些？

腹部掌按法施于中脘、关元，每穴 5 分钟；再取督脉、膀胱经近督脉侧线，从长强至大杼方向，捏脊各 1 遍；继按揉，肾俞、三阴交各 1 分钟，掌擦八髎 3～5 分钟。若命门火衰者，加按揉腰阳关、命门、太溪各 1 分钟；心脾受损者，加点按膻中、肝俞各 1 分钟；惊恐伤肾者，加点按内关、大陵、神门各 1 分钟；湿热下注者，加点按肝俞、大肠俞、曲泉各 1 分钟，用掌运法施于天枢、中极 3～5 分钟。

5. 糖尿病勃起功能障碍穴位推拿法有哪些？

取穴关元、神阙、命门、肾俞、三阴交、气海、太溪、复溜、神门等。手法包括推、揉、按等。操作：患者取仰卧位，术者蘸少许润滑剂，先在腹部施以揉、按法数分钟，然后点按中极、关元、气海，掌揉神阙1分钟，两侧腹部擦法数分钟。患者仰卧位，术者指压神门穴1分钟，揉按足三里、三阴交、复溜、太溪各1分钟，两腿外侧逆推数次。患者取俯卧位，术者先在肩背部施以推、按、滚法数分钟，然后依次点按肾俞、命门、腰阳关、次髎、上髎、关元俞各1分钟，接着在腰骶部施以横推法数分钟，拿提肩井，按压大椎1分钟。

6. 糖尿病勃起功能障碍自我按摩法有哪些？

自我按摩疗法对增强性功能、防止性功能减退和阳痿、早泄、遗精以及妇女月经不调、老年性前列腺炎等有较好的疗效。其中合阴阳按摩法对精神、心理因素引起的性生活不和谐有肯定疗效。治疗期间应暂停房事，夫妇分床而居，待治疗一段时间有了性冲动后仍须再坚持按摩5～10天，再同床检验治疗效果。壮阳固精按摩法对各种性功能障碍、强身壮阳有明显的效果。摩涌泉、摩肾俞二法较平和，无任何副作用，适合于各种不同年龄、体质的患者自我按摩。兜肾囊法刺激强度较大，适合于已婚男子患阳痿、早泄、遗精等性功能障碍的患者。按摩时要掌握一定的手法，切忌用力粗暴，夫妇双方共同练习时要互相体贴，密切合作。

7. 壮阳固精按摩法如何操作？

（1）摩涌泉法：患者平坐或以一脚置于另一腿上盘坐，双手摩搓至热后，再用一手握持足趾，另一手旋转摩按涌泉穴，摩至发热为度，将足趾略微转动，左右足心更替握摩。

（2）摩肾俞法：患者临睡前坐于床，垂手解衣，略做吐纳闭息，舌舐上腭，意守肚脐，提缩肛门数十次。然后两掌贴于肾俞穴，中指正对命门穴，做环型摩擦120次。

（3）兜肾囊法：练习时间在19～23时（戌亥之时），盘膝端坐，解衣调息。先将双手搓摩至热，再用左手兜起阴囊，稍向上用力，右手摩擦脐下气海、关元等部位，兜擦81次，再左右互换兜擦81次。

（五）糖尿病周围神经病变

1. 什么是糖尿病周围神经病变？

糖尿病周围神经病变（DPN）是糖尿病导致的神经病变中最为常见的一种，可累及全身神经系统的任何部分。其临床表现较为复杂，多为感觉及自主神经受累，伴相对较轻的运动神经元受累。一般以四肢远端为主，下肢较上肢为重，早期以感觉障碍为主，亦有痛觉过敏者，昼轻夜重。

本病属中医学"痹证""痛证""痿证"等范畴。

2. 糖尿病周围神经病变发病的病因病机是什么？

本病系糖尿病日久不愈，久病伤正，引起气血不足、脉络空虚，进而发展为气滞血瘀之证。本病以正虚为本，血瘀为标，而正气虚损以脾虚、气虚、肝肾亏虚为主。

《脾胃论》云："脾胃之气既伤，元气也不能充，而诸病之所由生也。"脾胃为后天之本，气血生化之源，脾胃既伤，则气无所载，血无所帅，气滞不畅，血行瘀阻。脾主四肢，脾虚营气不能运于脉中，濡养四肢，而肢体麻木、疼痛、酸软无力。脾喜燥，脾胃虚弱易患湿病，湿聚成痰，可与瘀滞的气血相胶着，加重脉络瘀阻，不通则痛。

肝主筋，肾主骨，若肝肾亏虚，真阴耗损，精不化血，可致精血耗竭，筋骨不养，肢体麻木不仁；或致阳失潜藏，风火相煽，筋惕肉瞤。

3. 糖尿病神经病变的虚与实指什么？

糖尿病神经病变的病机有虚有实。虚有本与变之不同。虚之本在于阴津不足，虚之变在于气虚、阳损。虚之本与变，既可单独起作用，也可相互转化，互为因果；既可先本后变，也可同时存在。实为痰与瘀，既可单独致病，也可互结并见。

4. 糖尿病神经病变的纯虚为病指什么？

临床上，患者既可纯虚为病，所谓"气不至则麻""血不荣则木""气血失充则痿"；又可虚实夹杂，但一般不存在纯实无虚之证。虚实夹杂者，在虚实之间，又多存在因果标本关系，常以虚为本，而阴虚为本中之本，气虚、阳损为本中之变；以实为标，标为痰浊瘀血阻滞经络。

5. 麻木的主要病机是什么？

麻木为主，多由于肺燥津伤，或胃热伤阴耗气，气阴两虚，血行瘀滞；或气虚血瘀，或阴虚血瘀，或气阴两虚致瘀。脉络瘀滞，肢体失荣，临床可见手足麻木时作，或如蚁行、步如踩棉、感觉减退等。

6. 疼痛的主要病机是什么？

疼痛为主，多由于气虚血瘀、阴虚血瘀，迁延不愈；或由气损阳，或阴损及阳，阳虚失煦，阴寒凝滞，血瘀为甚；或复因气不布津，阳不化气，痰浊内生，痰瘀互结，痹阻脉络，不通则痛。临床上常呈刺痛、钻凿痛或痛剧如截肢，夜间加重，甚则彻夜不眠等。

7. 肌肉萎缩的主要病机是什么？

肌肉萎缩为主，多由于上述两病机迁延所致。由于久病气血亏虚，阴阳俱损；或因麻木而肢体活动长期受限，血行缓慢，脉络瘀滞，肢体、肌肉、筋脉失于充养，则肌肉日渐萎缩，肢体软弱无力。常伴有不同程度的麻木、疼痛等表现。

8. 糖尿病足与糖尿病神经病变的关系是什么？

由于糖尿病神经病变常与糖尿病微血管病变、大血管病变互为因果，因此，糖尿病神经病变后期往往与糖尿病足同时存在。一旦病至此期，则病情更为复杂，治疗当与糖尿病足的治疗互参互用，择优而治。

病位、病性：糖尿病神经病变病位主要在肢体络脉，以气虚、阴虚或气阴两虚为本；或由此导致肢体络脉失荣而表现为以虚为主的证候；或由此导致的脏腑代谢紊乱产生的瘀血、痰浊等病理产物相互交阻，留滞于络脉，表现为本虚标实之候。但无论是以虚为主或本虚标实，血瘀均贯穿糖尿病神经病变的始终。

9. 如何辨证治疗气虚血痹型糖尿病性周围神经病变？

此类型痹证患者多表现出：肢体麻木不仁，肢凉刺痛，以下肢为著，入夜疼痛加剧，得温痛减，遇寒加重。面色㿠白，自汗气短，神疲倦怠。舌淡苔白，脉虚细无力。

治则当以益气养血、温经通络为宜，可选取黄芪桂枝五物汤加减。组方中主要有：生黄芪、桂枝、赤白芍、当归、丹参、甘草、大枣、生姜。若伴有气虚较重者加党参、白术；血虚明显者加熟地、阿胶；气虚卫气不固、自汗出者重用黄芪、桂枝、白芍；疼痛较剧者加姜黄；腰膝酸痛者加牛膝、川续断、杜仲；因气候变更而疼痛加剧者加防风、羌活、独活；偏于上肢者加桑枝、威灵仙；偏于下肢者加木瓜、牛膝、地龙；瘀血明显者加鸡血藤、红花、桃仁。

10. 如何辨证治疗脾虚痰阻型糖尿病性周围神经病变？

此类型痹证患者多表现出：胸闷纳呆，肢体重着，麻木不仁，或如蚁行，乏力倦怠，兼头晕目眩，头重如裹，胸胁作痛，腹胀便溏。舌质淡，舌体胖，苔白腻，脉濡滑。

治则当以益气健脾、化痰通痹为宜，可选取茯苓丸合补中益气汤加减。组方中主要有：茯苓、半夏、枳实、陈皮、党参、白术、大腹皮、当归。若伴见痰湿内盛呕吐恶心加厚朴、苍术、砂仁；肢体麻木、蚁行感重加独活、防风、僵蚕；畏寒肢冷加桂枝、白芍以温阳通络和营；关节肿痛剧者加甘遂以祛痰逐饮、消肿散结；痰浊流窜、麻痛部位不定者为风痰，加白附子、制南星、皂角以祛风涤痰。

11. 如何辨证治疗肝肾两虚型糖尿病性周围神经病变？

此类型痹证患者多表现出：手足麻木，四肢拘急、疼痛，部分患者疼痛颇剧，状如针刺。伴头晕目眩，腰酸耳鸣，五心烦热。舌红少苔，脉弦细或细数。

治则当以补益肝肾、缓急止痛为宜。选方可用虎潜丸合芍药甘草汤加减。组方中主要有：熟地、龟板、黄柏、知母、牛膝、当归、白芍、甘草、枸杞子。若伴见筋脉拘急作痛剧烈加丹参、木瓜；头晕目眩加天麻、钩藤、夏枯草；腰膝酸软、目涩加女贞子、旱莲草；偏于肾阴虚者加女贞子、山茱萸、生地黄；相火旺者加黄柏、丹皮、金樱子；偏于肝阴虚者重用白芍、枸杞子、生地；肌肉疼痛重者加地龙、桑枝、鸡血藤、丹参。

12. 如何辨证治疗痰阻脉络型糖尿病性周围神经病变?

此类型痹证患者多表现出:周身关节疼痛较剧,痛如针刺,痛有定处,肿胀拒按,面色黧暗,肌肤干燥,渴不欲饮,舌暗有瘀斑,脉细涩不利。

治则当以活血化瘀、通痹止痛为宜。选方可用桃红四物汤加减。组方中主要有:当归、赤芍、白芍、川芎、红花、桃仁、丹参、乳香、没药、地龙、牛膝、生地。若伴见瘀血凝滞较重者加用全蝎等虫类药以搜剔祛风,通络止痛;瘀滞日久,瘀血不去,新血不生,气血不足,酌加桂枝、黄芪以益气助阳,通达血脉。

13. 糖尿病神经病变的针灸如何辨证取穴?

(1)气虚血瘀证:取穴以气海、血海、足三里为主穴,可配合三阴交、曲池、内关。手法:施捻转平补平泻法。

(2)阴虚血瘀证:取穴以肝俞、肾俞、足三里为主穴,可配合三阴交、太溪、曲池、合谷。手法:施捻转平补平泻法。

(3)阳虚血瘀证:取穴以肾俞、命门、腰阳关、关元为主穴,可配合环跳、阳陵泉、绝骨、照海、足临泣。手法:施捻转平补平泻,出针后加灸。

(4)痰瘀阻络证:取穴以胃俞、曲池、脾俞、足三里为主穴,可配合三焦俞、三阴交、丰隆、解溪、太冲。手法:施捻转平补平泻,出针后加灸。

14. 糖尿病神经病变的梅花针取穴要点是什么?

梅花针取穴以脊柱两侧为主,病变在上肢加刺臂内、外侧,手掌、手背及指端点刺放血。病变在下肢加刺小腿内外侧、足背,以及足趾端点刺放血。手法:中度或重度刺激。

15. 糖尿病神经病变的粗针取穴要点是什么?

粗针取穴可选用:神道透至阳、命门透阳关、中府、足三里、手三里、合谷、环跳、绝骨。手法:神道透至阳、命门透阳关用直径 0.8 mm 粗针,留针 2 小时,余穴强刺激不留针。

16. 糖尿病神经病变的耳针取穴要点是什么?

取穴可选用肝、脾、肾、臀、坐骨神经、膝、神门、交感。每次选 2 ~ 3

穴。手法：中强刺激，留针 15 ～ 30 分钟。

17. 糖尿病神经病变的电针取穴要点是什么？

髀关透伏兔、风市透中渎、风市透伏兔、阳陵泉。手法：用 26 号长针从髀关斜向伏兔穴，进针 3 ～ 4 寸[*]；从风市斜向中渎穴，进针 3 ～ 4 寸；从风市斜向伏兔穴，进针 3 ～ 4 寸，阳陵泉直刺；并接上脉冲电流，选用疏密波，电流温度以患者能忍受为止，通电 15 ～ 20 分钟。

18. 糖尿病神经病变的推拿手法要点是什么？

（1）上肢麻痛拿肩井肌、揉捏臂臑、手三里、合谷部肌筋，点肩髃、曲池等穴，搓揉肩肌来回数遍。

（2）下肢麻痛拿阴廉、承山、昆仑肌筋，揉捏伏兔、承扶、殷门部肌筋，点腰阳关、环跳、足三里、委中、承山、解溪、三阴交、涌泉等穴，搓揉腓肠肌数十遍。手劲刚柔相济，以深透为度。

19. 糖尿病神经病变的药物外治方法是什么？

糖痛外洗方：透骨草、桂枝、川椒、艾叶、木瓜、苏木、红花、赤芍、白芷、川芎、川乌、草乌、生麻黄。搪瓷盆中，加水 5 000 ml 浸泡 100 ～ 200 分钟，文火煮沸后，再煮 30 分钟，离火后先熏手足，待药液温度降至 38 ～ 42℃时，再将手足入药液中浸泡 30 分钟。

（六）糖尿病下肢大血管病变

1. 什么是糖尿病下肢大血管病变？

糖尿病下肢大血管病变是糖尿病常见的大血管并发症，该病变主要累及动脉，主要病理变化为动脉粥样硬化、管壁增厚、管腔狭窄以及血栓形成，最终导致动脉闭塞，局部组织缺血。本病早期仅感下肢乏力，感觉异常，麻木，膝以下发凉。发展成动脉闭塞期出现间歇性跛行，静息痛，严重时会发生下肢溃疡、坏疽，形成糖尿病足。

本病属中医"筋疽""脱疽"等范畴。

---

*1 寸 ≈ 3.3 cm。

2. 糖尿病下肢大血管病变的中医病因病机是什么？

糖尿病日久，耗伤气阴，五脏气血阴阳俱损，肌肤失养，血脉瘀滞，日久化热，灼伤肌肤和（或）感受外邪致气滞、血瘀、痰阻、热毒积聚，以致肉腐骨枯所致。

若过食肥甘、醇酒厚味，损伤脾胃，致湿浊内生，湿热互结，气血运行不畅，络脉瘀阻，四肢失养。

若脾运失常，痰湿内停，阻遏气机，气滞血瘀，久而化热，热盛肉腐。

若肝阴亏虚，疏泄失职，气血瘀滞，郁久化热，热瘀相合，筋烂肉腐。

若年高脏腑功能失调，正气不足，肝肾之气渐衰，水亏火炽，火毒炽盛，热灼营血；复因感受外邪及外伤等诱因，致皮肤经脉受损，局部瘀血阻滞，瘀久化火，蕴热湿毒灼烁脉肉、筋骨而发为坏疽、溃疡。

糖尿病性下肢大血管病变为本虚标实之证，以气血阴阳亏虚为本，以湿热、邪毒、络阻、血瘀为标，病位在血、脉、筋。

3. 如何辨证治疗热毒伤阴、瘀阻脉络型糖尿病下肢大血管病变？

此类型筋疽患者多表现出：患肢局部红、肿、热、痛，或伴溃烂，神疲乏力，烦躁易怒，口渴喜冷饮，舌质暗红或红绛，苔薄黄或灰黑，脉弦数或洪数，趺阳脉可触及或减弱。

治法当以清热解毒、养阴活血为宜，选方可用顾步汤（《外科真诠》）加减。组方中主要有：黄芪、石斛、当归、牛膝、紫花地丁、太子参、金银花、蒲公英、菊花。伴见口干、便秘加玄参、生地黄。

4. 如何辨证治疗湿热毒蕴、筋腐肉烂型糖尿病下肢大血管病变？

此类型筋疽患者多表现出：患肢局部漫肿、灼热，皮色潮红或紫红，触之皮温高或有皮下积液，有波动感，切开可溢出大量污秽臭味脓液，周边呈实性漫肿，病变迅速，严重时可累及全足，甚至小腿，舌质红绛，苔黄腻，脉滑数，趺阳脉可触及或减弱。

治法当以清热利湿、解毒化瘀为宜。选方可用四妙勇安汤（《验方新编》）合茵栀莲汤（奚九一验方）加减。组方中主要有：金银花、玄参、当归、茵陈、栀子、半边莲、连翘、桔梗。如伴见热甚加蒲公英、虎杖；肢痛加白芍、木瓜。

5. 如何辨证治疗气血两虚、络脉瘀阻型糖尿病下肢大血管病变?

此类型筋疽患者多表现出: 创面腐肉已清, 肉芽生长缓慢, 久不收口, 周围组织红肿已消或见疮口脓汁清稀较多, 经久不愈, 下肢麻木、疼痛, 状如针刺, 夜间尤甚, 痛有定处, 足部皮肤感觉迟钝或消失, 皮色暗红或见紫斑, 舌质淡红或紫暗或有瘀斑, 苔薄白, 脉细涩, 趺阳脉弱或消失。

治法当以补气养血、化瘀通络为宜。选方可用生脉散(《内外伤辨惑论》)合血府逐瘀汤(《医林改错》)加减。组方中主要有: 党参、麦冬、当归、川牛膝、桃仁、红花、川芎、赤芍、枳壳、地龙、熟地黄。如伴见皮肤暗红、发凉, 加制附片、川断; 疼痛剧烈, 加乳香、没药。

6. 如何辨证治疗肝肾阴虚、瘀阻脉络型糖尿病下肢大血管病变?

此类型筋疽患者多表现出: 患肢局部、骨和筋脉, 溃口色暗, 肉色暗红, 久不收口, 腰膝酸软, 双目干涩, 耳鸣耳聋, 手足心热或五心烦热, 肌肤甲错, 口唇舌暗, 或紫暗有瘀斑, 舌瘦苔腻, 脉沉弦。

治法当以滋养肝肾、活血通络为宜, 选方可用六味地黄丸(《小儿药证直诀》)加减。组方中主要有: 熟地黄、山茱萸、山药、丹皮、茯苓、三七、鹿角霜、地龙、枳壳。如伴见口干、胁肋隐痛不适, 加白芍、沙参; 腰膝酸软, 加女贞子、旱莲草。

7. 如何辨证治疗脾肾阳虚、痰瘀阻络型糖尿病下肢大血管病变?

此类型筋疽患者多表现出: 患肢皮肤发凉, 皮温低, 皮肤苍白或紫暗, 冷痛, 沉而无力, 间歇性跛行或剧痛, 夜间更甚, 严重者趾端干黑, 逐渐扩大, 腰酸, 畏寒肢凉, 肌瘦乏力, 舌淡, 苔白腻, 脉沉迟无力或细涩, 趺阳脉弱或消失。

治法当以温补脾肾、化痰通脉为宜, 选方可用金匮肾气丸(《金匮要略》)加减。组方中主要有: 制附子、桂枝、地黄、山茱萸、山药、黄精、枸杞子、三七粉、水蛭粉、海藻。如伴有肢端不温, 冷痛明显, 重用制附子, 加干姜、木瓜; 气虚明显, 加用黄芪。

8. 中医外治各证型糖尿病下肢大血管病变选什么药?

(1)湿热毒盛型筋疽患者多表现出: 疮面糜烂, 脓疮, 秽臭难闻, 肉腐筋烂，多为早期（炎症坏死期），宜祛腐为主，方选九一丹等。

（2）正邪纷争型筋疽患者多表现出：疮面分泌物少、异味轻、肉芽渐红，多为中期（肉芽增生期），宜祛腐生肌为主，方选红油膏等。

（3）毒去正胜型筋疽患者多表现出：疮面干净，肉芽嫩红，多为后期（瘢痕长皮期），宜生肌长皮为主，方选生肌玉红膏等。

9. 推拿疗法用于各证型糖尿病下肢大血管病变选什么穴位和手法？

（1）阴虚火盛血瘀型：推脊柱上段夹脊穴，揉压曲池、肾俞、足三里，双下肢向心性推法，按压气冲穴。

（2）气虚血瘀型：推脊柱中段夹脊穴，揉压百会、中脘、关元、气海、脾俞、肾俞、足三里，双下肢向心性推法，按压气冲穴。

（3）阳虚血瘀型：推脊柱中、下段夹脊穴，脾俞、肾俞、命门、天枢、关元、足三里，双下肢向心性推法，按压气冲穴。

10. 中药浸泡熏洗用于各证型糖尿病下肢大血管病变患者选什么药？

中药浸泡熏洗时，应特别注意引流通畅和防止药液烫伤。

清化湿毒法，适用于脓水多而臭秽重、引流通畅者，药用土茯苓、马齿苋、苦参、明矾、黄连、蚤休等煎汤，待温浸泡患足。

温通经脉法，适用于阳虚络阻者，药用桂枝、细辛、红花、苍术、土茯苓、黄柏、百部、苦参、毛冬青、忍冬藤等煎汤，待温浸泡患足。

清热解毒、活血化瘀法，适用于局部红、肿、热、痛明显，热毒较甚者，药用大黄、毛冬青、枯矾、马勃、元明粉等煎汤，待温浸泡患足。

（七）糖尿病胃肠病

1. 什么是糖尿病胃肠病？

糖尿病胃肠病是糖尿病常见的并发症之一，病变可发生在从食管至直肠的消化道各个部分，包括：糖尿病食管综合征、糖尿病性胃轻瘫、糖尿病性便秘、糖尿病合并腹泻或大便失禁等。其发病率占糖尿病患者的 40% ～ 75%，症状明显者占 10%。本病严重影响糖尿病患者生活质量，故对糖尿病胃肠病的早期防治尤为重要。

根据糖尿病性胃肠病呕吐食物、痰涎诸物或干呕无声、腹泻、便秘的临床特点，归属于中医学"消渴"兼"痞满""恶心""呕吐""反胃""积滞""胃缓""便秘""泄泻"等范畴。其病位在胃，与脾关系密切。

2. 消渴病呕吐的发病机理是什么？

糖尿病胃肠病为素体脾虚胃强或肝郁脾虚，糖尿病迁延日久，胃阴随之亏乏，肺胃久病，母病及子必累及于脾。脾胃虚弱，胃虚不能盛受水谷，脾虚不能化生精微，停积胃中，上逆成呕，如《古今医统·呕吐哕门》谓："久病呕者，胃气虚不纳谷也。"若脾胃不振，不能腐熟水谷，以致寒浊内生，气逆而呕；或胃阴不足，胃失濡养，不能润降，而成呕吐，如《证治汇补·呕吐》所谓："阴虚成呕，不独胃家为病，所谓无阴则呕也。"肝属木，主疏泄。脾土运化功能的健旺，有赖于肝木的正常疏泄。若糖尿病日久，阴血亏耗，肝木失养，肝气太过，或情志相激，七情不和，肝失条达，以致疏泄失常，气机逆乱，肝木逆乘脾土，脾气受伤，则难食停化，胃失和降而生呕吐、反胃之证。胃居中焦，主受纳腐熟水谷，其气以降为顺。饮食、情志、脏腑失和，伤及胃腑，导致胃失和降，均可发生呕吐。

3. 消渴病泄泻、便秘的发病机理是什么？

脾虚运化失健，精微不化反生水湿，水湿内停，故脾虚湿盛是发病的关键，或肝气乘脾，或命门火衰，熟腐无权，致泄泻。糖尿病患者偏爱肥甘厚味，脾胃受病，燥、湿、热互结，使得津液耗伤，导致肠道失润，大便干结；或因消渴病日久，气阴两虚和（或）阴阳两虚，肺气虚，大肠传导无力；湿浊内停，瘀血阻络，脏腑经络失去滋养作用，功能减退，也影响周身气血津液的运行，致使肠道失润，最终导致便秘。另外由于糖尿病过用苦寒或温补滋腻之剂失治误治等亦伤脾胃、大肠功能，导致便秘、泄泻迁延难治。

4. 糖尿病性胃轻瘫的诊断标准有什么？

（1）病史：病程较长的糖尿病病史。

（2）临床表现

①症状：有或无典型"三多一少"的症状，伴有恶心、呕吐、嗳气、早饱、上腹部不适或疼痛、食欲不振等消化道症状。

②体征：多无典型的体征，有时表现为上腹部轻压痛、体重下降。

（3）理化检查

①胃运动功能障碍。

②胃排空试验：目前核素扫描是金标准，提示胃排空延迟。

③胃窦—幽门—十二指肠测压：近端胃底、胃窦压力降低，幽门长且高幅的收缩压力增加，消化间期移行性复合运动Ⅲ相减少或消失。

④胃电活动记录：胃电节律失常，主要是胃电过速，其次是节律紊乱及胃电过缓。

⑤须排除胃、十二指肠器质性病变及肠道、肝、胆、胰腺病变，以及代谢紊乱（尿毒症、高钙血症和低钾血症）、甲状腺功能减低症、多发性硬化、脊髓损伤及自主神经损伤等，以及某些影响胃排空的药物。

5. 如何用中医辨证治疗肝胃不和型糖尿病胃轻瘫？

此类型呕吐患者在症状上多表现出：胃脘胀满，胸闷嗳气，恶心，呕吐，大便不爽，得嗳气、矢气则舒，苔薄白，脉弦。

治法当以疏肝理气、和胃消痞为宜。方药可选择柴胡疏肝散（《景岳全书》）加减。其中主要药物有：柴胡、香附、川芎、陈皮、枳壳、白芍、甘草。若伴有胀满重加青皮、郁金、木香；疼痛甚加川楝子、延胡索；气郁化火，口苦咽干，加栀子、黄芩，或左金丸；呕吐甚，加半夏、生姜、茯苓。

6. 如何用中医辨证治疗痰湿内阻型糖尿病胃轻瘫？

此类型呕吐患者在症状上多表现出：脘腹痞闷，闷塞不舒，胸膈满闷，头晕目眩，身重肢倦，恶心呕吐，不思饮食，口淡不渴，小便不利，舌体大，边有齿痕，苔白厚腻，脉濡弱或滑。

治法当以除湿化痰、理气宽中为宜。方药可选择二陈平胃散（《症因脉治》）加减。其中主要药物有：半夏、茯苓、陈皮、甘草、苍术、厚朴。若伴有气滞腹痛，加用枳壳；痰浊蒙蔽清阳，头晕目眩，加用白术、天麻；不欲饮食，加砂仁、白蔻仁；痰郁化火，烦闷口苦，加用黄连、竹茹。

7. 如何用中医辨证治疗寒热错杂型糖尿病胃轻瘫？

此类型呕吐患者在症状上多表现出：胃脘痞满，遇冷加重，嗳气，纳呆，嘈杂泛酸，或呕吐，口干口苦，肢冷便溏，舌淡，苔白或微黄，脉弦或缓。

治法当以寒热并治、调和肠胃为宜。方药可选择半夏泻心汤（《伤寒论》）加减。其中主要药物有：炙甘草、黄芩、干姜、半夏、黄连、人参。若伴有干噫食臭、胁下有水气，用生姜；痞利甚、干呕心烦，重用炙甘草。

8. 如何用中医辨证治疗脾胃虚弱型糖尿病胃轻瘫？

此类型呕吐患者在症状上多表现出：脘腹痞闷，喜温喜按，恶心欲吐，纳呆，身倦乏力，大便稀溏，舌淡苔白，脉沉细。

治法当以补气健脾、升清降浊为宜。方药可选用补中益气汤（《脾胃论》）加减。其中主要药物有：人参、黄芪、白术、甘草、当归、升麻、陈皮。若伴有胀闷甚，加木香、枳壳、厚朴；若胃虚气逆，心下痞硬，加旋覆花、代赭石；病久及肾，肾阳不足，腰膝酸软，加附子、肉桂、吴茱萸。

9. 如何用中医辨证治疗胃阴不足型糖尿病胃轻瘫？

此类型呕吐患者在症状上多表现出：口干咽燥，食后饱胀或疼痛，饥不欲食，时有干呕，呃逆，或便秘纳差，舌红少津，苔薄黄，脉细数。

治法当以益胃生津、和胃降逆为宜。方药可选用益胃汤（《温病条辨》）加减。主要药物有：沙参、麦冬、生地、玉竹。若伴阴虚甚，五心烦热，加石斛、天花粉、知母；呕吐甚，加竹茹、枇杷叶；便秘重，加火麻仁、瓜蒌仁。

10. 如何用中医辨证治疗瘀血停滞型糖尿病胃轻瘫？

此类型呕吐患者在症状上多表现出：胃脘疼痛，痛如针刺，食后腹胀，面色晦暗，恶心，大便时干时溏，或见吐血、黑便，舌质紫暗，或有瘀斑，脉涩。

治法当以活血化瘀、和胃止痛为宜。方药可选用失笑散（《太平惠民和剂局方》）合丹参饮（《时方歌括》）加减。主要药物有：丹参、檀香、砂仁、蒲黄、五灵脂。若伴见痛甚加延胡索、郁金、枳壳；四肢不温，舌淡脉弱，加党参、黄芪益气活血；口干咽燥，舌光无苔，脉细，加生地、麦冬；便血加三七、白及。

11. 糖尿病性泄泻的诊断标准是什么？

（1）病史：病程较长的糖尿病病史，积极控制血糖及对症处理有效。

（2）临床表现

①症状：大便次数增多，每天 3 次以上，便质稀溏或呈水样便，大便量增加；症状持续 1 天以上。

②体征：多无典型的体征，有时表现为腹部轻压痛。

（3）理化检查

①大便常规检查正常，大便致病菌培养阴性。

②消化道钡餐检查可有小肠吸收不良征象，纤维结肠镜检查可有结肠黏膜充血、水肿。

12. 如何用中医辨证治疗肝气乘脾型糖尿病性泄泻？

此类型泄泻患者在症状上多表现出：泄泻腹痛，每因情志不畅而发或加重，泻后痛缓，胸胁胀闷，嗳气，食欲不振，舌淡红，苔薄白，脉弦。

治法当以抑肝扶脾为宜。方药可用：痛泻要方（《景岳全书》引刘草窗方）加减。组成：白术、白芍、防风、陈皮。若伴有胸胁脘腹胀满疼痛、嗳气，加香附、柴胡、郁金、木香；神疲乏力、纳呆，脾虚甚者，加党参、茯苓、白扁豆、砂仁。上腹部闷胀、恶心欲呕加厚朴、栀子、竹茹；夹食滞加神曲、麦芽、山楂。

13. 如何用中医辨证治疗脾胃虚弱型糖尿病性泄泻？

此类型泄泻患者在症状上多表现出：大便时溏时泻，饮食稍有不慎即发或加重，食后腹胀，痞闷不舒，纳呆食少，身倦乏力，四肢不温，少气懒言，舌淡苔白，脉细弱。

治法当以健脾益气、升清降浊为宜。方药可用参苓白术散（《太平惠民和剂局方》）加减。主要药物：人参、茯苓、白术、桔梗、山药、甘草、白扁豆、莲子肉、砂仁、薏苡仁。如伴见脾阳不振、手足不温，加附子、干姜；气虚失运、满闷较重，加木香、枳壳、厚朴；久泻不愈、中气下陷，兼见脱肛，加升麻、黄芪。

14. 如何用中医辨证治疗脾肾阳虚型糖尿病性泄泻？

此类型泄泻患者在症状上多表现出：消渴病病程较长，黎明之前脐腹作痛，或无痛性腹泻，肠鸣即泻，泻下完谷，可有大便失禁，伴乏力倦怠，身体消瘦，形寒肢冷，腰膝酸软，舌淡苔白，脉沉细无力。

治法当以健脾温肾、固涩止泻为宜。方药可用四神丸（《证治准绳》）加减。主要药物：补骨脂、肉豆蔻、吴茱萸、五味子、生姜、大枣。若伴见脐腹冷痛，可加用附子理中丸温中健脾；年老体弱、久泻不止、中气下陷，加黄芪、党参、白术；泻下滑脱不禁，或虚坐努责，用木香、肉豆蔻、罂粟壳；脾虚肾寒不甚，反见心烦嘈杂，大便见黏冻，用乌梅、肉桂、干姜。

15. 糖尿病性便秘的诊断标准是什么？

（1）病史：病程较长，常有饮食不节、情志内伤、劳倦过度等症状的糖尿病病史。

（2）临床表现

①症状：大便粪质干结，排出艰难，或欲大便而艰涩不畅。排便间隔时间超过自己的习惯1天以上，或两次排便时间间隔3天以上。常伴有腹胀、腹痛、口臭、纳差及神疲乏力、头眩心悸等症。

②体征：多无典型的体征，有时表现为腹部轻压痛。

（3）理化检查：消化道钡餐检查可有小肠吸收不良征象，肠动力检查蠕动减弱。

16. 如何用中医辨证治疗胃肠积热型糖尿病性便秘？

此类型便秘患者在症状上多表现出：大便干结，腹胀腹痛，面红身热，口干口臭，心烦不安，小便短赤，舌红苔黄，脉滑数。

治法当以清热导滞、润肠通便为宜。方药可选用麻子仁丸（《伤寒论》）加减。主要药物有火麻仁、芍药、枳实、大黄、厚朴、杏仁。若伴见津液已伤，见口干渴，舌红少苔，可加生地、玄参、麦冬；若肺热气逆，咳喘便秘，加瓜蒌仁、苏子、黄芩；若兼郁怒伤肝，易怒目赤，加芦荟、龙胆草。

17. 如何用中医辨证治疗气虚型糖尿病性便秘？

此类型便秘患者在症状上多表现出：大便干结，或便质不硬但临厕努挣乏力，便难解出，汗出气短，面白神疲，倦怠乏力，舌淡苔白，脉虚弱。

治法当以益气润肠为宜。方药可选用黄芪汤（《金匮翼》）加减。主要药物：黄芪、陈皮、火麻仁。如患者气虚甚，可加用人参、白术；若气虚下陷脱肛，用黄芪、升麻；若气息低微，懒言少动，加用人参、麦冬、五味子；若日久肾气不足，腰酸乏力，可用人参、杜仲、枸杞子、当归。

18. 如何用中医辨证治疗阴虚肠燥型糖尿病性便秘？

此类型便秘患者在症状上多表现出：大便干结如羊屎，形体消瘦，头晕耳鸣，盗汗颧红，腰膝酸软，失眠多梦，舌红少苔，脉细数。

治法当以滋阴清热、润肠通便为宜。方药可选择增液承气汤（《温病条辨》）加减。主要药物：大黄、芒硝、玄参、麦冬、生地。若阴虚甚、口干渴，加用芍药、玉竹、石斛助养阴之力；胃阴不足、口渴口干，加麦冬、玉竹、黄精；肾阴不足、腰膝酸软，加熟地；便秘兼面色少华、心悸气短、口唇色淡、舌淡苔白者，为血虚便秘，可加用当归、何首乌、枸杞子等养血润肠。

19. 如何用中医辨证治疗阳虚型糖尿病性便秘？

此类型便秘患者在症状上多表现出：大便干或不干，排出困难，小便清长，面色㿠白，四肢不温，腹中冷痛，得热则减，腰膝冷痛，舌淡苔白，脉沉迟。

治法当以温阳通便为宜。方药可选择济川煎（《景岳全书》）加减。主要药物：当归、牛膝、肉苁蓉、泽泻、升麻、枳壳。如伴见寒凝气滞、腹痛较甚，加肉桂、木香；胃气不和，恶心呕吐，加半夏、砂仁等；若老年虚冷便秘，可用肉苁蓉、锁阳；若脾阳不足，阴寒积冷，可用干姜、附子、白术。

20. 如何用中医辨证治疗湿热互结型泄泻？

此类型泄泻患者在症状上多表现出：泄泻腹痛，泻下急迫，粪色黄褐，气味臭秽，肛门灼热，小便短黄，烦热口渴，苔黄腻，脉滑数，为湿热泄泻。

治法当以清利湿热为宜。方药可用：葛根黄连汤。主要药物：葛根、黄芩、黄连、栀子、甘草。

21. 针灸治疗糖尿病性胃肠病如何选穴？

（1）糖尿病性痞满

主穴：中脘、足三里、内关、三阴交、脾俞、胃俞、天枢。

配穴：肝胃不和配曲池、阳陵泉、太冲；脾胃虚弱配气海、关元、三阴交。

（2）糖尿病性便秘

主穴：大肠俞、天枢、支沟、上巨虚。

热结加合谷、曲池；气滞加中脘、行间；气血虚弱加脾俞、胃俞；寒秘加神阙、气海。

（3）糖尿病性腹泻

主穴：天枢、大肠俞、足三里。

配穴：脾俞、胃俞、肝俞、胆俞、小肠俞、肾俞。

脾胃气虚型加百会、气海；脾肾阳虚型加关元、命门；肝郁脾虚型加内关、太冲、公孙；湿热内蕴型加阴陵泉、三阴交。

（八）糖尿病神经源性膀胱病变

1. 什么是神经源性膀胱？

糖尿病神经源性膀胱发病隐匿，早期症状和体征不易被发现。起初表现可有：排尿无力、排尿启动延迟、膀胱排空不完全感、排尿次数减少等，随着支配膀胱尿道神经受损程度的加重，出现尿意缺乏甚至完全无尿意、膀胱排空不完全、残余尿增加，最后可引起尿液反流、肾积水直至肾衰竭。有些患者直至发生明显肾积水及因机械性破坏造成慢性肾衰竭时才被发现。本病相当于中医学"淋证""癃闭"范畴。

2. 中医学认为神经源性膀胱发病的病因病机是什么？

本病系糖尿病日久不愈，久病伤正、伤阳，以脾肾亏虚为主，后损及五脏。五脏虚衰，气血运行无力，可蓄积痰饮、瘀血等浊邪，进一步阻碍气机，发为淋证、癃闭等病证。本病以虚证为主，其中又以脾肾阳虚最为常见，脾阳虚弱，气血生化无源，气之推动与固摄能力减弱，不能协调平衡，故出现排尿功能障碍等调节功能失常表现。

3. 如何用中医辨证治疗神经源性膀胱（气淋）？

此证的淋证临床症状多表现出：小腹满胀，小便涩滞，余沥不尽，小腹拘急，神疲乏力，气短懒言。舌质淡胖，脉弱。

治则当以补中益气、化气通淋为宜。可选用补中益气汤加减。主要药物：黄芪、党参、白术、甘草、当归、陈皮、升麻、柴胡。如伴见小腹胀满加川楝子、香附；余沥不尽加车前子、瞿麦、萹蓄；情志抑郁加玫瑰花、绿萼梅。

4. 如何用中医辨证治疗神经源性膀胱（劳淋）？

此证的淋证临床症状多表现出：小便赤涩时甚，淋漓不已，时发时止，遇劳即发，腰膝酸软，五心烦热。舌红少津，脉沉细数。

治则当以养阴补肾、清热通淋为宜。可选用知柏地黄汤加减。主要药物：知母、黄柏、生地、山药、山茱萸、泽泻、丹皮、车前子、黄精、冬葵子。如伴见舌红少苔或无苔加龟板、女贞子、旱莲草；尿时痛甚加瞿麦、萹蓄、六一散；若畏寒肢冷，腰膝无力，舌淡胖苔白，脉沉细，去知母、黄柏、生地，加熟地、鹿角胶、乌药、龟板胶、益智仁温肾化气。

5. 如何用中医辨证治疗神经源性膀胱（阴虚癃闭）？

此证的癃闭临床症状多表现出：小便点滴或不通，尿少色赤，头晕目眩，腰膝酸软，五心烦热，口燥咽干，神疲倦怠，夜梦遗精。舌红苔薄，脉细数。

治则当以滋肾通关为宜。可选用滋肾通关丸加味。主要药物：知母、黄柏、肉桂、龟板。如伴见小便艰涩加冬葵子、海金沙；舌赤心烦或口舌生疮加淡竹叶、莲心。外用方：葱白50g，捣烂，加麝香0.3g，外敷关元、中极穴。

6. 如何用中医辨证治疗神经源性膀胱（阳虚癃闭）？

此证的癃闭临床症状多表现出：小便不通或淋漓不爽，尿有余沥，面色苍白，腰以下冷，腿膝无力，舌淡胖，脉沉细无力。

治则当以温补肾阳、通利膀胱为宜。可用寄生肾气丸加减。主要药物：熟地黄、山药、茯苓、泽泻、附子、肉桂、车前子、山茱萸、牛膝、杏仁。如伴见时欲小便，但少腹坠胀而解不出，加乌药；年老虚弱、肾气不足，可加鹿茸粉冲服。

（九）糖尿病性骨病

1. 什么是糖尿病性骨病？

糖尿病性骨病以骨质疏松为主，是以骨量减少、骨的显微结构退变导致骨骼脆性增加、易于骨折的一类全身性骨骼疾病。糖尿病合并骨质疏松研究显示：我国糖尿病合并骨质疏松发病率占糖尿病患者的52.1%～54.68%。糖尿病患者中，有1/3～2/3伴有骨密度减低，其中1/3可诊断为骨质疏松。目前认为胰岛素缺乏、高血糖可能是引起糖尿病合并骨质疏松的主要原因。骨质疏松是引起糖尿病患者长期严重疼痛和功能障碍的重要原因，重者可致残。

糖尿病合并骨质疏松可参照中医"骨萎""骨枯""骨极""萎证"等进行治疗。

2. 中医学是如何认识糖尿病性骨病的发病原因及机理的？

本病的病位在骨与关节，其病性为本虚标实，本虚与肝、脾、肾三脏密切相关，标实则多为血瘀。

《灵枢·五变》篇说："五脏皆柔弱者，善病消瘅。"指出了五脏虚弱是发生消渴的重要因素。肾精亏虚在消渴的发生和发展中占主导地位。《黄帝内经》言："肾脆，善病消瘅。"骨痿的发病根源也在肾。《素问·痿论》云："肾气热，则腰背不举，骨枯而髓减，发生骨痿。"《素问·五脏生成论》曰："肾者，水脏也，令水不胜火，则骨枯而髓虚，故足不任身，发为骨痿。"《丹溪心法》谓："肾消，肾虚受之，腰膝枯细，骨节酸疼。"可见，肾精亏虚在消渴和骨痿的发生和发展中占主导地位。

肾精依赖脾胃运化水谷之精的滋养才能源源不断地得以补充，脾运化功能正常，肾精有源，则骨骼强健有力。

消渴阴虚燥热，津液大量耗损，不仅入脉之津液不足甚至脉内津液外渗，血脉空虚，津枯血燥，血行减慢，血滞脉络，形成血瘀。阳虚生内寒，寒则血凝，也导致瘀阻脉络，发生血瘀。另外，肝气郁结，也可致气滞血瘀。瘀血一旦形成，经脉不畅，不通则痛，产生疼痛症状，且瘀血使水谷精微得不到布散，骨骼失养，发生骨痿。瘀血不去，新血不生，血不化精，肾精亏虚，加重已形成的骨痿。

3. 糖尿病性骨病的诊断标准是什么？

根据患者糖尿病病史，结合临床表现和实验室检查可以做出诊断。骨质疏松症的诊断标准如下：世界卫生组织确定的骨密度值中，年轻女性均值在-1.0 SD至-2.5 SD为低骨量、小于-2.5 SD为骨质疏松，小于-2.5 SD并有一个以上的脆性骨折（非暴力骨折）为严重骨质疏松。我国骨质疏松基金会根据我国人种的具体特点，推荐使用骨密度值：年轻女性均值在 −1.0 SD 至 −2.0 SD 为低骨量、在 −2.0 SD 至 −2.5 SD 为骨质疏松、小于 −2.5 SD 并有一个以上的脆性骨折（非暴力骨折）为严重骨质疏松。

4. 如何辨证治疗肝肾亏损型糖尿病性骨病？

此类型的骨痿临床症状多表现出：神疲乏力，腰背部疼痛，膝胫酸痛软弱，眩晕耳鸣，健忘，头脑空痛，性功能下降，舌红或淡，脉沉细或数。

治法当以滋补肝肾为宜。建议选取壮骨丸（《丹溪心法》）加减。组方中主要药物：龟板、黄柏、知母、熟地黄、白芍、锁阳、陈皮、虎骨（用狗骨或牛骨代）、干姜。如伴有肾虚耳聋足痿甚者，加紫河车；男子遗精、尿频加菟丝子、芡实。

5. 如何辨证治疗阴阳两虚型糖尿病性骨病？

此类型的骨痿临床症状多表现出：全身乏力，腰背部疼痛，痛有定处，或倦怠，腹胀，大便时溏，或形体消瘦，或肌肉松弛，舌淡少津，脉细弱。

治法当以滋阴补阳为宜。建议选取龟鹿二仙膏（《成方切用》）合二仙汤（《中医方剂临床手册》）加减。组方中主要药物有：鹿角、龟板、太子参、枸杞子、仙茅、仙灵脾、巴戟天、当归、黄柏、知母。如伴有关节疼痛拘急，加木瓜、鸡血藤，严重者加用地龙、蜈蚣等虫类药。

6. 如何辨证治疗气滞血瘀型糖尿病性骨病？

此类型的骨痿临床症状多表现出：腰背疼痛，无力，或肌肉关节刺痛，固定不移，活动不利，运动牵强；或身体沉重，胸胁疼痛；或关节肌肤紫暗、肿胀；舌质紫暗，苔白，脉细涩。

治法当以理气活血、通络止痛为宜。建议选取身痛逐瘀汤（《医林改错》）加减。组方中主要药物有：秦艽、川芎、桃仁、红花、甘草、羌活、没药、当归、五灵脂、香附、牛膝、地龙。如伴见疼痛甚加用蜣螂、全蝎等。

7. 针灸疗法如何辨证选穴治疗糖尿病性骨病？

体针：肾阴虚者取肾俞、照海、三阴交；肾阳虚者取中脘、气海、命门；气血瘀滞取气海、足三里、三阴交，属于虚证针刺手法以补为主。

温和灸建议选取关元、气海、肾俞、脾俞、三阴交、足三里。每周 5 次。

（十）糖尿病性视网膜病变

1. 什么是糖尿病性视网膜病变？

糖尿病性视网膜病变（DR）是糖尿病微血管并发症之一，是以视网膜微血管损害为特征的慢性进行性视力损害的眼病，病程较长的糖尿病患者几乎都会出现不同程度的视网膜血管病变。其眼底改变包括微血管瘤、出血、硬性渗出、棉絮斑、静脉串珠状、视网膜内微血管异常（IRMA）、黄斑水肿、新生血管视网膜前出血和玻璃体积血等。

糖尿病性视网膜病变分属于"视瞻昏渺""云雾移睛""暴盲"及"血灌瞳神"等内障眼病范畴。

2. 中医学如何认识糖尿病性视网膜病变的病因病机？

糖尿病性视网膜病变发病因素复杂，主要有：素体禀赋不足，阴虚体质；或饮食不节，脾胃受损；或劳伤过度，耗伤肝脾肾，阴虚燥热，日久则气阴两虚或阴阳两虚，夹瘀而致病。

糖尿病性视网膜病变为糖尿病日久，肝肾亏虚，目失濡养；阴虚致虚火上扰，灼伤目络；日久耗气伤阴，气阴两虚，瘀阻于目；阴损及阳，致阴阳两虚，寒凝血瘀，目络阻滞，痰瘀互结，最终均伤及于目。

本病病位在目，涉及五脏，以脾、肝、肾为主，涉及心、肺；病性为本虚标实，虚实夹杂，寒热并见。本虚为气阴两虚、阴阳俱虚，标实为瘀血阻络。

临床上早期眼部多无自觉症状，病久可有不同程度视力减退，眼前黑影飞舞，或视物变形，甚至失明。如果并发新生血管青光眼，可出现眼胀痛伴头痛的症状。

3. 如何用中医辨证治疗气阴两虚、络脉瘀阻型糖尿病视网膜病变？

此类型视瞻昏渺患者在症状上多表现出：视物模糊，目睛干涩，或视物变形，或眼前黑影飘舞，视网膜病变多为 1～4 级，神疲乏力，气短懒言，口干咽燥，自汗，便干或稀溏，舌胖嫩、紫暗或有瘀斑，脉沉细无力。

治法当以益气养阴、活血通络为宜。可选用生脉散（《内外伤辨惑论》）合杞菊地黄丸（《医级》）加减。方中主要药物：党参、麦冬、五味子、枸杞子、菊花、熟地黄、山茱萸、山药、茯苓、泽泻、丹皮。若眼底以微血管瘤为主加丹参、郁金、丹皮；若出血明显加生蒲黄、旱莲草、三七；若伴有黄斑水肿酌加薏苡仁、车前子。

4. 如何用中医辨证治疗肝肾亏虚、目络失养型糖尿病视网膜病变？

此类型视瞻昏渺患者在症状上多表现出：视物模糊，目睛干涩，视网膜病变多为 1～3 级；头晕耳鸣，腰膝酸软，肢体麻木，大便干结，舌暗红少苔，脉细涩。

治法当以滋补肝肾、润燥通络为宜。可选用六味地黄丸（《小儿药证直诀》）加减。方中药物：熟地黄、山茱萸、山药、泽泻、丹皮、茯苓。如出血久不吸收出现增殖加浙贝母、海藻、昆布。

5. 如何用中医辨证治疗阴阳两虚、血瘀痰凝型糖尿病视网膜病变？

此类型视瞻昏渺患者在症状上多表现出：视物模糊，目睛干涩，视网膜病变多为 4～5 级；神疲乏力，五心烦热，失眠健忘，腰酸肢冷，手足凉麻，阳痿早泄，下肢浮肿，大便溏结交替；舌淡胖少津或有瘀点，或唇舌紫暗，脉沉细无力。

治法当以滋阴补阳、化痰祛瘀为宜，选方：偏阴虚者选左归丸（《景岳全书》），偏阳虚者选右归丸（《景岳全书》）加减。若伴见出血久不吸收加三七、生蒲黄、花蕊石。

6. 针灸治疗糖尿病性视网膜病变怎么选穴？

针灸治疗对于糖尿病性视网膜病变 1～3 级，出血较少者，可用针刺疗法，取太阳、阳白、攒竹、足三里、三阴交、光明、肝俞、肾俞等穴，可分两组轮流取用，每次取眼区穴 1～2 个，四肢及背部 3～5 个，平补平泻。

（十一）糖尿病肾病

1. 什么是糖尿病肾病？

糖尿病肾病（DN）是糖尿病常见的微血管并发症之一，与糖尿病有关的肾病包括肾小球硬化、小动脉性肾硬化、肾盂肾炎、肾乳头坏死，通常所说的糖尿病肾病即狭义的糖尿病肾病又称糖尿病性肾小球硬化症，为糖尿病特有的肾脏并发症。

本病属中医"水肿""胀满""虚劳""关格"等范畴。

2. 中医学如何认识糖尿病肾病的病因病机？

糖尿病性肾病发病为素体肾虚，糖尿病迁延日久，耗气伤阴，五脏受损，兼夹痰、热、郁、瘀等致病。发病之初气阴两虚；渐至肝肾阴虚，病情迁延，阴损及阳，伤及脾肾；病变晚期，肾阳衰败，浊毒内停；或见气血亏损，五脏俱虚。

糖尿病肾病的发病分为三个阶段：

（1）发病初期，气阴两虚，渐至肝肾阴虚，肾络瘀阻，精微渗漏。肾主水，司开阖，糖尿病日久，肾阴亏损，阴损耗气，而致肾气虚损，固摄无权，开阖失司，开多阖少则尿频尿多，开少阖多则少尿浮肿；或肝肾阴虚，精血不能上承于目而致两目干涩、视物模糊。

（2）疾病未得到有效控制，步入病变进展期，出现脾肾阳虚，水湿潴留，泛溢肌肤，则面足水肿，甚则悬饮、鼓胀；阳虚不能温煦四末，则畏寒肢冷。

（3）到了病变晚期，肾体劳衰，肾用失司，浊毒内停，五脏受损，气血阴阳衰败。肾阳衰败，水湿泛滥，浊毒内停，重则上下格拒，变证蜂起。浊毒上泛，胃失和降，则恶心呕吐、食欲不振；水饮凌心射肺，则心悸气短、胸闷喘憋不能平卧；溺毒入脑，则神志恍惚、意识不清，甚则昏迷不醒；肾元衰竭，浊邪壅塞三焦，肾关不开，则少尿或无尿，并见呕恶，以致关格。

本病病位在肾，可涉及五脏六腑；病性为本虚标实，本虚为肝脾肾不足，气血阴阳俱虚，标实为气滞、血瘀、痰浊、浊毒、湿热等。

3. 如何用中医辨证治疗气阴两虚型糖尿病肾病？

此类型虚劳患者在症状上多表现出：尿浊，神疲乏力，气短懒言，咽干口燥，头晕多梦，或尿频尿多，手足心热，心悸不宁，舌体瘦薄，质红或淡红，苔少而干，脉沉细无力。

治法当以益气养阴为宜。可选用参芪地黄汤（《沈氏尊生书》）加减。方中主要药物：党参、黄芪、茯苓、地黄、山药、山茱萸、丹皮、泽泻。

4. 如何用中医辨证治疗肝肾阴虚型糖尿病肾病？

此类型虚劳患者在症状上多表现出：尿浊，眩晕耳鸣，五心烦热，腰膝酸痛，两目干涩，小便短少，舌红少苔，脉细数。

治法当以滋补肝肾为宜。可选用杞菊地黄丸（《医级》）加减。方中药物：枸杞子、菊花、熟地黄、山茱萸、山药、茯苓、泽泻、丹皮。

5. 如何用中医辨证治疗气血两虚型糖尿病肾病？

此类型虚劳患者在症状上多表现出：尿浊，神疲乏力，气短懒言，面色淡白或萎黄，头晕目眩，唇甲色淡，心悸失眠，腰膝酸痛，舌淡脉弱。

治法当以补气养血为宜。可选用当归补血汤（《兰室秘藏》）合济生肾气丸（《济生方》）加减。主要药选物：黄芪、当归、炮附片、肉桂、熟地黄、山药、山茱萸、茯苓、丹皮、泽泻。

6. 如何用中医辨证治疗脾肾阳虚型糖尿病肾病？

此类型虚劳患者在症状上多表现出：尿浊，神疲畏寒，腰膝酸冷，肢体浮肿，下肢尤甚，面色㿠白，小便清长或短少，夜尿增多，或五更泄泻，舌淡体胖有齿痕，脉沉迟无力。

治法当以温肾健脾为宜。可选用附子理中丸（《太平惠民和剂局方》）合真武汤（《伤寒论》）加减。主要药物：附子、干姜、党参、白术、茯苓、白芍、甘草。

7. 如何用中医辨证选方遣药治疗糖尿病肾病兼证？

在如上证型中，如兼夹阳事不举加巴戟天、淫羊藿；如兼夹大便干结加火麻仁、肉苁蓉；如兼见五更泻加肉豆蔻、补骨脂。如兼见头晕头痛，口苦目眩，脉弦有力，可联合镇肝熄风汤（《医学衷中参西录》）。如兼见舌色暗，舌下静脉迂曲，瘀点瘀斑，脉沉弦涩，宜加桃仁、红花、当归、川芎、丹参等。如兼见尿频、急迫、灼热、涩痛，舌苔黄腻，脉滑数，可联合八正散加减（《太平惠民和剂局方》）。反复发作，迁延难愈，可用无比山药丸加减（《太平惠民和剂局方》）。血尿合用小蓟饮子（《济生方》）。

8. 如何用中医辨证选方遣药治疗糖尿病肾病变证？

变证一：浊毒犯胃证。症见：恶心呕吐频发，头晕目眩，周身水肿，或小便不行，舌质淡暗，苔白腻，脉沉弦或沉滑。选用方剂：旋覆代赭汤（《伤寒论》）加减。主要药物：旋覆花、代赭石、甘草、党参、半夏、生姜、大枣。如伴见呕恶甚加吴茱萸、黄连。

变证二：溺毒入脑证。症见：神志恍惚，目光呆滞，甚则昏迷，或突发抽搐，鼻衄齿衄，舌质淡紫有齿痕，苔白厚腻腐，脉沉弦滑数。选用方剂：菖蒲郁金汤（《温病全书》）送服安宫牛黄丸（《温病条辨》）加减。主要药物：石菖蒲、郁金、炒栀子、连翘、鲜竹叶、竹沥、灯心草、菊花、丹皮。如伴见四肢抽搐加全蝎、蜈蚣；如浊毒伤血致鼻衄、齿衄、肌衄等，加生地黄、犀角粉（水牛角粉代）。

变证三：毒邪凌心证。气喘不能平卧，畏寒肢凉，大汗淋漓，心悸怔忡，肢体浮肿，下肢尤甚，咳吐稀白痰，舌淡胖，苔白滑，脉疾数无力或细小短促无根或结代。选用方剂葶苈大枣泻肺汤（《金匮要略》）合苓桂术甘汤（《金匮要略》）加减。主要药物：葶苈子、大枣、茯苓、桂枝、白术、甘草、附子、干姜。如伴有浮肿甚者可加用五皮饮（《华氏中藏经》）；若伴见四肢厥冷，大汗淋漓重用淡附片，加人参。

9. 中药保留灌肠可改善胃肠道反应，具体怎么选方用药？

糖尿病肾病后期脾肾衰败，浊毒潴留，上犯脾胃，出现严重胃肠道症状，可用中药灌肠治疗。例如以生大黄、淡附片、丹参、蒲公英、煅牡蛎等，水煎浓缩至 100～200 ml，高位保留灌肠，每日 1～2 次，适用于关格实证。

10. 针灸疗法如何辨证选穴治疗糖尿病性肾病？

（1）气阴两虚证：肾俞、脾俞、足三里、三阴交、志室、太溪、复溜、曲骨，针刺用补法，行间用泻法。

（2）肝肾阴虚证：肝俞、肾俞、期门、委中，针刺用补法。

（3）阴阳两虚证：脾俞、肾俞、命门、三阴交、气海、关元，针刺用补法。

（4）脾肾阳虚证：脾俞、肾俞、命门、三阴交、足三里、太溪、中极、关元，针刺用补法。

（十二）糖尿病脑血管病变

1. 什么是糖尿病脑血管病变？

糖尿病脑血管病分为出血性脑血管病和缺血性脑血管病，以脑动脉粥样硬化所致缺血性脑血管病最为常见，隶属中医学"中风""偏枯""头痛""眩晕"等范畴，并涉及"痰证""血瘀"等。

2. 中医学如何认识糖尿病脑血管病的病因病机？

糖尿病合并脑血管病的发生，主要在于糖尿病日久，气阴两虚，气虚运血无力，变生痰瘀，阻于脑脉，窍络窒塞，气血不相接续，神机失用；或阴亏于下，肝阳暴张，阳亢风动，血随气逆，夹痰夹火，横窜经隧，夹风动肝，风痰瘀血，上犯清空，蒙蔽清窍，而形成上实下虚，阴阳互不维系，闭脑卒中，神机失用。

3. 糖尿病脑血管病：中经络之肝阳暴亢证如何辨证治疗？

此类型中风患者在症状上多表现出：半身不遂，舌强言謇，口舌㖞斜，眩晕头痛，面红目赤，心烦易怒，口苦咽干，便秘尿黄，舌红或绛，苔黄或燥，脉弦有力。

治法当以平肝潜阳为宜，可选用天麻钩藤饮（《杂病证治新义》）加减。主要药物：天麻、钩藤、石决明、栀子、黄芩、川牛膝、杜仲、桑寄生、益母草、夜交藤、朱茯神。如伴有面红烦热加黄芩、丹皮；如伴有失眠加龙齿、生牡蛎。

4. 糖尿病脑血管病：中经络之风痰阻络证如何辨证治疗？

此类型中风患者在症状上多表现出：半身不遂，口舌㖞斜，舌强言謇，肢体麻木或手足拘急，头晕目眩，舌苔白腻或黄腻。

治法当以化痰熄风为宜，可选用导痰汤（《校注妇人良方》）合牵正散（《杨氏家藏方》）加减。主要药物：半夏、陈皮、枳实、茯苓、制天南星、白附子、僵蚕、全蝎。如伴见痰涎壅盛、苔黄腻、脉滑数，加天竺黄、竹沥；如伴见头晕目眩加天麻、钩藤。

5. 糖尿病脑血管病：中经络之痰热腑实证如何辨证治疗？

此类型中风患者在症状上多表现出：半身不遂，舌强不语，口舌㖞斜，口黏痰多，腹胀便秘，午后面红烦热，舌红，苔黄腻或灰黑，脉弦滑大。

治法当以清热攻下、化痰通络为宜，可选用星蒌承气汤加减。主要药物：生大黄、芒硝、胆南星、全瓜蒌。如伴见腹胀便秘加枳实、厚朴；偏瘫、失语，加白附子、地龙、全蝎。

6. 糖尿病脑血管病：中经络之气虚血瘀证如何辨证治疗？

此类型中风患者在症状上多表现出：半身不遂，肢体软弱，偏身麻木，舌㖞语謇，手足肿胀，面色㿠白，气短乏力，心悸自汗，舌质暗淡，苔薄白或白腻，脉细缓或细涩。

治法当以补气行瘀为宜，可选用补阳还五汤（《医林改错》）加减。主要药物：生黄芪、当归尾、川芎、赤芍、桃仁、红花、地龙。若伴见语言謇涩可选加石菖蒲、白附子、僵蚕等；如伴见吐痰流涎，加制半夏、石菖蒲、制天南星、远志。

7. 糖尿病脑血管病：中经络之阴虚风动证如何辨证治疗？

此类型中风患者在症状上多表现出：半身不遂，肢体软弱，偏身麻木，舌㖞语謇，心烦失眠，眩晕耳鸣，手足拘挛或蠕动，舌红或暗淡，苔少或光剥，脉细弦或数。

治法当以滋阴息风为宜，可选用大定风珠（《温病条辨》）加减。主要药物：白芍、阿胶、生龟板、生鳖甲、生牡蛎、五味子、干地黄、鸡子黄、火麻仁、麦冬、甘草。如伴见头痛、面赤，加牛膝、代赭石。

8. 糖尿病脑血管病：中脏腑之痰火闭窍证如何辨证治疗？

此类型中风患者在症状上多表现出：突然昏倒，昏愦不语，躁扰不宁，肢体强直，项强；痰多息促，两目直视，鼻鼾身热，大便秘结，甚至抽搐，拘急，角弓反张，舌红，苔黄厚腻，脉滑数有力。

治法当以清热涤痰开窍为宜，可选用导痰汤（《校注妇人良方》）送服至宝丹（《太平惠民和剂局方》）或安宫牛黄丸（《温病条辨》）加减。主要药物：半夏、制天南星、陈皮、枳实、茯苓、甘草。如伴见抽搐强直，合镇肝熄风汤（《医学衷中参西录》）加减，或加山羊角、珍珠母，如伴见大便干结加大黄、芒硝、瓜蒌仁。

9. 糖尿病脑血管病：中脏腑之痰湿蒙窍证如何辨证治疗？

此类型中风患者在症状上多表现出：神昏嗜睡，半身不遂，肢体瘫痪不收，面色晦垢，痰涎壅盛，四肢逆冷，舌质暗淡，苔白腻，脉沉滑或缓。

治法当以燥湿化痰、开窍通闭为宜，可选用涤痰汤（《奇效良方》）合苏合香丸（《太平惠民和剂局方》）加减。主要药物：制天南星、制半夏、枳实、陈皮、竹茹、石菖蒲、党参、甘草。如伴见痰涎壅盛、苔黄腻、脉滑数，加天竺黄、竹沥。

10. 糖尿病脑血管病：中脏腑之元气衰败证如何辨证治疗？

此类型中风患者在症状上多表现出：神昏，面色苍白，瞳神散大，手撒肢厥，二便失禁，气息短促，多汗肤凉，舌淡紫或萎缩，苔白腻，脉散或微。

治法当以温阳固脱为宜，可用参附汤（《校注妇人良方》）加减。主要药物：人参、炮附片、生姜、大枣。如伴见汗出不止，加山茱萸、黄芪、煅龙骨、煅牡蛎。

11. 糖尿病脑血管病后遗症半身不遂之肝阳上亢、脉络瘀阻证如何辨证治疗？

此类型中风后遗症期患者在症状上多表现出：头晕目眩，面赤耳鸣，肢体偏废，强硬拘急，舌红，苔薄黄，脉弦有力。

治法当以平肝息风、活血舒筋为宜，可选用天麻钩藤饮（《杂病证治新义》）加减。主要药物：天麻、钩藤、石决明、栀子、黄芩、川牛膝、杜仲、桑寄生、益母草、夜交藤、朱茯神。

12. 糖尿病脑血管病后遗症半身不遂之气血两虚、瘀血阻络证如何辨证治疗?

此类型中风后遗症期患者在症状上多表现出:面色萎黄,体倦神疲,患侧肢体缓纵不收,软弱无力,舌体胖,质紫暗,苔薄。

治法当以补气养血、活血通络为宜,可选用补阳还五汤(《医林改错》)加减。主要药物:生黄芪、川芎、赤芍、桃仁、红花、地龙。

13. 糖尿病脑血管病后遗症之肾虚音喑证如何辨证治疗?

此类型音喑患者在症状上多表现出:音喑,心悸气短,下肢软弱,阳痿遗精早泄,腰膝酸软,耳鸣,夜尿频多,舌质淡体胖,苔薄白,脉沉细。

治法当以补益下元、滋阴壮阳、开音利窍为宜,可选用地黄饮子(《黄帝素问宣明论方》)加减。主要药物:熟地黄、巴戟天、山茱萸、五味子、肉苁蓉、远志、附子、肉桂、茯苓、麦冬、石菖蒲。

14. 糖尿病脑血管病后遗症之痰阻音喑证如何辨证治疗?

此类型音喑患者在症状上多表现出:舌强语謇,肢体麻木,或见半身不遂,口角流涎,舌红,苔黄,脉弦滑。

治法当以祛风化痰、宣窍通络为宜,可选用解语丹(《医学心悟》)加减。主要药物:胆南星、远志、石菖蒲、白附子、全蝎、天麻、天竺黄、郁金。

15. 糖尿病脑血管病后遗症口眼歪斜之痰阻脉络证如何辨证治疗?

此类型口眼歪斜患者在症状上多表现出:口眼㖞斜,语言謇涩不利,舌淡苔白腻,脉弦滑。

治法当以化痰通络为宜,可选用牵正散(《杨氏家藏方》)加减。主要药物:白附子、僵蚕、全蝎。

16. 糖尿病脑血管病后遗症痴呆之髓海不足证如何辨证治疗?

此类型痴呆患者在症状上多表现出:头晕耳鸣,腰脊酸软,记忆模糊,神情呆滞，动作迟钝，肢体痿软，舌淡苔白，脉沉细弱，两尺无力。

治法当以补精益髓为宜，可选用补天大造丸（《杂病源流犀烛》）加减。主要药物：紫河车、熟地黄、枸杞子、杜仲、白术、生地黄、牛膝、五味子、黄柏、茴香、当归、党参、远志。

17. 糖尿病脑血管病后遗症痴呆之肝肾亏损证如何辨证治疗？

此类型痴呆患者在症状上多表现出：头晕眼花，耳鸣，腰膝酸软，颧红盗汗，舌红少苔，脉弦细数。

治法当以滋补肝肾、安神定志为宜，可选用左归丸（《景岳全书》）加减。主要药物：熟地黄、鹿角胶、龟板胶、山药、枸杞子、山茱萸、牛膝、菟丝子。

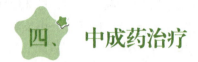

四、 中成药治疗

随着我国人们生活方式的改变及人口老龄化发展，糖尿病的患病率逐年升高，已成为我国面临的一个重大的公共卫生问题。糖尿病也是目前全球范围内广泛流行的严重危害人类健康的慢性非传染性疾病之一，其中绝大多数糖尿病为2型糖尿病。近年来，1型糖尿病的发病率也呈逐年上升趋势。目前，国内外糖尿病临床治疗指南均显示，长期稳定控制血糖是糖尿病治疗的目的。我国使用的治疗糖尿病的药物有中药和西药两大类，尽管从临床疗效看，西药降糖药作为标准治疗药物普遍用于临床，糖尿病患者的血糖控制效果迅速，但对延缓糖尿病并发症的出现及减轻症状方面疗效尚不尽如人意。鉴于我国糖尿病患者人数的攀升，对中药治疗的需求加大，而临床实践中发现，中药有改善糖尿病患者症状方面的作用，尤其是中成药作为糖尿病的药物疗法之一被广泛应用，中成药的疗效和安全性评价受到人们的普遍关注。

（一）什么是中成药？

中成药有两种意思。一种是狭义的中成药，指在中医药理论指导下，以中药饮片为原料，按规定的处方和标准制成具有一定规格的剂型，可直接用于防治疾病的制剂，随时可以取用的现成药品，如中成药中的各种丸剂、散剂、冲剂等等，这便是生活中人们常说的中成药；另一种是广义的中成药，它除包括狭义中成药的概念外，还包括一切经过炮制加工而成的草药药材。

（二）中成药的优点有哪些？

狭义中成药所指的各种成药，均为现成可用，适应急需，存贮方便的中药。相对于中药药材而言，成药治疗疾病节省了中药煎剂所必要的煎煮时间，更因其能随身携带，不需煎煮等一应器具，故而使用十分方便。由于中成药多为经过一定特殊加工浓缩而制成的成品，故其每次需用量远远少于中药煎剂，而且在服用口感上优于中药煎剂的特有异味等不良刺激，因而在服药反应上，也较易被大众所接受。

（三）中成药的缺点有哪些？

经过炮制而成的中药材"成药"，其优缺点也是十分分明的，优点即组方灵活适应面广，缺点则为每次使用都需煎煮加工，费时费力，应用不便。

狭义中成药也是有一定缺点的，这主要表现在成药成分组成、药量配比的一成不变上。由于配方既定，药已制成，故而成药往往不能像煎剂方药那样表现得灵活多变，随症加减，这使成药的实际应用受到了一定的限制。另外，近年来，有关中成药引起的毒性反应及过敏反应这类报道也多起来。所以，对中成药的优缺点也须全面分析，不能认为凡是中药都低毒无害。

（四）中成药需要在医生指导下使用吗？

中成药建议在中医医生指导下使用，不推荐自行购买。中成药是我国历代医药学家经过千百年医疗实践创造、总结的有效方剂的精华。中成药的处方是根据中医理论，针对某种病证或症状制定的，因此使用时要依据中医理论辨证选药，或辨病辨证结合选药。

（五）中成药有哪些剂型？

中成药分内服和外用两种。内服中成药的常用剂型为丸剂、散剂、颗粒剂、片剂、胶囊剂等，主要适用于脏腑气血异常所导致的各种疾患。内服中成药一般在中药材的毒副作用方面要求比较严格。外用中成药常用的剂型有膏贴剂、搽剂、栓剂、滴鼻剂、滴眼剂、注射剂、气雾剂等，主要适用于疮疡、外伤、皮肤及五官科的多种疾患。

（六）中成药还有哪些剂型？

中成药剂型在我国正式生产使用的已有 40 多种，除上述介绍的外，其他剂型还有软膏剂、橡胶膏剂、油剂、滴眼剂、搽剂、浸膏剂、流浸膏剂、袋泡剂等。

（七）中成药的分类有哪些？

内科解表类、泻下类、和解类、清热类、祛暑类、表里双解类、祛风类、祛湿类、祛痰类、止咳平喘类、消导类、温中理气类、安神类、开窍类、固涩类、补益类、明目类，外科清热解毒、消肿止痛、活血通络类，妇科活血调经、固崩止血类、养血通乳类，五官科通窍明目类等。

（八）中成药在 2 型糖尿病防治中的临床定位和目标？

糖尿病防治需要在控制血糖的同时进行多种危险因素的综合干预，多学科合作综合防治才能有效控制疾病进展。目前，我国已上市的治疗糖尿病的中成药 80 余种，在临床上广泛应用，但在使用过程中也逐渐暴露出品种结构单一、制剂工艺陈旧、不良反应监测缺失等问题，这些问题制约着中医药防治糖尿病的发展。中药治疗糖尿病具有独特的作用机制，能多靶点、多环节、多途径改善多个器官组织功能，从而显著改善临床症状及其并发症，长期使用副作用小，有着西医不可替代的作用和独特优势。药理研究显示治疗糖尿病的主要中药药效成分为黄酮类、生物碱、多糖类和皂苷类。中医药在临床"协同降糖、改善症状和体征、防治并发症、提高生活质量及三级预防中发挥重要作用"。中成药在 2 型糖尿病患者中运用，其优势在于中医药注重个体化与整体的辨证施治，不仅在于能够直接降低血糖水平，还在于相关指标的改善及引起血糖升高因素的消除等方面。

（九）中成药主治糖尿病有哪些辨证分型？

现有糖尿病中成药品种中绝大多数为清热滋阴、益气、生津之药，产品定位在阴虚热盛证和气阴两虚证上，以滋阴清热、补肾健脾、益气养阴、活血化瘀为主，其优势在于它不仅能平稳降糖，使血糖控制长期稳定达标，还能发挥复方优势对机体调整的特点，改善糖耐量异常，降低血糖，还可改善胰岛素抵抗，提高机体胰岛素的敏感性，有效控制糖尿病，且对防治糖尿病慢性并发症的发生与发展作用确切。

五、中成药在糖尿病中的运用

（一）益气养阴篇

1. 消渴丸

组成：葛根、地黄、黄芪、天花粉、玉米须、南五味子、山药。本品为黑色的包衣浓缩丸；味甘、酸、微涩。

功效：滋肾养阴、益气生津。

适应证：用于气阴两虚，症见多饮、多尿、多食、消瘦、体倦乏力、眠差、腰痛。

规格：水丸，每 10 丸重 2.5 g。

用法用量：口服，一次 5 ~ 10 丸，一日 2 ~ 3 次。饭前用温开水送服。或遵医嘱。

2. 糖脉康颗粒

组成：黄芪、生地、丹参、赤芍、牛膝、黄连、黄精、葛根、麦冬、淫羊藿、桑叶。本品为黄棕色至棕色的颗粒；气微香，味微苦。

功效：益气养阴、生津止渴。

适应证：用于气阴两虚，症见多食、多饮、多尿、消瘦、四肢无力。

规格：每袋装 5 g。

用法用量：口服，一次 1 袋，一日 3 次。

3. 津力达颗粒

组成：人参、黄精（制）、苍术（炒）、苦参、麦冬、地黄、何首乌（制）、山茱萸、茯苓、佩兰、黄连、知母、淫羊藿（炙）、丹参、葛根、荔枝核、地骨皮。本品为黄棕色颗粒；气微香，味微苦。

功效：益气养阴、健脾运津。

适应证：用于气阴两虚，症见口渴多饮，消谷易饥，尿多，形体渐瘦，倦怠乏力，自汗盗汗，五心烦热，便秘。

规格：每袋装 9 g。

用法用量：温开水冲服，一次 1 袋，一日 3 次。8 周为 1 个疗程，或遵医嘱。对已经使用西药患者，可合并使用本品，并根据血糖情况，酌情调整西药用量。

4. 消渴灵片

组成：地黄、五味子、麦冬、牡丹皮、黄芪、黄连、茯苓、红参、天花粉、石膏、枸杞子。本品为薄膜衣片，除去包衣后显棕黄色至棕黑色；味苦、甘。

功效：益气养阴、清热泻火、生津止渴。

适应证：用于气阴两虚，症见多饮、多食、多尿、消瘦、气短乏力。

规格：每片重 0.36 g。

用法用量：口服，一次 8 片，一日 3 次。

5. 养阴降糖片

组成：黄芪、党参、葛根、枸杞子、玄参、玉竹、地黄、知母、丹皮、川芎、虎杖、五味子等。本品为薄膜衣片或糖衣片，除去包衣后显棕黄色至棕黑色；味苦。

功效：养阴益气、清热活血。

适应证：用于气阴两虚、阴虚火旺，症见内热消渴、烦热口渴、多食多饮、倦怠乏力。

规格：①糖衣片，片心重 0.33 g。②薄膜衣片，每片重 0.36 g。③薄膜衣片，每片重 0.72 g。

用法用量：①口服，一次 8 片，一日 3 次。②口服，一次 8 片，一日 3 次。③口服，一次 4 片，一日 3 次。

6. 消渴平片

组成：人参、黄连、天花粉、天冬、黄芪、丹参、枸杞子、沙苑子、葛根、知母、五倍子、五味子。本品为半薄膜衣片，除去包衣后显棕黄色；气香，味苦。

功效：益气养阴、清热泻火。

适应证：用于阴虚燥热，气阴两虚所致的消渴病，症见口渴喜饮、多食、多尿、消瘦、气短、乏力、手足心热；2 型糖尿病见上述症候者。

规格：每片重 0.34 g。

用法用量：口服，一次 6～8 片，一日 3 次，或遵医嘱。

7. 十六味消渴胶囊

组成：由黄芪、地黄、人参、北沙参、山茱萸、山药、石膏、黄连、天花粉、葛根、知母、茯苓、泽泻、苍术、丹参、枸杞子组成。本品为胶囊剂，内容物为棕褐色的颗粒；味苦、微酸。

功效：益气滋阴，清热生津。

适应证：用于阴虚燥热型糖尿病的辅助治疗，可改善口渴多饮，多食易饥，小便量多，倦怠乏力，气短懒言，五心烦热，溲赤便干等症状。

规格：每片 0.4 g。

用法用量：口服，一次 4～6 粒，一日 3 次，饭前半小时服用。

8. 渴乐宁胶囊

组成：黄芪、黄精（酒制）、地黄、太子参、天花粉。本品为硬胶囊，内容物为棕色至棕褐色的粉末；气微香，味甘、苦。

功效：益气养阴、生津止渴。

适应证：用于气阴两虚，症见口渴多饮、五心烦热、乏力多汗、心慌气短。

规格：每粒装 0.45 g。

用法用量：口服，一次 4 粒，一日 3 次，3 个月为 1 个疗程。

9. 金芪降糖片

组成：金银花、黄芪、黄连。本品为薄膜衣片，除去包衣后显棕黄色；味苦。

功效：清热益气、生津止渴。

适应证：用于气虚内热，症见口渴喜饮，易饥多食，气短乏力。

规格：每片重 0.56 g。

用法用量：饭前半小时口服，一次 7 ～ 10 片，一日 3 次，2 个月为 1 个疗程。或遵医嘱。

10. 降糖甲片

组成：黄芪、黄精、地黄、太子参以及天花粉等。本品为肠溶片，除去薄膜衣后显棕色；气微香，味甘苦。

功效：补中益气、养阴生津。

适应证：用于气阴两虚，症见气阴两虚型消渴证（非胰岛素依赖型糖尿病）。

规格：片芯重 0.3 g。

用法用量：口服，一次 6 片，一日 3 次。

11. 参芪降糖片

组成：人参茎叶皂苷、五味子、黄芪、山药、地黄、枸杞子等药味经加工制成。本品为浅棕色至棕褐色片或包衣片；气微，味甘、微涩。

功效：益气养阴、滋脾补肾。

适应证：用于气阴不足，脾肾两虚，症见消渴证，2 型糖尿病。

规格：每片重 0.35 g。

用法用量：口服，一次 3 片，一日 3 次，1 个月为 1 个疗程，效果不显著或治疗前症状较重者，每次用量可达 8 片，一日 3 次。

12. 参芪消渴颗粒

组成：麦冬、牛膝、茯苓、泽泻、玉竹、熟地黄、人参、黄芪、白术、山药等中药。本品为棕褐色的颗粒；气香，味苦、微甜。

功效：益气养阴。

适应证：用于消渴证，症见口渴、多饮、多尿，精神不振，头晕（2型糖尿病）。

规格：每袋装12 g。

用法用量：开水冲服，一次1～2袋，一日3次。

13. 麦芪降糖丸

组成：麦冬、黄芪、地黄、党参、天花粉、五味子、女贞子、牡丹皮、白茅根。本品为棕色浓缩丸；气香，味微苦。

功效：益气养阴、生津除烦。

适应证：用于糖尿病气阴两虚证。

规格：每10丸重1 g。

用法用量：口服，一次6 g，一日4次。

14. 天芪降糖胶囊

组成：黄芪、天花粉、女贞子、石斛、人参、地骨皮、黄连（酒蒸）、山茱萸、墨旱莲、五倍子。本品为硬胶囊，内容物为棕黄色至棕褐色粉末及颗粒；气微香，味苦。

功效：益气养阴、清热生津。

适应证：用于气阴两虚证，倦怠乏力，口渴喜饮，五心烦热，自汗、盗汗，气短懒言，心悸失眠。

规格：每粒装0.32 g。

用法用量：口服，一次5粒，一日3次，8周为1个疗程，或遵医嘱。

15. 消渴康颗粒

组成：石膏、知母、生地黄、麦冬、天花粉、玉竹、玄参、牛膝等14味中药。本品为棕黄色至棕褐色的颗粒；气微，味甜、微苦。

功效：清热养阴、生津止渴。

适应证：用于阴虚热盛证，症见口渴喜饮，消谷易饥，小便频数，急躁易怒，怕热心烦，大便干结等。

规格：每袋装 9 g。

用法用量：餐前温开水送服，一次 1 袋，一日 3 次。30 天为 1 个疗程。

16. 糖尿乐胶囊

组成：天花粉、红参、山药、黄芪、地黄、枸杞子、知母、山茱萸、葛根、五味子、天冬、茯苓、鸡内金。本品为胶囊剂，内容物为灰褐色粉末，味辛，微苦。

功效：滋阴补肾，益气润肺，和胃生津，调节代谢机能。

适应证：用于消渴证引起的多食、多饮、多尿、四肢无力等症，降低血糖、尿糖。

规格：每粒装 0.3 g。

用法用量：口服，一次 3～4 粒，一日 3 次。

17. 降糖舒胶囊

组成：人参、枸杞子、黄芪、刺五加、黄精、益智仁、牡蛎、地黄、熟地黄、葛根、丹参、荔枝核、知母、生石膏、芡实、山药、玄参、五味子、麦冬、乌药、天花粉、枳壳。本品为胶囊剂，内容物为棕褐色或红棕色的颗粒或粉末。

功效：滋阴补肾、生津止渴。

适应证：用于糖尿病及糖尿病引起的全身综合征。

规格：每粒装 0.3 g。

用法用量：口服，一次 4～6 粒，一日 3 次。

18. 参精止渴丸

组成：红参、黄芪、黄精、茯苓、白术、葛根、五味子、黄连、大黄、甘草。本品为黑色有光泽的水丸；除去包衣后显棕黄色；气香，味微苦。

功效：益气养阴、生津止渴。

适应证：用于气阴两亏、内热津伤所致的消渴，症见少气乏力，口干多饮，易饥，形体消瘦；2 型糖尿病见上述证候者。

用法用量：口服，一次 10 g，一日 2～3 次。

19. 十味玉泉胶囊

组成：天花粉、葛根、麦冬、人参、黄芪、地黄、五味子、甘草、乌梅、茯苓。本品为胶囊剂，内容物为棕色粉末；味酸、苦、微甘。

功效：益气养阴、清热生津。

适应证：用于气阴两虚之消渴病。症见气短乏力，口渴喜饮，易饥生烦热；可作 2 型糖尿病辅助治疗药。

规格：每粒装 0.5 g。

用法用量：口服，一次 4 粒，一日 4 次。

20. 芪药消渴胶囊

组成：西洋参、黄芪、山药、生地黄。本品为胶囊剂，内容物为褐色粉末；味微苦。

功效：益气养阴，健脾补肾。

适应证：用于非胰岛素依赖型糖尿病（属气阴不足、脾肾两虚证）的辅助治疗。症见气短乏力、腰膝酸软、口干咽燥、小便数多；或自汗、手足心热、头眩耳鸣、肌肉消瘦、舌红少苔或舌淡体胖等。

规格：每粒装 0.4 g。

用法用量：口服，每次 6 粒，每日 3 次，4 周为 1 个疗程。

21. 珍芪降糖胶囊

组成：珍珠、黄芪、黄精、黄芩、生地黄、天花粉、麦冬、石斛、蝉蜕、鸡内金、山药、沙苑子等 14 味药。本品为胶囊剂，内容物为棕黄色粉末；气香，味微苦。

功效：益气养阴，清热生津。

适应证：用于气阴两虚，肺胃有热之消渴证。

规格：每粒装 0.5 g。

用法用量：口服，一次 4 粒，一日 3 次，饭后服用。

（二）助阳滋阴药

1. 六味地黄丸

组成：熟地黄、山药、山茱萸、泽泻、茯苓、丹皮。本品为棕褐色至黑褐色的大蜜丸；味甜而酸。

功效：滋阴补肾、肾阴亏损。

适应证：用于肾阴亏损，症见头晕耳鸣，腰膝酸软，骨蒸潮热，盗汗遗精。

规格：每8丸重1.44 g（每8丸相当于饮片3 g）。

用法用量：水蜜丸一次6～10 g，浓缩丸一次8～70粒。如伴见严重的肾阴虚症依照医嘱服用。

2. 十补丸

组成：附子（炮，去皮、脐）、肉桂（去粗皮）、巴戟（去心）、破故纸（炒）、干姜（炮）、远志（去心，姜汁浸，炒）、菟丝子（酒浸，别研）、赤石脂（煅）、厚朴（去粗皮，姜汁炙）、川椒（去目及闭口者，炒出汗）。

功效：温阳补肾、益精髓。

适应证：用于肾阳亏损，下焦虚寒，脐腹强急，腰脚疼痛，遗泄白浊，大便滑泻，小便频数；或三消渴疾，饮食倍常，肌肉消瘦，阳事不举。

用法用量：每服30～50丸，温酒或盐汤送下。

3. 右归丸

组成：熟地黄、附子(炮附片)、肉桂、山药、山茱萸(酒炙)、菟丝子、鹿角胶、枸杞子、当归、杜仲（盐炒）。本品为黑色的小蜜丸或大蜜丸；味微甜、微苦。

功效：温补肾阳、填精止遗。

适应证：用于肾阳不足，命门火衰，腰膝酸冷，精神不振，怯寒畏冷，阳痿遗精，大便溏薄，尿频而清。

规格：小蜜丸每10丸重1.8 g；大蜜丸每丸重9 g。

用法用量：口服，小蜜丸一次9 g，大蜜丸一次1丸，一日3次。

4. 玉泉胶囊（丸、颗粒）

组成：葛根、天花粉、地黄、五味子、麦冬、甘草。本品为硬胶囊；内容物为棕黄色至棕色的颗粒；味酸甜、微苦。

功效：养阴益气、生津止渴、清热除烦。

适应证：用于气阴两虚，症见口渴多饮，消食善饥，气短乏力，烦热。

规格：每粒装 0.5 g。

用法用量：口服，一次 5 粒，一日 4 次。

5. 麦味地黄丸（浓缩丸）

组成：麦冬、五味子、熟地黄、酒萸肉、牡丹皮、山药、茯苓、泽泻。本品为黑褐色的大蜜丸；味微甜而酸。

功效：滋肾养肺。

适应证：用于肺肾阴亏，症见潮热盗汗，咽干咳血，眩晕耳鸣，腰膝酸软。

规格：每 8 丸相当于原生药 3 g。

用法用量：口服，一次 8 丸，一日 3 次。

6. 大补阴丸

组成：熟地黄、盐知母、盐黄柏、醋龟甲、猪脊髓。本品为深棕黑色的水蜜丸，或为黑褐色的大蜜丸，味苦、微甜带涩。

功效：滋阴降火。

适应证：用于阴虚火旺，症见潮热盗汗，咳嗽咯血，耳鸣。

规格：每袋装 6 g。

用法用量：口服，水蜜丸一次 6 g，一日 2～3 次。

7. 左归丸

组成：大怀熟、山药（炒）、枸杞子、山茱萸肉、川牛膝（酒洗，蒸熟）、菟丝子（制）、鹿角胶（敲碎，炒珠）、龟甲胶（切碎，炒珠）。

功效：壮水之主，培左肾之元阴。

适应证：用于真阴肾水不足，不能滋养营卫，渐至衰弱，或虚热往来，自汗盗汗；或神不守舍，血不归元；或虚损伤阴；或遗淋不禁；或气虚昏晕；或眼花耳聋；或口燥舌干；或腰痿腿软，凡精髓内亏，津液枯涸之证。

规格：每 10 粒重 1 g。

用法用量：先将熟地蒸烂杵膏，炼蜜为丸，如梧桐子大。口服，一次 9 g，一日 2 次。用滚汤或淡盐汤送下。

8. 天麦消渴片

组成：五味子、麦冬、天花粉、吡考啉酸铬组成。本品为薄膜衣片，除去薄膜衣后显棕黄色；味微甜。

功效：滋阴清热、生津。

适应证：用于气阴两虚，阴虚内热证，症见口渴多饮，消谷善饥，形体消瘦，气短乏力，自汗盗汗及五心烦热。

规格：每片重 0.12 g（含吡考啉酸铬 1.6 mg）。

用法用量：口服，第一周一次 2 片，一日 2 次，以后一次 1～2 片，一日 2 次。

9. 知柏地黄丸

组成：知母、黄柏、熟地黄、山茱萸（制）、牡丹皮、山药、茯苓、泽泻。本品为黑棕色的浓缩丸，气微，味苦，酸。

功效：滋阴降火。

适应证：用于阴虚火旺，潮热盗汗，口干咽痛，耳鸣遗精，小便短赤。

规格：每 8 丸相当于原生药 3 g。

用法用量：口服，浓缩丸一次 8 丸，一日 3 次；水蜜丸一次 6 g，大蜜丸一次 1 丸，一日 2 次。

10. 杞菊地黄丸（浓缩丸、胶囊、片）

组成：枸杞子、菊花、熟地黄、酒萸肉、牡丹皮、山药、茯苓、泽泻。本品为棕色至棕黑色的浓缩丸；味甜而酸。

功效：滋肾养肝。

适应证：用于肝肾阴亏，症见眩晕耳鸣，羞明畏光，迎风流泪，视物昏花。

规格：大蜜丸每丸重 9 g。

用法用量：口服，①小蜜丸：一次 9 g，一日 2 次。②浓缩丸：一次 8

丸，一日 3 次。③水蜜丸：一次 6 g，一日 2 次。④大蜜丸：1 次 1 丸，一日 2 次。

11. 桂附地黄丸

组成：肉桂、附子（制）、熟地黄、山茱萸（制）、牡丹皮、山药、茯苓、泽泻。辅料为蜂蜜。本品为黑棕色的水蜜丸、黑褐色的小蜜丸或大蜜丸；味甜而带酸、辛。

功效：温补肾阳。

适应证：用于肾阳不足，症见腰膝酸冷，肢体浮肿，小便不利或反多，痰饮喘咳，消渴。

规格：大蜜丸，每丸重 9 g。

用法用量：口服，大蜜丸一次 1 丸，一日 2 次。

12. 金匮肾气丸

组成：地黄、山药、山茱萸（酒炙）、茯苓、牡丹皮、泽泻、桂枝、附子（炙）、牛膝（去头）、车前子（盐炙）。本品为黑褐色的水蜜丸；味酸、微甘、苦。

功效：温补肾阳，化气行水。

适应证：用于肾虚水肿，腰膝酸软，小便不利，畏寒肢冷。

规格：每 100 粒重 20 g。

用法用量：口服，①大蜜丸一次 1 丸。②水蜜丸一次 4～5 g（20～25 粒）。③小蜜丸一次 6 g。一日 2 次。

13. 五子衍宗丸（浓缩丸）

组成：枸杞子、菟丝子（炒）、覆盆子、五味子（蒸）、车前子（盐炒）。本品为棕色至棕黑色的浓缩丸；味甜、微苦。

功效：补肾益精。

适应证：用于肾虚精亏所致的阳痿不育、遗精早泄、腰痛、尿后余沥。

规格：①水蜜丸每 100 粒重 10 g。②大蜜丸每丸重 9 g。

用法用量：口服，①水蜜丸一次 6 g；②大蜜丸一次 1 丸，一日 2 次。

14. 虎潜丸

组成：虎胫骨（用牛胫骨代）、牛膝、陈皮、熟地、锁阳、龟板、干姜、当归、知母、黄柏、白芍。

功效：滋阴降火、强壮筋骨。

适应证：用于肝肾阴虚，症见腰膝酸软，筋骨萎软，腿足萎弱，步履维艰，舌红少苔，脉细弱等。

用法用量：上为细末，炼蜜为丸，每丸重 9 g，每次 1 丸，日服 2 次，淡盐水或温开水送下。亦可水煎服，用量按原方比例酌减。

（三）祛痰化湿药

1. 五黄养阴颗粒

组组成：黄连、红芪、地黄、黄芩、姜黄。本品为棕褐色的颗粒；味微甜、微苦。

功效：燥湿化痰、益气养阴。

适应证：用于痰湿内滞、气阴两虚证，症见口渴喜饮，多食善饥，尿频尿多，头身困重，呕恶痰涎，倦怠乏力，气短懒言，自汗盗汗，心悸失眠，形体肥胖，咽燥口干，心烦畏热，溲赤便秘。

规格：每袋装 6 g。

用法用量：温开水冲服，一次一袋，一日 3 次，疗程 8 周。

2. 绞股蓝总苷软胶囊

组成：绞股蓝总苷。本品为橄榄型软胶囊，内容物为浅黄色，澄清黏稠状液体；味苦。

功效：益气健脾、祛痰降脂。

适应证：用于高脂血症。

规格：每粒 60 mg（按绞股蓝总苷计算）。

用法用量：口服，一次 1 粒，一日 3 次，疗程 8 周。

3. 血脂康胶囊

组成：血脂康由粳米接种特殊红曲菌，采用现代生物制药工艺发酵、精制而成。本品为胶囊剂，内容物为紫红色的颗粒及粉末；气微酸，味淡。

功效：除湿祛痰、活血化瘀、健脾消食。

适应证：用于脾虚痰瘀阻滞证，症见气短、乏力、头晕、头痛、胸闷、腹胀、食少纳呆等；也可用于高脂血症及动脉粥样硬化引起的心脑血管疾病的辅助治疗。

规格：每粒装 0.3 g。

用法用量：口服，一次 2 粒，一日 2 次，早晚饭后服用；轻、中度患者一日 2 粒，晚饭后服用或遵医嘱。

4. 五苓散

组成：茯苓、泽泻、猪苓、肉桂、白术（炒）。本品为淡黄色粉末；气微香，味微辛。

功效：温阳化气、利湿行水。

适应证：用于膀胱气化不利之蓄水症，症见小便不利，头痛微热，烦渴欲饮，甚则水入即吐；或脐下动悸，吐涎沫而头目眩晕；或短气而咳；或水肿、泄泻；舌苔白，脉浮或浮数；肾炎、肝硬化所引起的水肿，以及急性肠炎、尿潴留、脑积水等。

规格：①每袋装 12 g。②每瓶装 12 g。

用法用量：口服，一次 6～9 g，一日 2 次。

5. 蒿芩清胆汤

组成：青蒿、黄芩、枳壳、竹茹、陈皮、半夏、茯苓、碧玉散（滑石、甘草、青黛）。

功效：清胆利湿、和胃化痰。

适应证：用于少阳湿热证，症见寒热如疟，寒轻热重，口苦膈闷，吐酸苦水，或呕黄涎而黏，甚则干呕呃逆，胸胁胀疼，小便黄少，舌红苔白腻，间见杂色，脉数而右滑左弦者。

用法用量：水煎服。

6. 六君子丸

组成：党参、白术（麸炒）、茯苓、半夏（制）、陈皮、甘草（蜜炙）。辅料为生姜、大枣。本品为黄白色的水丸，味微苦。

功效：补脾益气，燥湿化痰。

适应证：用于脾胃虚弱，食量不多，气虚痰多，腹胀便溏。

规格：每袋重9g。

用法用量：口服，一次9g，一日2次。

7. 甘露消毒丹

组成：飞滑石、淡黄芩、绵茵陈、石菖蒲、川贝母、木通、藿香、连翘、白蔻仁、薄荷、射干。

功效：利湿化浊，清热解毒。

适应证：用于湿温时疫，邪在气分，湿热并重证，症见发热倦怠，胸闷腹胀，肢酸咽痛，身目发黄，颐肿口渴，小便短赤，泄泻淋浊，舌苔白或厚腻或干黄，脉濡数或滑数。

用法用量：以上药物生晒研末，每服9g，温开水调下，或神曲糊丸，如弹子大，温开水化服亦可。现代用法：散剂，每服6～9g；丸剂，每服9～12g；汤剂，水煎服，用量按原方比例酌定。

8. 二陈丸

组成：半夏（姜制）、甘草（炙）、陈皮、茯苓。本品为灰棕色至黄棕色的水丸；气微香，味甘、微辛。

功效：化湿痰、和脾胃。

适应证：一切痰饮为病，咳嗽胀满，呕吐恶心，头眩心悸，或中脘不快，或食生冷，饮酒过度，脾胃不和。

规格：每100粒重6g。

用法用量：研为细末，姜汁泛丸。口服，一次9～15g，一日2次。热汤送下。

9. 清气化痰丸

组成：陈皮去白、杏仁去皮尖、枳实麸炒、黄芩酒炒、瓜蒌仁去油、茯苓各 30 g，胆南星、制半夏各 45 g，姜汁为丸。本品为灰黄色的水丸；气微，味苦。

功效：清肺化痰。

适应证：用于肺热咳嗽，痰多黄稠，胸脘满闷。

规格：每 6 丸相当于原生药 3 g。

用法用量：口服，一次 6～9 g，一日 2 次，温开水送下；亦可作汤剂，加生姜 3 片，水煎服。

10. 木香顺气丸

组成：木香、砂仁、醋香附、槟榔、甘草、陈皮、厚朴、枳壳 (炒)、苍术 (炒)、青皮 (炒)、生姜。本品为棕褐色的水丸；气香，味苦。

功效：行气化湿、健脾和胃。

适应证：用于湿浊中阻、脾胃不和所致的胸膈痞闷、脘腹胀痛、呕吐恶心、嗳气纳呆。

规格：每 100 丸重 6 g。

用法用量：口服，一次 6～9 g，一日 2～3 次。

11. 参苓白术散

组成：党参、白术、茯苓、山药、莲子肉、生薏米、白扁豆、砂仁、桔梗、甘草、生姜、大枣。本品为黄色至灰黄色的粉末；气香，味甜。

功效：补脾胃、益肺气。

适应证：用于脾胃虚弱，食少便溏，气短咳嗽，肢倦乏力。

规格：每袋装 6 g。

用法用量：口服，一次 6～9 g，一日 2～3 次。

（四）活血祛淤药

1. 复方丹参滴丸

组成：丹参、三七、冰片。本品为棕色的滴丸；气香，味稍苦。

功效：活血化瘀、理气止痛。

适应证：用于胸中憋闷，心绞痛。

规格：每丸重 27 mg。

用法用量：口服或舌下含服，一次 10 丸，一日 3 次，4 周为 1 个疗程；或遵医嘱。

2. 芪蛭降糖胶囊

组成：黄芪、地黄、黄精、水蛭。本品为胶囊剂，内容物为棕褐色粉末；味腥、微涩。

功效：益气养阴、活血化瘀。

适应证：用于气阴两虚兼血瘀，症见口渴多饮、多尿易饥、倦怠乏力、自汗盗汗、面色晦暗、肢体麻木。

规格：每粒装 0.5 g。

用法用量：口服，一次 5 粒，一日 3 次，疗程 3 个月。

3. 消渴清颗粒

组成：知母、苍术、黄连、蒲黄、地锦草。本品为黄棕色至棕褐色颗粒；味苦。

功效：滋阴清热、活血化瘀。

适应证：2 型糖尿病。

规格：每袋装 6 g。

用法用量：温开水冲服，一次 1 袋，一日 3 次。疗程 8 周。

4. 复元活血汤

组成：柴胡、瓜蒌根、当归、红花、甘草、大黄、桃仁等。

功效：活血祛瘀、疏肝通络。

适应证：用于跌打损伤，瘀血阻滞证，症见胁肋瘀肿，痛不可忍。

用法用量：柴胡 15 g，瓜蒌根、当归各 9 g，红花、甘草各 6 g，大黄（酒浸）30 g，桃仁（酒浸，去皮尖，研如泥）15 g。除桃仁外，锉如麻豆大，每服一两，水一盏半，酒半盏，同煎至七分，去滓，大温服之，食前服。以利为度，得利痛减，不尽服。

现代用法：以上药物共为粗末，每服 30 g，加黄酒 30 ml，水煎服。

5. 血府逐瘀胶囊

组成：桃仁（炒）、红花、赤芍、川芎、枳壳（麸炒）、柴胡、桔梗、当归、地黄、牛膝、甘草等。本品为硬胶囊，内容物为棕色至棕褐色颗粒和粉末；气辛，味微苦。

功效：活血祛瘀，行气止痛。

适应证：用于气滞血瘀所致的胸痹、头痛日久、痛如针刺而有定处、内热烦闷、心悸失眠、急躁易怒。

规格：每粒装 0.4 g。

用法用量：口服，一次 6 粒，一日 2 次，一个月为 1 个疗程。

6. 瘀血痹片

组成：乳香（炙）、威灵仙、红花、丹参、没药（炙）、川牛膝、川芎、当归、姜黄、香附（炙）、炙黄芪。本品为薄膜衣片，除去薄膜衣显黄棕色；味辛、微甘。

功效：活血化瘀、通络定痛。

适应证：用于瘀血阻络的痹证，症见肌肉关节疼痛剧烈，多呈刺痛感，部位固定不移，痛处拒按，可有硬节或瘀斑。

规格：每片重 0.5 g。

用法用量：口服，一次 5 片，一日 3 次，或遵医嘱。

7. 消栓通络胶囊

组成：川芎、丹参、黄芪、泽泻、三七、槐花、桂枝、郁金、木香、冰片、山楂。本品为硬胶囊，内容物为黄棕色至棕褐色的颗粒和粉末；气香，味微苦。

功效：活血化瘀、温经通络。

适应证：用于血脂增高，脑血栓引起的精神呆滞，舌质发硬，言语迟涩，发音不清，手足发凉，活动疼痛。

规格：每粒装 0.37 g。

用法用量：口服，一次 6 粒，一日 3 次。或遵医嘱。

8. 脑得生片

组成：三七、川芎、红花、葛根、山楂（去核）。本品为糖衣片或薄膜衣片，除去包衣后显淡棕黄色至黄褐色，味微苦。

功效：活血化瘀、通经活络。

适应证：用于瘀血阻络所致的眩晕、中风，症见肢体不用，言语不利及头晕目眩；脑动脉硬化、缺血性脑卒中及脑出血后遗症。

规格：薄膜衣片，每片重 0.35 g 或 0.38 g；糖衣片，片芯重 0.3 g。

用法用量：口服，一次 6 片，一日 3 次。

 # 六、中成药在糖尿病并发症中的应用

（一）中成药在糖尿病视网膜病变中的运用

中药治疗在糖尿病视网膜病变中具有一定的辅助作用。根据患者的具体病情，中医会采用活血化瘀、益气健脾、清肝明目等中药治疗方案。活血化瘀药可以改善视网膜微血管损害，促进血液循环；补气药能够改善眼底微血管异常，增加视网膜的营养供应。

1. 出血急性期用哪些药？

（1）宁血汤

组成：仙鹤草、旱莲草、生地黄、栀子炭、白芍、白及、白蔹、侧柏叶、阿胶（烊化和服）、白茅根。

功效：清火、凉血、止血。

适应证：用于内眼出血初期，仍有出血倾向，属血热妄行者。

用法用量：水煎服，遵医嘱。

（2）十灰散

组成：大蓟、小蓟、荷叶、侧柏叶、茅根、茜根、山栀、大黄、牡丹皮、棕榈皮。

功效：凉血止血。

适应证：用于血热妄行之上部出血证。呕血、吐血、咯血、嗽血、衄血等，血色鲜红，来势急暴，舌红，脉数。临床常用于治疗上消化道出血、支气管扩张及肺结核咯血等属血热妄行者。

用法用量：上药各烧灰存性，研极细末，用纸包，碗盖于地上一夕，出火毒，用时先将白藕捣汁或萝卜汁磨京墨半碗，调服 15 g，食后服下。

现代用法：各药烧炭存性，为末，藕汁或萝卜汁磨京墨适量，调服 9 ～ 15 g；亦可作汤剂，水煎服，用量按原方比例酌定。

（3）云南白药胶囊

组成：蒲黄、白及、草乌（制）等名贵药材。本品为硬胶囊，内容物为灰黄色至浅棕黄色的粉末；具特异香气，味略感清凉，并有麻舌感。

功效：化瘀止血、活血止痛、解毒消肿。

适应证：用于跌打损伤，瘀血肿痛，吐血，咳血，便血，痔血，崩漏下血，手术出血，疮疡肿毒及软组织挫伤，闭合性骨折，支气管扩张及肺结核咳血，溃疡病出血，以及皮肤感染性疾病。

规格：每粒装 0.25 g。

用法用量：口服，每次 0.5 g，一日 4 次（2 ～ 5 岁按成人量 1/4 服用，5 ～ 12 岁按成人量 1/2 服用）。

2. 未出血期用哪些药?

（1）归脾丸

组成：党参、白术（炒）、炙黄芪、炙甘草、茯苓、远志（制）、酸枣仁（炒）、龙眼肉、当归、木香、大枣（去核）。本品为棕褐色的水蜜丸、小蜜丸或大蜜丸；气微，味甘而后微苦、辛。

功效：益气健脾、养血安神。

适应证：用于心脾两虚，气短心悸，失眠多梦，头昏头晕，肢倦乏力，食欲不振，崩漏便血。

规格：每 8 丸相当于原生药 3 g。

用法用量：用温开水或生姜汤送服，水蜜丸一次 6 g，小蜜丸一次 9 g，大蜜丸一次 1 丸，一日 3 次。

（2）糖宁通络胶囊（片）

组成：科夭罗曲、车前草、仙鹤草、山银花，辅料为二氧化硅。本品为硬胶囊剂，内容物为棕色至棕褐色的颗粒和粉末；气微，味苦。

功效：生津止渴、活血通络、清热泻火。

适应证：用于气阴两虚所致的消渴病，症见口渴喜饮、多食、多尿、消瘦、气短、乏力、手足心热、视物模糊；2 型糖尿病及糖尿病性视网膜病变见上述症候者。

规格：每粒装为 0.3 g。

用法用量：口服，一次 3 ～ 4 粒，一日 3 次，饭前服用。

（3）复方血栓通胶囊

组成：黄芪、玄参、丹参、三七等药物组成。本品为硬胶囊，内容物为灰黄色至灰褐色的粉末；味苦，微甘。

功效：活血化瘀、益气养阴。

适应证：用于血瘀兼气阴两虚证的视网膜静脉阻塞，症见视力下降或视觉异常、眼底瘀血征象、神疲乏力、咽干、口干；以及用于血瘀兼气阴两虚的稳定型心绞痛，症见胸闷、胸痛、心悸、心慌、气短、乏力、心烦、口干。

现代应用：用于治疗前房积血，黄斑出血，视网膜静脉阻塞，颈动脉粥样硬化，预防脑梗死复发，治疗干眼症、高血压病、心绞痛。

规格：每粒装 0.5 g。

用法用量：口服，一次 3 粒，一日 3 次。

（4）芪明颗粒

组成：黄芪、葛根、地黄、枸杞子、决明子、茺蔚子、地黄、蒲黄、水蛭。本品为棕褐色的颗粒；气微、味甘、微苦。

功效：益气生津、滋养肝肾、通络明目。

适应证：用于 2 型糖尿病视网膜病变单纯型，中医辨证属气阴亏虚、肝肾不足、目络瘀滞证，症见视物昏花、目睛干涩、神疲乏力、五心烦热、自汗盗汗、口渴喜饮、便秘、腰膝酸软、头晕、耳鸣。西医研究证实芪明颗粒可减少糖尿病患者眼底的视网膜微血管瘤数、眼底出血量及渗出量，改善黄斑厚度，减缓糖尿病视网膜病变患者的病情发展，改善中医证候并提高视力。

规格：每袋装 4.5 g。

用法用量：开水冲服，一次 1 袋，一日 3 次。疗程为 3 ～ 6 个月。

（5）复明胶囊

组成：羚羊角、蒺藜、木贼、菊花、车前子、夏枯草、决明子、人参、山茱萸、石斛、枸杞子、菟丝子、女贞子、石决明、黄连、谷精草、木通、熟地黄、山药、泽泻、茯苓、牡丹皮、地黄、槟榔。本品为胶囊剂，内容物为棕褐色的颗粒；气微香，味微苦。

功效：滋补肝肾、养阴生津、清肝明目。

适应证：用于青光眼，初、中期白内障及肝肾虚引起的羞明畏光，视物模糊等病。

规格：每粒装 0.3 g。

用法用量：口服，一次 4 粒，一日 3 次，一疗程 30 天。

（6）驻景丸

组成：菟丝子、车前子、熟地黄。

功效：补益肝肾，提高视力。

适应证：用于肝肾俱虚，眼常昏暗，眼前有黑影，或生障翳，视物不明，迎风流泪。

用法用量：每服 30 丸，空心以温酒送下，晚食前再服。

（7）和营清热方

组成：金银花、当归、玄参、生地黄、枸杞子、黄精、蒲公英、牛蒡子。

功效：清热解热、养阴生津。具有降糖、改善糖耐量作用，从而对视网膜起到保护作用。

适应证：用于糖尿病视网膜病变的患者。

用法用量：口服，遵医嘱。

（8）金花明目丸

组成：熟地黄、菟丝子 (盐炒)、枸杞子、五味子、白芍、黄精、黄芪、党参、川芎、菊花、决明子 (炒)、车前子 (炒)、密蒙花、鸡内金 (炒)、金荞麦、山楂、升麻。本品为棕褐色的浓缩水丸；气微香，味苦、微酸。

功效：补肝、益肾、明目。

适应证：用于老年性白内障早、中期属肝肾不足、阴血亏虚证，症见视物模糊、头晕、耳鸣、腰膝酸软等。

规格：每袋装 4 g。

用法与用量：口服，一次 4 g，一日 3 次，饭后服用。一个月为 1 个疗程，连续服用三个疗程。

（9）明目地黄丸（浓缩丸）

组成：熟地黄、山茱萸（制）、牡丹皮、山药、茯苓、泽泻、枸杞子、菊花、当归、白芍、蒺藜、石决明（煅），辅料为蜂蜜。本品为深棕色的浓缩水丸；气微香，味先甜而后苦、涩。

功效：滋肾、养肝、明目。

适应证：用于肝肾阴虚，目涩畏光，视物模糊，迎风流泪。

规格：每 8 丸相当于原生药 3 g。

用法用量：口服，一次 8 ～ 10 丸，一日 3 次。

（二）中成药在糖尿病周围神经病变中的运用

糖尿病周围神经病变是糖尿病最常见的慢性并发症之一。发病机理尚未完全阐明，但微循环障碍，血流变血异常在其发展过程中起着重要作用，在给予糖尿病饮食和应用降糖药物或胰岛素的基础上，应用中成药进行治疗，可以改善微循环，改变血流变学异常，缓解和解除临床症状疗效显著，且无明显的不良反应。

1. 丹红注射液

组成：丹参、红花、注射用水。本品为红棕色的澄明液体。

功效：活血化瘀、通脉舒络。

适应证：用于瘀血闭阻所致的胸痹及中风，症见胸痛，胸闷，心悸，口眼歪斜，言语謇涩，肢体麻木，活动不利等症；冠心病、心绞痛、心肌梗死，瘀血型肺心病，缺血性脑病、脑血栓。

规格：每支装 2 ml；10 ml；20 ml。

用法用量：肌内注射，一次 2 ～ 4 ml，一日 1 ～ 2 次；静脉注射，一次 4 ml，加入 50% 葡萄糖注射液 20 ml 稀释后缓慢注射，一日 1 ～ 2 次；静脉滴注，一次 20 ～ 40 ml，加入 5% 葡萄糖注射液 100 ～ 500 ml 稀释后缓慢滴注，一日 1 ～ 2 次；伴有糖尿病等特殊情况时，改用 0.9% 的生理盐水稀释后使用；或遵医嘱。

2. 木丹颗粒

组成：黄芪、川芎、赤芍、丹参、苏木、鸡血藤、延胡索等。

功效：益气活血、通络止痛。

适应证：用于气虚络阻证；糖尿病性周围神经病变见四肢末梢及躯干部麻木、疼痛及感觉异常；或见肌肤甲错、面色晦暗、倦怠乏力、神疲懒言、自汗等。

规格：每袋装 7 g。

用法用量：饭后半小时服用，用温开水冲服，一次 1 袋，一日 3 次。4 周为 1 个疗程，可连续服用 2 个疗程。

3. 银杏叶片

组成：银杏叶提取物。本品为薄膜衣片，除去薄膜衣后显浅黄棕色至棕褐色；味微苦。

功效：活血化瘀通络。

适应证：用于瘀血阻络所致的胸痹心痛，中风，半身不遂，舌强语謇；稳定型心绞痛、脑梗死。银杏叶制剂能够参与机体血小板激活，血管张力、微循环异常等生理病理过程，且具有拮抗血小板活化因子引起的血小板异常聚集和血栓形成的作用，从而改善血液流变学，可用于糖尿病周围神经病变的治疗，疗效显著。

规格：每片重 0.2 g。

用法用量：口服，一次 2 片，一日 3 次；或遵医嘱。

4. 血塞通胶囊

组成：主要成分为三七总皂苷。本品为胶囊剂，内容物为浅黄色的粉末。

功效：活血祛瘀、通脉活络，抑制血小板聚集和增加脑血流量。

适应证：用于脑路瘀阻，中风偏瘫，心脉瘀阻，胸痹心痛；脑血管病后遗症，冠心病心绞痛属上述证候者。

规格：每粒装 50 mg。

用法用量：口服，一次 100 mg（2 粒），一日 3 次。

5. 蒲参胶囊

组成：何首乌、蒲黄、丹参、川芎、赤芍、山楂、泽泻、党参。本品为胶囊剂，内容物为黄色至棕黄色的粉末，气微香，味微苦。

功效：活血祛瘀、滋阴化浊。

适应证：用于高血脂症的血瘀证。症见头晕目眩、头部刺痛、胸部刺痛、胸闷憋气、心悸怔忡、肢体麻木；舌质紫暗或有瘀点，脉象细涩。

规格：每粒装 0.25 g。

用法用量：口服，一次 4 粒，一日 3 次。

6. 芪黄颗粒

组成：黄芪、粉葛、山药、苍术、知母、天花粉、地黄、马齿苋、丹参、鬼箭羽、桑枝。本品为棕黄色至棕褐色的颗粒；气微香，味苦、甜。

功效：益气养阴、清热化瘀。

适应证：用于消渴属气阴两虚兼血瘀证，症见倦怠乏力，气短懒言，口渴喜饮，五心烦热，自汗，盗汗，多食易饥，胸闷，肢体麻木，多尿或溲赤等。

规格：每袋装 5 g（无蔗糖）。

用法用量：口服，一次 1 袋，一日 3 次，疗程 8 周。

7. 芪蛭通络胶囊

组成：由水蛭、地龙、全蝎、土鳖虫、僵蚕、冰片、黄芪、丹参、红花、泽兰、郁金、当归、鸡血藤、人参、胆南星、赤芍、天麻、姜黄、川芎、毛冬青、麦冬、五味子、猪牙皂、羌活、肉桂、何首乌26味药材组成。本品为胶囊剂，内容物为黄棕色的粉末；气香，味咸，辛、凉、微苦。

功效：益气、活血、通络。

适应证：用于中风恢复期后遗症表现为半身不遂，肢体麻木，口眼歪斜，语言不利，身体倦怠者的辅助治疗。

规格：每粒装 0.5 g。

用法用量：口服，一次 4 粒，一日 2 次，早饭前晚饭后各服一次或遵医嘱。

8. 芪参益气滴丸

组成：黄芪、丹参、三七、降香油。本品为浅棕色至深棕色的滴丸；气微香，味微苦。

功效：益气通脉、活血止痛。

适应证：用于气虚血瘀型胸痹，症见胸闷、胸痛，气短乏力、心悸、自汗、面色少华，舌体胖有齿痕、舌质暗或紫暗或有瘀斑，脉沉或沉弦，是治疗胸痹的常用药，有改善微循环，降低机体血液黏度，保护血管内皮功能，同时还可纠正代谢紊乱状态，降低血糖水平。

规格：每袋装 0.5 g。

用法用量：餐后半小时服用，一次 1 袋，一日 3 次，4 周为 1 个疗程或遵医嘱。

9. 通脉降糖胶囊

组成：太子参、黄芪、黄精、天冬、麦冬、玄参、山药、天花粉、苍术、知母、葛根、黄连、水蛭、绞股蓝、丹参等 21 味。本品为胶囊剂，内容物为黄色至黄褐色粉末；气香、味微苦。

功效：益气养阴、活血化瘀、通经活络。

适应证：用于气阴不足，瘀血阻络所致消渴，多饮、多食、多尿、消瘦、乏力，以及 2 型糖尿病见上述证候者。可以明显缓解四肢发凉、麻木等症状，使患者神经传导功能明显得到改善，通脉降糖胶囊还可以进一步降低患者血脂水平，从而减少高血脂损坏血管，进一步保护血管，可以使血液循环功能得到更进一步的改善。

规格：每粒装 0.4 g。

用法用量：口服，一次 3 ～ 4 粒，一日 3 次；饭后服用或遵医嘱。

10. 痹欣片

组成：补骨脂、牛膝、桂枝、秦艽、乌梢蛇、红花、防己、地黄、桑寄生、地龙、威灵仙、丹参、乳香（炒）、木瓜、当归、没药（炒）、续断、白术、黄芪、杜仲、桃仁（炒）。本品为薄膜衣片，除去包衣显棕黄色至棕褐色；气辛、味苦。

功效：祛风除湿、活血止痛。

适应证：用于风湿阻络引起的肌肉关节疼痛。

规格：每片重 0.3 g。

用法用量：口服，一次 5 片，一日 2 ～ 3 次，6 周为 1 个疗程。

11. 寒湿痹颗粒

组成：白芍、白术、当归、附子、甘草、桂枝、黄芪、麻黄、木瓜、威灵仙、细辛、制川乌。本品为淡黄棕色至黄棕色的颗粒；气香，味甘、微辛。

功效：祛寒除湿、温通经络。

适应证：用于肢体关节疼痛，疲困或肿胀，局部畏寒，风湿性关节炎。

规格：每袋装 3 g；5 g。

用法用量：温开水冲服，一次 3 g（无糖型）或 5 g（减糖型），一日 3 次。

（三）中成药在糖尿病肾病中的运用

近年来，中成药在糖尿病肾脏病的治疗中应用广泛，其在改善临床症状、降低尿蛋白等指标方面具有显著疗效，但需要在医生指导下用药。

1. 黄葵胶囊

组成：黄蜀葵花提取物。本品为胶囊剂，内容物为棕褐色的粉末；味微甘、苦。

功效：清利湿热、解毒消肿。

适应证：用于慢性肾炎之湿热证，症见浮肿、腰痛、蛋白尿、血尿、舌苔黄腻等。

规格：每粒装 0.5 g。

用法用量：口服，一次 5 粒，一日 3 次；8 周为 1 个疗程。

2. 百令胶囊

组成：它是从冬虫夏草提取而来，以虫草酸、多种维生素、虫草多糖、多种氨基酸、D–甘露醇等。本品为硬胶囊，内容物为灰色至灰黄色粉末；气微腥，味微咸。

功效：补肺益肾、益精填髓。

适用证：用于肺肾两虚引起的咳嗽、气喘、咯血、腰背酸痛、面目浮肿、夜尿清长；也可用于慢性支气管炎、慢性肾功能不全的辅助治疗。

规格：每粒装 0.2 g；0.5 g。

用法用量：口服，0.2 g 一次 5～15 粒，0.5 g 一次 2～6 粒，一日 3 次。慢性肾功能不全：一次 4 粒，一日 3 次；疗程 8 周。

3. 昆仙胶囊

组成：它是由昆明山海棠、淫羊藿、枸杞子、菟丝子共同制成。本品为胶囊剂，内容物为浅棕色至棕褐色的颗粒和粉末；气微，味苦。

功效：补肾通络、祛风除湿。

适应证：用于类风湿关节炎属风湿痹阻兼肾虚证。症见关节肿胀疼痛，屈伸不利，晨僵，关节压痛，关节喜暖畏寒，腰膝酸软，舌质淡，苔白，脉沉细。研究表明，昆仙胶囊在肾病引起的蛋白尿治疗中应用疗效肯定，有助于促进蛋白尿的减少，改善肾功能。

规格：每粒装 0.3 g。

用法用量：口服，一次 2 粒，一日 3 次，饭后服用。一个月为 1 个疗程，可连续服用 3 个疗程。

4. 金水宝胶囊

组成：发酵虫草菌粉（Cs-4）。具有腺苷、虫草素、虫草酸、虫草多糖及微量元素等多种成分。本品为硬胶囊，内容物为黄棕色至浅棕褐色的粉末；气香，味微苦。

功效：补益肺肾、养精益气。

适应证：用于肺肾两虚，精气不足，久咳虚喘，神疲乏力，不寐健忘，腰膝痠软，月经不调，阳痿早泄；慢性支气管炎、慢性肾功能不全、高脂血症、肝硬化见上述证候者。药理研究显示，金水宝胶囊具有舒张血管、调节血压、降低血糖、抗氧化损伤等作用。

规格：每粒装 0.33 g。

用法用量：口服，一次 3 粒，一日 3 次；用于慢性肾功能不全者，一次 6 粒，一日 3 次。

5. 尿毒清颗粒

组成：大黄、黄芪、桑白皮、苦参、白术、茯苓、白芍、制何首乌、丹参、车前草等药味经加工制成。本品为棕色或棕褐色的颗粒；味甘，微苦。

功效：通腑降浊、健脾利湿、活血化瘀。

适应证：用于慢性肾功能衰竭，氮质血症期和尿毒症早期、中医辨证属脾虚湿浊症和脾虚血瘀症者。可降低肌酐、尿素氮，稳定肾功能，延缓透析时间；对改善肾性贫血、提高血钙、降低血磷也有一定的作用。

规格：无糖颗粒剂，5 g/ 袋。

用法用量：每日 4 次，6、12、18 时各服 5 g，22 时服 10 g，温开水冲服。

6. 肾衰宁胶囊

组成：黄连、丹参、茯苓、太子参、大黄、陈皮、半夏（制）、牛膝、红花、甘草。本品胶囊剂，内容物为黄棕色之综合色的细小颗粒；气微香，味苦。

功效：益气健脾、活血化瘀、通腑泄浊。

适应证：用于脾失运化，瘀浊阻滞，升降失调所引起的腰痛疲倦，面色萎黄，恶心呕吐，食欲不振，小便不利，大便黏滞及多种原因引起的慢性肾功能不全见上述证候者。

规格：每粒装 0.35 g。

用法用量：口服，一次 4～6 粒，一日 3～4 次，45 天为 1 个疗程，小儿酌减。

7. 肾康注射液

组成：红花、丹参、黄芪、大黄。本品为黄棕色澄明液体。

功效：降逆泄浊、益气活血、通腑利湿。

适应证：用于慢性肾功能衰竭属湿浊血瘀证。症见恶心呕吐、口中黏腻、面色晦暗、身重困倦、腰疼、纳呆、腹胀、肌肤甲错、肢体麻木、舌质紫暗或有瘀点、舌苔厚腻、脉涩或细涩。

规格：每支装 20 ml。

用法用量：静脉滴注，一次 100 ml（5 支），一日一次，使用时用 10% 葡萄糖液 300 ml 稀释，每分钟 20～30 滴，疗程 4 周。

8. 海昆肾喜胶囊

组成：褐藻多糖硫酸酯。本品为胶囊剂，内容物为灰白色或浅褐色粉末；无臭，无味。

功效：化浊排毒。

适应证：用于慢性肾功能衰竭（代偿期、失代偿期和尿毒症早期）湿浊证，症见恶心，呕吐，纳差，腹胀，身重困倦，尿少，浮肿，苔厚腻。具有化浊排毒的功效。可用于慢性肾功能衰竭（代偿期、失代偿期和尿毒症早期）湿浊证。

规格：每粒装 0.22 g（含褐藻多糖硫酸酯 100 mg）。

用法用量：口服，每次 2 粒，一日 3 次；2 个月为 1 个疗程。餐后 1 小

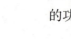

时服用。

9. 肾炎康复片

组成：西洋参、人参、地黄、盐杜仲、山药、白花蛇舌草、黑豆、土茯苓、益母草、丹参、泽泻、白茅根、桔梗。本品为糖衣片，除去包衣后，显黄棕色；味甘、淡。

功效：具有益气养阴、补肾健脾、清解余毒的功效。

适应证：用于慢性肾小球肾炎，属于气阴两虚，脾肾不足，毒热未清证者，表现为神疲乏力、腰酸腿软、面浮肢肿、头晕耳鸣、蛋白尿、血尿等症。

规格：每片重 0.3 g。

用法用量：口服，每次 8 片，每日 3 次，小儿酌减或遵医嘱。

10. 肾复康胶囊

组成：由土茯苓、益母草、槐花、白茅根、藿香组成。本品为胶囊剂，内容物为黄褐色粉末。

功效：清热利尿、益肾化浊。

适应证：用于热淋涩痛，急性肾炎水肿，慢性肾炎急性发作。

规格：每粒装 0.3 g。

用法用量：口服，一次 4～6 粒，一日 3 次。

11. 通关丸

组成：黄柏、知母、肉桂等制成。

功效：滋肾降火、化气利水。

适应证：热在下焦血分，口不渴而小便不通，小腹涨满，尿道不通。

用法用量：研为细末做成丸，如梧桐子大。每服 100 丸，空腹温开水送下。

12. 渴络欣胶囊

组成：黄芪、女贞子、水蛭、大黄、太子参、枸杞子组成。本品为硬胶囊，内容物为棕黄色的颗粒；味微酸，微苦，涩。

功效：益气养阴、活血化瘀。

适应证：用于糖尿病肾病属气阴两虚兼夹血瘀证，症见咽干口燥，倦怠乏力，多食易饥，气短懒言，五心烦热，肢体疼痛，尿混或浑浊。

规格：每粒装 0.5 g。

用法用量：口服，一次 4 粒，一日 3 次，疗程 8 周。

13. 二至丸

组成：冬青子（即女贞子，冬至日采，不拘多少，阴干，蜜酒拌蒸，过一夜，粗袋擦去皮，晒干为末，瓶收贮，或先熬干，旱莲草膏旋配用），旱莲草（夏至日采，不拘多少，捣汁熬膏，和前药为丸）。

功效：补肾养肝。

适应证：用于肝肾阴虚，口苦咽干，头昏眼花，失眠多梦，腰膝酸软，下肢痿软，遗精，早年发白等。

用法用量：①古代用法，临卧酒服。②现代用法，女贞子不定量，蒸熟阴干，碾细筛净，将旱莲草不拘量水煮 3 次、取汁煎熬，浓缩成流浸膏，适量加蜂蜜搅匀；或加干桑椹与旱莲草混合煎熬，如上法浓缩成膏，仍适量加蜂蜜搅匀，女贞子粉末拌入和为丸，每丸约重 15 g，置玻璃缸中听用。早、晚各服 1 丸，开水送下。

14. 益肾化湿颗粒

组成：人参、黄芪、白术、茯苓、泽泻、半夏、羌活、独活、防风、柴胡、黄连、白芍、陈皮、炙甘草、生姜、大枣。本品为棕褐色的颗粒，味苦。

功效：升阳补脾、益肾化湿、利水消肿。

适应证：用于慢性肾小球肾炎脾虚湿盛证出现的蛋白尿，兼见水肿，疲倦乏力，畏寒肢冷，纳少等。

规格：每袋装 10 g。

用法用量：温开水冲服，一次 1 袋，一日 3 次。疗程为 2 个月。

（四）中成药在糖尿病足中的运用

1. 通塞脉片

组成：当归、牛膝、黄芪、党参、石斛、玄参、金银花、甘草。本品为薄膜衣片，除去包衣后显棕褐色；味甘、微苦、涩。

功效：活血通络、益气养阴。

适应证：用于轻中度动脉粥样硬化性血栓性脑梗死（缺血性中风中经络）恢复期气虚血瘀证，症状表现为半身不遂、偏身麻木、口眼㖞斜、言语不利、肢体感觉减退或消失等用于血栓性脉管炎的毒热证。糖尿病足溃疡（脱疽）属毒热证者。

规格：每片重 0.35 g（含干浸膏 0.35 g）。

用法用量：口服，成人：每次 5 片（1.75 g），每日 3 次。

2. 脉络舒通颗粒

组成：黄芪、金银花、黄柏、苍术、薏苡仁、玄参、当归、白芍、甘草、水蛭、蜈蚣、全蝎。本品为棕色至棕褐色的颗粒；气微腥，味甜、微苦。

功效：清热解毒、化瘀通络、祛湿消肿。

适应证：用于湿热瘀阻脉络所致的血栓性浅静脉炎，非急性期深静脉血栓形成所致的下肢肢体肿胀、疼痛、肤色暗红或伴有条索状物。治疗糖尿病足溃疡属湿热瘀阻脉络证。

规格：每袋装 20 g。

用法用量：用温开水冲服，一次 1 袋（20 g），一日 3 次。

3. 红花注射液

组成：红花。辅料无。本品为黄红色至棕红色的澄明液体。

功效：活血化瘀。

适应证：用于治疗闭塞性脑血管疾病，冠心病，脉管炎。

规格：每支装 20 ml。

用法用量：治疗脉管炎，肌内注射，一次 2.5～5 ml，一日 1～2 次。

4. 西黄丸

组成：牛黄或体外培育牛黄、麝香或人工麝香、乳香（醋制）、没药（醋制）。本品为棕褐色至黑褐色的糊丸；气芳香，味微苦。

功效：清热解毒、消肿散结。

适应证：用于热毒壅结所致痈疽疔毒、瘰疬、流注、癌肿。禁忌：孕妇忌服。

规格：每 20 丸重 1 g。

用法用量：口服，一次 1 瓶（3 g），一日 2 次。

5. 复方丹参片

组成：丹参、三七、冰片。本品为褐色的片、糖衣片或薄膜衣片，糖衣片和薄膜衣片除去包衣后显褐色；气芳香，味微苦。

功效：活血化瘀、理气止痛。

适应证：用于胸中憋闷，心绞痛。

规格：每片重 0.32 g（相当于饮片 0.6 g）。

用法用量：口服，一次 3 片，一日 3 次。

6. 三七片

组成：三七。本品为灰黄色至棕黄色的片，或为薄膜衣片，除去包衣后显灰黄色至棕黄色；味苦而微甜。

功效：散瘀止血、消肿定痛。

适应证：外伤出血，跌扑肿痛。善止血，又能化瘀生新，有止血不留瘀，化瘀不伤正的特点，对人体体内外各种出血，无论有无瘀滞，均可应用，尤以有瘀滞者为宜。

用法用量：口服，片剂一次 2～6 片，一日 3 次。

7. 肿节风分散片

组成：肿节风。本品为棕褐色的片；气微香，味苦、微涩。

功效：清热解毒、消肿散结。

适应证：用于肺炎、阑尾炎、蜂窝织炎属热毒壅盛证候者。对本品过敏者禁用。孕妇及过敏体质者慎用。

规格：每片重 0.4 g。

用法用量：口服，一次 4 片，一日 3 次。

8. 托里消毒散

组成：人参、黄芪、当归、川芎、芍药、白术、陈皮、茯苓、金银花、连翘、白芷、甘草。

功效：消肿、溃脓、生肌。

适应证：用于痘疹、痈疽、疮疡、时毒、大头瘟之气血虚弱者。

用法用量：每服 9 ~ 15 g，水煎服。

9. 七厘散

成分：血竭、乳香(制)、没药、红花、冰片、麝香、儿茶、朱砂。本品为朱红色至紫红色的粉末或易松散的块；气香，味辛、苦，有清凉感。

功效：化瘀消肿、止痛止血。

适应证：用于跌扑损伤，血瘀疼痛，外伤出血。

规格：散剂每袋装 1.5 g。

用法用量：口服，一次 1 ~ 1.5 g，一日 1 ~ 3 次；外用，调敷患处。

10. 附子理中丸

组成：附子(炮，去皮脐)，人参(去芦)，干姜(炮)，甘草(炙)，白术。

功效：温脾散寒、止泻止痛。

适应证：用于脾胃虚寒，食少满闷，腹痛吐利，脉微肢厥，霍乱转筋，或感寒头痛，及一切沉寒痼冷。《太平惠民和剂局方》曰：脾胃冷弱，心腹绞痛，呕吐泄利，霍乱转筋，体冷微汗，手足厥寒，心下逆满，腹中雷鸣，呕哕不止，饮食不进，及一切沉寒痼冷；《普济方》曰：水气有余，致寒气大实于胃中，关脉弦：腰脚重，厚衣重覆也嫌单，尺脉迟，脾胃伏寒，吐利霍乱，烦闷，身体疼痛，发热嗜卧，手足厥逆；《杏苑生春》曰：阳明经气不足，身以前皆寒。兼治新产内虚，虚人多唾；《饲鹤亭集方》曰：下焦阴虚，火不生土，脏腑不调，食少便溏，及中寒腹痛，身痛拘急，蹉卧沉重；《全国中药成药处方集》曰：五更肾泄；命门火衰，食入于胃，无火煎熬，难以熟腐，腹痛腰酸，肠鸣下气。

用法用量：上为细末，炼蜜为丸，每两作十丸。每服一丸，以水一盏化破，煎至七分，空心、食前稍热服。

11. 大黄䗪虫丸

组成：熟大黄、䗪虫、水蛭(制)、蛴螬、虻虫、干漆(煅)、桃仁、苦杏仁(炒)、黄芩、干地黄、白芍、甘草。本品为黑色的水蜜丸、小蜜丸或大蜜丸；气浓，味甘、微苦。

功效：祛瘀生新。

适应证：用于五劳虚极，瘀血内停，腹部肿块，肌肤甲错，目眶黯黑，潮热羸瘦。

规格：大蜜丸每丸重 3 g。

用法用量：口服。共为末，炼蜜为丸，水蜜丸一次 3 g，小蜜丸一次 3 ～ 6 丸，大蜜丸一次 1 ～ 2 丸，一日 1 ～ 2 次。

12. 紫朱软膏

成分：朱砂、紫草、龙血竭、黄芪、阿胶、冰片 6 味中药。

功效：补气托毒、活血凉血散瘀、消肿止痛、敛疮生肌。

适应证：用于治疗慢性皮肤溃疡。适合溃疡治疗过程中的组织坏死、炎性渗出期、肉芽组织期及上皮化期，糖尿病足非缺血性溃疡（筋疽）Wagner 分级 2 ～ 4 级。

使用方法：软膏平摊于纱布，紧密贴合于疮面。

13. 金黄膏

成分：天花粉、姜黄、白芷、苍术、南星、甘草、大黄、黄柏、陈皮、小磨麻油、黄丹。

功效：清热解毒、散结消肿、止痛。

适应证：用于疮毒红肿疼痛、痈疽发背，丹毒乳痈及无名肿毒等。适合糖尿病足溃疡湿热毒盛证。

使用方法：外敷创面。

14. 橡皮生肌膏

成分：金银花、地榆、紫草、地黄、土鳖虫、白蔹、槐米、刺猬皮、冰片、黄连、黄柏等 39 味中药。

功效：清热解毒、化瘀止痛、收敛止血。

适应证：用于初期内痔、肛裂、肛周炎、混合痔等。适合糖尿病足溃疡气血两虚证。

使用方法：外敷创面。

15. 复方黄柏液涂剂

成分：黄柏、连翘、金银花、蒲公英、蜈蚣。

功效：清热解毒、消肿止痛、祛腐生肌、杀菌止痒。

适应证：儿童湿疹、脓疱疮、特应性皮炎和妇科宫颈炎、盆腔炎、阴道炎等。适合糖尿病足溃疡湿热毒蕴证。

使用方法：外敷创面。

16. 康复新液

成分：美洲大蠊干燥虫体提取物。

功效：通利血脉，养阴生肌。

适应证：内服用于瘀血阻滞，胃痛出血，胃、十二指肠溃疡治疗。外用于金疮、外伤、溃疡、瘘管、烧伤、烫伤、褥疮之创面。适合糖尿病足溃疡气阴两虚兼血瘀证。

使用方法：用医用纱布浸透药液后敷患处，感染创面先清创后再用本品冲洗，并用浸透本品的纱布填塞或敷用。

17. 湿润烧伤膏

成分：黄连、黄柏、黄芩、地龙、罂粟壳。

功效：清热解毒、止痛、生肌。

适应证：用于各种烧、烫、灼伤。适合糖尿病足溃疡 Wagner 分级 1 ～ 3 级。

使用方法：外用涂于烧、烫、灼伤等创面（厚度薄于 1 mm），每 4 ～ 6 小时更换新药。换药前，须将残留在创面上的药物及液化物拭去，暴露创面用药。

18. 生肌玉红膏

成分：白芷、甘草、当归身、血竭、轻粉、蜂蜡、紫草、麻油。

功效：祛腐生肌、消肿止痛活血。

适应证：用于疮疡肿痛，乳痈发背，溃烂流脓，浸淫黄水。治痈疽、发背等疮，溃烂流脓，以及疔疮、疔根脱出需长肉收口者。适合糖尿病足溃疡 Wagner 分级 2～4 级。

使用方法：疮面洗清后外涂本膏，一日 1 次。

19. 红油膏

成分：红信、棉籽油、黄蜡。

功效：润肤止痒。

适应证：治鹅掌风，银屑病，手足皲裂，脚湿气。

使用方法：外涂患处。

20. 京万红软膏

成分：地榆、当归、桃仁、紫草、金银花、五倍子、白芷、血竭、木鳖子、冰片、罂粟壳、地黄、黄连、血余炭、棕榈、半边莲、土鳖虫、白蔹、黄柏、红花、大黄、苦参、槐米、木瓜、苍术、赤芍、黄芩、胡黄连、川芎、栀子、乌梅、乳香、没药等。

功效：活血解毒、消肿止痛、去腐生肌。

适应证：用于轻度水、火烫伤，疮疡肿痛，创面溃烂。适合糖尿病足溃疡疮面分泌物少，异味轻，肉芽渐红者。

使用方法：用生理盐水清理创面，涂敷本品或将本品涂于消毒纱布上，敷盖创面，消毒纱布包扎，每日换药 1 次。

在糖尿病治疗过程中，中医药根据中医整体观念和辨证论治原则，选择中成药物治疗，改善疾病临床症状，达到中西医结合，提高疗效。当然，中成药的使用还存在一些问题，诸如创新不够、工艺落后、使用不合理等，但其仍然发挥着不可替代的作用。糖尿病的发展是动态变化的，对于各发病阶段特点的精准把握是提高临床疗效的关键，也是中医药向精准医学靠近的必然趋势。